李瑞玉

医道传承

国家级名老中医
学术思想与经验

主编◎李瑞玉 李星 李月

国家中医药管理局李瑞玉全国名老中医药专家传承工作室资助项目

全国百佳图书出版单位
中国中医药出版社
·北京·

图书在版编目（CIP）数据

医道传承：国家级名老中医学术思想与经验 / 李瑞玉，李星，李月主编 . -- 北京：中国中医药出版社，2025. 6.

ISBN 978-7-5132-9504-8

Ⅰ. R249.7

中国国家版本馆 CIP 数据核字第 2025NY0086 号

中国中医药出版社出版

北京经济技术开发区科创十三街 31 号院二区 8 号楼

邮政编码　100176

传真　010-64405721

三河市同力彩印有限公司印刷

各地新华书店经销

开本 787×1092　1/16　印张 14　字数 323 千字

2025 年 6 月第 1 版　2025 年 6 月第 1 次印刷

书号　ISBN 978-7-5132-9504-8

定价　79.00 元

网址　www.cptcm.com

服 务 热 线　010-64405510

购 书 热 线　010-89535836

维 权 打 假　010-64405753

微信服务号　zgzyycbs

微商城网址　https://kdt.im/LIdUGr

官 方 微 博　http://e.weibo.com/cptcm

天猫旗舰店网址　https://zgzyycbs.tmall.com

如有印装质量问题请与本社出版部联系（010-64405510）

《医道传承：国家级名老中医学术思想与经验》编委会

中国医学历史发展的长河中，名家辈出，昔岐黄、神农，医之肇始；汉仲景、华佗，医之圣也。中医药是中华优秀传统文化的重要载体和典型代表。名老中医药专家是中医药事业发展的宝贵人才资源。他们的学术思想、学术经验、技术特长，乃他们长期从事临床工作的经验结晶，集中体现了当代中医学术之较高水平，是我们民族及全人类的宝贵财富，更成为中医经验重建与现代诠释深化理论研究的重要基石。中华人民共和国成立以来，国家高度重视中医药师承教育工作。国家中医药管理局、人力资源和社会保障部、国家卫生健康委员会等联合开展了全国老中医药专家学术经验继承工作，李瑞玉教授为第七批全国老中医药专家学术经验继承工作指导老师。

李瑞玉教授从事中医、中西医结合临床、科研、教学工作40余年，积累了丰富的临床经验，博采众长，注重临床实用性与创新性并重。倾心编写《医道传承：国家级名老中医学术思想与经验》，该书以肾－耳为切入点研究糖尿病耳聋机制，系统总结肾虚糖尿病耳聋→补肾→成骨细胞→促进骨钙素分泌→增强胰岛细胞中胰岛素的表达→降低血糖→改善内耳微循环→提高听力，提出"肾－骨－糖尿病－耳"一体论，形成较完整的理论体系。其医案既彰显经方运用之精妙，更在经方化裁之中，多有创见与新用，如用芍药甘草汤加减治疗胡桃夹综合征、麻黄汤加减治疗肺癌等典型案例。其学术思想与经验中最突出的是提出"肺朝百脉""心主血脉"与现代医学"大、小循环"相关的科学假说，为中西医结合防治心脑血管疾病开拓新思路。他还于肺癌治疗中提出强肺气以促癌细胞凋亡的理论，阐明"肺主气"功能与肿瘤细胞程序性死亡的内在关联；针对肝癌创立"温通导入法""逐层分解法"等防治策略。他对许多疾病都有独到的学术见解，取得满意临床疗效，体现"溯本重始源，守正创新说""继承不泥古，发展不离宗"。其更于本书相关章节擘画中医与中西医结合医学发展之蓝图，强调中医研究当以临床实践为根基，运用观察法与形象思维孕育原创理论，探索新规律、阐明新机制、开创新局面。

中医药学是自古以来中华民族的主体医药学，是当代中国特色医药学不可或缺的组成部分，是世界传统医学的瑰宝，是中华民族医药工作者在认识自然、生命及防治疾病实践中原创、发展、传承创新的医学体系。科学无国界，疾病亦无疆。当全球面临多重疾病威胁之际，尤其是在我国抗击新型冠状病毒感染疫情之时，中医药更彰显其不可替代之功，终获重大胜利。在"坚持中西医并重，传承发展中医药事业"的基本国策指引下，中医人

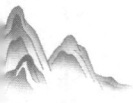

当弘扬传承名老中医学术精华，守正创新，为实现中华民族伟大复兴的中国梦注入康健之力。

本书对李瑞玉教授的理论与实践进行了比较全面的总结，既突出传统特色，又有现代创新理念，体现了中西医结合实践与创新的特点，是一部能给中医爱好者学习中医带来灵感的好书。

2025 年 1 月 1 日

前　言

"张湛曰：夫经方之难精，由来尚矣……世有愚者，读方三年，便谓天下无病可治；及治病三年，乃知天下无方可用。故学者必须博极医源，精勤不倦，不得道听途说，而言医道已了，深自误哉。"（孙思邈《大医精诚》）

"日出江花红胜火，春来江水绿如蓝"，中医药发展迎来了美好的春天。《中华人民共和国中医药法》由中华人民共和国第十二届全国人民代表大会常务委员会第二十五次会议于 2016 年 12 月 25 日通过，自 2017 年 7 月 1 日起施行。2023 年 2 月 28 日，国务院印发《中医药振兴发展重大工程实施方案》。中医药发展的关键在于传承和创新，而名医的临证经验和学术思想是中医传承的重点。为促进中医药传承发展，守正创新、承古拓新，遵循中医药自身的发展规律，亦为帮助青年中医深化理论与实践的结合，避歧路以正本源，提高中医"真本领"，特著此书，以供参考。作者融汇 40 余年临床经验，编写《全国名老中医李瑞玉学术思想及经验》，全书主要包含 6 章。

第一章是医学之路感悟与理论探讨。该章首篇《中西医结合之路的感悟与体会》之精要被收入由吴咸中院士、李恩教授、陈士奎教授主编、中国中医药出版社出版的《中国中西医结合开拓者》之中。该章中的理论探讨性文章，多已见刊于专业期刊，其中《淫羊藿对骨髓间充质干细胞成骨分化的影响》于 2019 年入选"领跑者 5000"中国精品科技期刊顶尖学术论文（F5000）。

第二章是治疗疑难病学术思想及经验。该章介绍了作者治疗心脑血管疾病的思路和临床经验，以及治疗肺癌、胃癌、肝癌的临床经验，并初探用药规律。该章中的诊疗方案经临床反复验证，兼具理论深度与实践价值，例如，在治疗心脑血管疾病方面，以"调和营卫""肺朝百脉"为原则，首创"心主血脉、肺朝百脉"关联现代医学大、小循环的科学假说，为中西医结合防治此类疾病提供理论基石；在防治肺癌方面，立足肺脏生理提出"通风与换气"理论，阐释"强肺气以促癌细胞凋亡"机制，并论证其临床转化路径，为中医药防治肺癌提供新的思路与方法；在防治胃癌方面，提出"以通为用""兼顾他脏"的治则，为胃癌的治疗提供了新的理念；在防治肝癌方面，提出"温通导入法""逐层分解法"，获效显著。此外，《新技术治疗上颌窦囊肿及对中西医结合耳鼻喉科启示与思考》一文首创非手术治疗上颌窦囊肿的疗法，并获授国家发明专利，为学科发展注入新动力。

　　第三章是医案。太炎先生有云："中医之成绩，医案最著。"医案是医生治疗疾病时理法方药之完整记录。医生在临床中，可验证医理，更可归纳特定病机下理论运用规律，诸般精要皆载于医案，启后学而避歧途。医案可对"医学理论"的有效性、局限性、科学性、适应证和禁忌证等进行总结。为了便于读者的阅读，本章按循环系统疾病、神经系统疾病、呼吸系统疾病、消化系统疾病、血液系统疾病、泌尿生殖系统疾病、免疫系统疾病、内分泌系统疾病、五官疾病、肿瘤疾病、骨科疾病、皮肤科疾病和其他疾病进行分类。

　　第四章是医话、随笔。本章通过师生就某一话题的对话，阐述对某一疾病的认识和见解，以开放、自由、灵活的对话方式加以探讨。这种方式对于学生来说，可以避免"课堂式"的"大锅饭"样的思维输入，帮助学生更加精细化并深入去认识某一疾病，把握治疗要点。此外，作者还将日常撰写的学术随笔附于本章，内容涵盖重要中医理论的认识、感悟和启发，以及对一些疾病的中西医结合治疗思路与方法的探讨等，以供读者参考。

　　第五章是中医、中西医结合医学未来发展方向。该章节重点收录作者对学科前景的前瞻性思考。其中，《中医药在我国未来医学发展的方向和作用》一文，基于我国"三个医学"，通过分析其特点，系统论述如何遵循中医药传统文化自身的规律，实现传承精华、守正创新的辩证统一，强调中医药原创思维体系对跨学科研究的范式引领作用。2016年4月1日刊载于《人民日报（海外版）》第7版的《中西医结合发展路径探究》一文以屠呦呦获诺贝尔生理学或医学奖为切入点，深入探讨如何构建中西医价值共识、创新中西医协同发展模式等问题，并对以上问题进行了深入的思考和分析。

　　最后是附录。该部分系统整理了作者的学术成果，包括被SCI、EI、ISTP收录的论文，历年来获河北省人民政府科技进步奖及国家发明专利情况及历年来获市，厅级科技奖励情况。

　　值得说明的是，作者李瑞玉的父亲为其学术的引路人。父亲的殷切期许铸就其矢志岐黄的精神品格。同时，李瑞玉在此还感谢恩师——河北医科大学李恩教授，李恩教授的多次指导和支持使李瑞玉得以深谙中西医融贯之道。

　　另外，在本书的编写过程中，作者李瑞玉的学生潘茹芳（河北中医药大学硕士研究生）、杜军霞（北京大学博士研究生、邢台学院副教授）、张晨宇（贵州医科大学硕士研究生）、女儿李月（河北师范大学心理学硕士研究生）、长子李蒙（武警新疆总队和田支队军医）、次子李星（河北中医药大学在读）、卢胜达（中医药科学院附属医院主治医师）、郭炜亚和陈娟（李瑞玉担任第七批全国老中医药专家学术经验继承工作指导老师期间所带的博士和硕士）、何冰（河北农业大学博士研究生）协助部分资料的整理和校对；贾英民（李瑞玉担任第五批河北省老中医药专家学术经验继承工作指导老师时所带的学生，现北京中医医院顺义医院肾病科主任、主任医师、在读博士）在跟作者出门诊、查房过程中，协助整理了部分案例。感谢他们的付出，谨此致谢。

　　西方的哲学家康德"感性无知性则盲，知性无感性则空"的思想与孔子"学而不思则

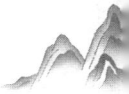

罔，思而不学则殆"的思想非常一致。中医在继承创新中呼唤新的中医理论和实践思维。秉持"百花齐放，百家争鸣"之旨，本书力倡学术争鸣而非强行共识。然学力所未逮处，恳请读者斧正。在此，感谢读者朋友的关注和阅读！

李瑞玉

2025 年 1 月 1 日

目　录

第一章
医学之路感悟与理论探讨

第一节　中西医结合之路的感悟与体会

我国目前有中医学、西医学与中西医结合医学。中西医结合医学是在"中西医并重""中西医并存"的条件下产生的，中西医结合医学是吸取二者之长的整体医学。无论在实践上还是理论上，要想找到中医学和西医学真正意义上具有"金标准"性质的结合点是十分困难的。因为中医和西医是两种完全不同的医学体系，目前的研究还没有足够的依据可以把二者充分地结合起来。但是，正如鲁迅先生所说，"其实地上本没有路，走的人多了，也便成了路"。大量有效、可靠的临床实践、基础研究及其核心思路的总结是铺就中西医结合这条道路的基石。"实践是检验真理的唯一标准"，中西医结合医学唯有通过实践检验，以客观疗效为凭，方能彰显价值，赢得患者认可——此乃所有医学发展的共同准则。中西医结合这一伟大事业存在的本身就是一个不断探索、不断实践、不断总结的过程，我感到十分有幸可以参与其中并奉献自己的力量。回首过往，我在中医、中西医结合这条道路上已走过了四十余载，这一路走来历经沧桑，感慨良多，在此总结个人的经验，谈些许体会。

一、中西医结合之路的第一步

在父亲影响下，我迈出了中医与中西医结合之路的第一步。我父亲是 1961 年毕业于河北医学院（邯郸分院）医疗专业的，父亲毕业后分配至原广宗县防治院工作，我记得小时候父亲经常下乡为当地老百姓看病，彼时农村医疗卫生条件极差，经济亦十分落后，许多老百姓看不起病。父亲时常利用业余时间学习中医知识，研究中药经验方，还多次参加河北省卫生厅、邢台地区卫生局组织的西医学习中医培训班。他经常给患者开价廉、方便、实用的中药验方。我记得有一次，一位患有慢性肠炎的患者，在经过多次西医治疗后，肠炎依旧反复发作，不能痊愈，最后找到我父亲寻求救治。父亲当时已初步掌握了中医的辨证论治思路，见患者口渴，喘而无汗，舌红苔黄，脉数，就给他开了葛根芩连汤，同时配合呋喃唑酮口服。仅一周，患者的症状就明显缓解，半个月就痊愈了。后来我自己也学了中医，才逐渐明白了葛根芩连汤治疗慢性肠炎的原理。中医学认为，体内湿热之邪旺盛会引起腹泻；清阳下陷，清浊不分也会引起腹泻。葛根芩连汤以葛根为君药，其味甘、辛，性凉，能解肌退热、升发脾胃清阳之气而止泻；黄芩、黄连味苦，性寒，能清热燥湿止泻；甘草甘缓和中，并可协调诸药。该方诸药相配，是清热止泻之剂。现代研究表明，部分中药成分具有神经调节作用。这个案例启发了我，使我在开具处方时，常考虑到气血通畅与人体内稳态的关系、中药药性与抗病毒的关系等。后来父亲又多次用中西医结合疗法治疗了肝硬化腹水等疑难病症，均取得了显著疗效，这更加坚定了父亲学习中医的信心。

父亲刻苦、执着学习中医的精神令我十分敬佩。父亲为了掌握中医知识，自学了中医基础理论、中药学、方剂学、脉学等中医书籍，尤其是四部经典，他更是经常学习到深夜，即使是下乡的时候，他也会带上一些书籍。父亲原来是西医主治医师，出于对中医的热爱，他多次坚持要将执业范围变更为中医专业。仅管当时政策允许，但在落实上却有各种阻力，几经波折。我当时在北京参军，不得已前往卫生部咨询相关政策，并将父亲的情况详细说明。后经工作人员查询相关规定和说明，并将批示转给当地卫生局工作人员，才得变更成功。父亲得知此消息，非常欣喜。父亲将执业范围变更为中医专业。后来父亲调任广宗县医院中医科工作，之后又晋升副主任医师（中医）。父亲的后半生一直从事他热爱的中医、中西医结合工作。虽然父亲早已不在，但他的音容笑貌，我依然记忆清晰。父亲读过的书、用红笔圈过的重点、留下的笔记，依旧保存完好，我时常拜读。父亲走过的中医、中西医结合之路，我也一直在走、在坚持、在延续！父亲的学习精神、实践精神、工作精神和对患者负责任的精神永远是我学习的榜样。父亲的言传身教引领我迈出了中医事业的第一步。每当我想起父亲，我的心情就如郑板桥的《新竹》所云："新竹高于旧竹枝，全凭老干为扶持，明年再有新生者，十丈龙孙绕凤池。"

在 20 世纪 80 年代，我有幸结识河北医科大学博士生导师李恩教授。当时李恩教授正在开展关于中西医结合肾本质扩展的研究以及中医肾本质的内涵与现代医学关系的系统研究，包括"肾主骨"与佝偻病和骨质疏松发病及补肾方药治疗的关系，以及"肾主骨生髓，髓生血"与肾性贫血和肾性高血压发病的关系等中西医结合的高层次研究。通过多次跟师学习，我深受启发。李恩老师的思想给我带来了巨大的启迪，尤其是在中医肾本质研究中有关"肾主骨生髓，髓生血，髓通脑，脑为髓之海"的"肾－骨－髓－血－脑"一体论相关疾病的基础研究，使我在进行糖尿病耳聋的研究生课题时，产生了"肾－骨－耳－糖尿病"一体论的科学假说，这也为我后来进行中西医结合防治糖尿病耳聋的研究奠定了基础。

二、主要研究方向、临床探索及成绩

（一）主要研究方向

糖尿病可引起多种并发症，如视网膜病变、肾病、高血压、神经系统病变等，糖尿病治疗至今仍是国内外研究的重要课题。但有关糖尿病引起耳聋的研究和报道在 20 世纪 90

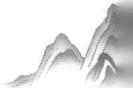

年代尚属罕见，这从侧面反映出糖尿病引起听力下降病变在早期很容易被忽视。通过大量的临床观察，我确定听力下降也是糖尿病的早期并发症之一。

无论从现代解剖学角度还是从传统中医辨证的角度看，"耳"的结构和生理功能特点都是极其精微且复杂的，因此治疗糖尿病引起的耳聋对糖尿病的防治，以及治疗其他并发症都具有重要的意义。中医素来就有治未病的理念，具体记载如"既病防变""未病先防"等。因此，我将糖尿病及糖尿病耳聋的治疗作为主要的研究方向。方向确定后，下一步就是研究路径的规划。这一度令我踌躇不前，所谓"万事开头难"。后来我想起李恩教授说过，中医藏象学研究，以中医学形象思维思辨学为指导，以中医基础理论为"体"，以现代科学技术和方法为用，以临床疾病为切入点，以"法"求"理"，创新而不离宗。此乃守正创新之道。肾藏象理论在五行学说中具有核心地位，中医古籍中就有肾为"先天之本""肾在窍为耳""肾主骨"等理论。我们观察到糖尿病患者大多存在不同程度的肾虚证，而中医"肾"的藏象理论涵盖现代西医学肾脏的概念，这启发我最终选择以"肾"作为研究糖尿病及糖尿病耳聋的切入点。

（二）主要探索过程

1.文献研究基础

研究"肾主骨"和肾虚、糖尿病及其并发症的关系。肾虚是导致肾主骨功能下降的重要因素，而肾主骨功能不足又可继发其他并发症，可见糖尿病的发病与肾虚密切相关。《重订严氏济生方》记载"消渴之疾，皆起于肾"。刘完素在《儒门事亲·三消论》中载"夫消渴者，多变聋盲、疮癣、痤痹之类"。杨士瀛《仁斋直指方》指出"肾水不竭，安有所消渴哉"。《景岳全书·消渴》记载"凡治消渴之法……若由真水不足，则悉属阴虚，无论上、中、下，急宜治肾"。肾阴亏虚会导致胃阴不足。同时，肺胃燥热、耗亏津液，时间长了也一定影响到肾。正如《圣济总录·消渴》中"原其本则一，推其标有三"说的就是糖尿病虽分上消、中消、下消，但其本质一样。消渴病耗气伤阴，容易引起脏腑、经络、气血等多方面的病理变化。肾阴亏虚，水不能涵木，精血也不能上乘于耳目，可引起耳聋、雀盲、白内障等疾患。现代基础研究也对糖尿病与肾虚的关系进行了大量的探索。如张辉关于"腰痛酸软与糖尿病肾虚症状相关性""糖尿病兼证及其复杂的肾虚证组合"的系列研究，谭从娥针对"糖尿病家族遗传特性与肾虚证的相关性探讨""一个糖尿病家系中肾虚证相关功能类基因的筛选及验证"开展的研究，以及秦乐有关"2型糖尿病肾虚证基因表达谱"的研究等。这些研究从多角度证明了肾虚证与糖尿病的密切关联。

2.古今研究衔接

上述文献初步介绍了肾虚与糖尿病的内在关联。根据中医辨证论治原则，补肾是中医治疗肾虚证的主要治法。那么，补肾治疗肾虚糖尿病机制是什么？补肾对肾主骨功能与胰岛素又有什么影响？研究发现，骨骼是一种内分泌器官，成骨细胞分泌骨钙素参与糖脂代谢，负反馈作用于胰岛β细胞，对胰岛素分泌具有调节作用。中国科学院沈自尹院士根据"肾主骨"理论，通过以药测证，发现肾虚证大鼠模型存在"神经－内分泌－免疫"以及"神经－内分泌－骨代谢"两大基因调控路线的紊乱，补肾能纠正该网络功能低下的问题。

我们的研究显示，补肾能促进肾虚糖尿病患者成骨细胞增殖、分化和分泌骨钙素的作用。而补肾治疗糖尿病的机制，可能包含骨钙素促进分泌胰岛素的作用。为此，我们在防治糖尿病耳聋的课题中，提出"肾－骨－糖尿病－耳"一体论的科学假说，主要原理为肾虚糖尿病耳聋→补肾→成骨细胞→骨钙素→增强胰岛细胞中胰岛素的表达→降低血糖→改善听力。

古代没有对消渴与骨钙素关系的记载，现代研究对肾虚与糖尿病、骨钙素关系的报道也不多，而把肾虚、糖尿病与骨钙素相结合，实属学术空白，因此具备创新性。"嫁接"的思路创新有时可能会带来颠覆性的成果。此创新范式为中西医结合研究糖尿病提供了新路径。

3. 临床研究实践

我们前期的研究为"补肾"治疗糖尿病奠定了初步的理论基础。糖尿病耳聋的机制主要是由于血糖增高促使糖尿病患者胶原蛋白的非酶性糖化，导致基底膜的糖蛋白合成增加，最终造成内耳血管壁增厚及管腔狭窄而引起耳聋。以糖尿病耳聋为切入点，结合辨证论治，我们研制了以补肾活血降糖防聋方为基础的组方，并进行了多个子课题的研究，其中最主要的研究是降糖防聋方对糖尿病耳聋的临床疗效及安全性研究。关于"肾主骨"与糖尿病耳聋的关系，课题组主要做了以下研究：①糖尿病耳聋不同证型患者骨密度差异。②糖尿病对听力及耳蜗形态学结构影响。③补肾防聋方体外高糖成骨细胞骨钙素分泌变化。④基于"降糖防聋方治疗糖尿病机制"，研究降糖防聋方对糖尿病性耳聋动物模型胰岛细胞中胰岛素表达的影响。⑤验证降糖防聋方补肾降糖机制通路。⑥基于"肾开窍于耳"与糖尿病耳聋关系，总结降糖防聋方对糖尿病耳聋动物模型听力的影响等。我们从不同角度、不同层面剖析和论证了"补肾"治疗糖尿病及糖尿病耳聋的科学性和相关机制。

（三）成绩

我研究糖尿病耳聋课题从立项至今已历经30余年。在这段时间里，我采用中西医结合疗法防治糖尿病及糖尿病耳聋取得了较好的疗效。为使我的经验和成果服务于更多患者和供学界参考，我至今已在国内外的期刊上发表了40余篇论文，其中有多篇被SCI、EI、ISTP（现称CPCI）等国际数据库收录。其中《淫羊藿对骨髓间充质干细胞成骨分化的影响》2019年入选了"领跑者5000"中国精品科技期刊顶尖学术论文。

我提出"肾－骨－糖尿病－耳"一体论的科学假说在持续深化研究。其中就有我们研制的降糖防聋方，已在临床上证明了该组方的有效性。该补肾方药可通过骨代谢提高成骨细胞骨钙素的分泌、调节了胰岛 β 细胞、降低了血糖，最终起到了防治糖尿病及糖尿病耳聋的作用。此外，我在相关领域的研究还多次获得了河北省科学技术进步奖。在糖尿病耳聋的研究中，我们以肾主骨、糖尿病与骨钙素、辨证施治为防治原则，将三者结合起来，从整体观、现代观、辩证观的综合视角，将中西医结合防治糖尿病耳聋理论、实践与学科发展推向了一个新的高度。这也为中医肾本质的研究提供了一个创新性的理论与实践范式。

中西医结合之难，在于其内涵和外延的哲理思考较难被挖掘。我以"肾"与"骨钙

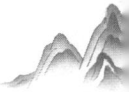

素"为切入点，对糖尿病耳聋机制进行了初步的研究。虽然取得了一些成果，但对于揭示其本质和规律，这条道路依旧任重而道远。我仍然坚信，只要脚踏实地、瞄准方向，不断思考和总结规律，在不久的将来，中西医结合防治糖尿病耳聋的道路一定会迎来重大突破。

三、感悟与体会

"人最宝贵的是生命，生命对于每个人只有一次。人的一生应当这样度过：回首往事，他不会因为虚度年华而悔恨，也不会因为碌碌无为而羞愧；临终之际，他能够说，我的整个生命和全部精力，都献给了世界上最壮丽的事业——为解放全人类而斗争。"这是保尔·柯察金在《钢铁是怎样炼成的》中说的一段话，它一直激励我，给予我生活、学习、工作的原动力。回顾42年在中医、中西医结合事业工作、探索的历程，既有奋斗的艰辛，又有收获的喜悦，展望未来，憧憬无限，在此我总结了以下几点感悟与体会。

（一）坚持不懈，持之以恒

"在科学上没有平坦的大道，只有不畏劳苦沿着陡峭山路攀登的人，才有希望达到光辉的顶点"。中西医结合医学是一门学科，同时也是一个伟大的事业。在中西医结合的道路上，我们要不断总结经验，有所发现、有所创新。医学是一门实践性很强的学科，它既有技术又有艺术，既有自然又有人文。在中西医结合实践的过程中，一定会有这样或那样的困难，但"志不强者智不达"（出自《墨子·修身》）。《论衡·感虚》载："精诚所至，金石为开。"我们当有坚持不懈，持之以恒的决心，只有这样我们才可以有足够的毅力勇敢向前，突破重重难关。王国维在《人间词话》中提出治学三境界说，我在此引用之，希望可以给中医药研究者以启迪。"古今之成大事业、大学问者，必经过三种境界：'昨夜西风凋碧树，独上高楼，望尽天涯路'，此第一境也。'衣带渐宽终不悔，为伊消得人憔悴'，此第二境也。'众里寻他千百度，蓦然回首，那人却在灯火阑珊处'，此第三境也"。20世纪德国著名哲学家、现象学奠基人埃德蒙德·胡塞尔警示人们：切勿因时代局限而忽视永恒真理！

（二）汗水加"悟性"

爱迪生说"天才就是1%的灵感加上99%的汗水"。在中医、中西医结合之路上，付出艰辛的劳动是肯定的，但科研成功需多维要素协同，成功的发现是汗水、悟性和灵感的相加。正像屠呦呦团队发现青蒿素一样，他们经过了数百次的实验才最终提取出宝贵的青蒿素。屠呦呦在提取青蒿素时，曾遇到一个难以攻克的瓶颈：高温提取破坏了青蒿有效成分。而攻克该瓶颈的关键，正是来自东晋名医葛洪《肘后备急方》中的记载："青蒿一握，以水二升渍，绞取汁，尽服之。"在"绞取汁，尽服之"的启发下，他们改用了低温乙醚提取法，最终在1972年成功提取了青蒿素。至今，青蒿素已拯救了成千上万的生命，特别是在不发达国家和地区，这是人类继发现青霉素之后又一革命性贡献。2015年屠呦呦获得了诺贝尔生理学或医学奖。

成功的关键点有时可能是付出了大量汗水后得到的灵感和顿悟。当然，机遇永远留给

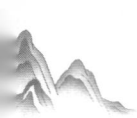

有准备的人，从青霉素的发现到青蒿素的成功提取，都暗含着这样的哲理。哲学家黑格尔说过："存在即合理。"但对无畏失败的人来说，他们更想知道为什么存在即合理。这也许是他们更能成功的原因之一——兼具不懈探索与学术悟性。因此，我想说，在中医、中西医结合的道路上，要想取得成果，不仅需要付出汗水，也需要具有悟性。而悟性的获得需要用心去感受、思考和领悟。

（三）好奇心与创新

中西医结合医学相较于中医、西医而言，属于较新的学科，而新的学科应具有新的生命力，新的生命力给创新带来了更多机遇与挑战。伽利略开创实验科学范式，将哲学思辨转化为可验证的局部问题研究，奠定近代科学方法论基础，创新与好奇心共同推动了科学的发展。

中西医结合事业需要创新，而中西医结合创新首先应培养和激发好奇心与兴趣，兴趣是最好的老师。18世纪英国文坛巨匠塞缪尔·约翰逊曾说，好奇心是智慧富有活力的最持久、最可靠的特征之一。好奇心更是科学研究的原动力。创新是一个民族进步的灵魂，是一个国家兴旺发达的不竭动力。每一次重要发明和发现，都是因为创新，而每一次创新都与好奇心有密切联系。正像纪录片《创新之路》所讲："每一次重要发明和发现，都是因为创新，创新带来什么？是创造也是颠覆，是开辟的新路、是丰裕的果实、是国家繁盛也是人类的进步。他们拥有好奇、又探索好奇，他们忍受孤独，又享受孤独，他们向往财富，又创造财富，他们承接文明，又提升文明，他们是点点繁星，照亮夜空，他们用非凡的创造力，成就了永无止境的创新之路。"中医、中西医结合的工作者，应抓住历史带给我们的机遇，把好奇心与创新结合起来，争取中医、中西医结合实现原创突破，让中医药这个瑰宝通过中医、中西医结合焕发时代生机，造福人类健康事业。

（四）开放包容，多学科交叉与引入

科学的本质是批判，交流的本质是质疑。在中西医结合事业探索的过程中，可能会出现不以人的意志而转移的变化，会出现这样或那样的偏差，甚至出现与设计的结果不一致或者被认为是"错误"的结论。这是科学研究所允许的，科学探索应该允许有价值的失败。只要认真去做了，尽管结果看似"失败"，但"塞翁失马，焉知非福"。许多阴性结果同样也是具有意义的，它和阳性结果同等重要，也是非常宝贵的经验。通过总结和验证，至少可以说明"此路不通"，为后来者提供参考和借鉴，避免再入"旧坑"。如果把中医、西医、中西医结合三者比较，那中西医结合还是一棵小树，小树在成长过程中，需要许多条件，如足够的空间、宽容和鼓励，以及允许失败，有时候这些会更加有利于这门学科的发展。习近平主席在瑞士日内瓦会见时任世界卫生组织总干事陈冯富珍时指出："我们要继承好、发展好、利用好传统医学，用开放包容的心态，促进传统医学和现代医学更好地融合。"

另外，在中医、中西医结合的道路上，鼓励多学科交叉与引入，吸纳多元文化精粹，融汇诸子百家哲学思想，尤其是把《黄帝内经》（以下简称《内经》）的学术思想结合起来，这些都与中医药文化有密切的联系，且这些文化也都有相通之处。社会科学与自然科

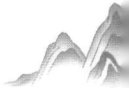

学存在方法论互补性，中医学本身有文化、自然、技术、哲学、艺术、心理等思想内容。中医学是与时俱进、博大包容的，因此，我们还应该立足于我们所处的时代，将我们所处时代内的优秀思想和技术如人工智能、量子计算等前沿技术，转化和融入中医学的发展之中，以"外力"补充和增加中医学的"内力"，这些都是中西医结合发展所需要的"养分"。

丹麦著名物理学家、诺贝尔物理学奖得主尼尔斯·玻尔，是20世纪最伟大的科学家之一，他惊奇地发现，"互补原理"在中国的古代文明中早有涉及，并认为"阴阳图"是互补原理的一个最好标志。他对人体与宇宙运转、阴阳五行高度关联的观点给予了极高的评价。世界著名科学家，两院院士钱学森说过："医学的方向是中医的现代化，而不存在什么其他途径。西医也要走到中医的道路上来。"中医现代化可借鉴现代医学成果，如诺贝尔化学奖得主莱纳斯·鲍林就提出了正分子医学理论（Orthomolecular Medicine），说的是人之所以生病，是因为他体内化学分子的构成失调。这不就符合人体功能状态协调的概念吗？中西医结合发展，在思维上要跳出单纯的医学框架，细胞病理学之父鲁道夫·魏尔肖说："医学，本质上是社会科学。"把社会科学与人永远联系在一起，相信中西医结合事业会有一个美好的明天，结合医学将为人类健康作出更大贡献。

四、对中西医结合发展的几点建议

（一）加快中西医结合人才培养

半个世纪以来中西医结合的发展说明了中西医结合事业是可行的，前途是光明的。因此，在国家层面上应继续开展中西医交叉学科高端人才专项培养计划。不仅要在理论和实践上结合，还要实现理论实践的深度融合。

（二）增加学术经验继承工作指导老师和继承人的比例

有关部门根据《全国老中医药专家学术经验继承工作管理规定（试行）》（国人部发〔2008〕32号）精神，制定全国老中医药专家学术经验继承工作实施方案。虽然目前在遴选指导老师的条件（含中医、中药、中西医结合、民族医药）中包含中西医结合专家，但真正遴选中西医结合指导老师和学生的比例却非常少。因此，有必要在中西医结合传承专项方案中，增加中西医结合指导专家和继承人比例，让中西医结合事业后继有人。

（三）完善教育体制

目前，教育部本科专业只有"中西医临床医学专业"，没有中西医结合一级学科，因此，建议将中西医结合学科纳入教育部学科目录内。在教育体制上使中西医结合医学成为建制化培养体系，才能让中西医结合医学高级人才在制度上得到保障。

为贯彻落实党中央、国务院决策部署，近期发布的《中医药振兴发展重大工程实施方案》（国办发〔2023〕3号）提出加大"十四五"期间对中医药发展的支持和促进力度，着力推动中医药振兴发展。我将不遗余力，为中医药事业的发展贡献自己的力量。目前，我带教博士、硕士各一名，还有部分本科生。我始终坚持在临床和科研第一线，运用中医经方、中西医结合治疗常见病、疑难病、肿瘤等，目前在治疗肿瘤及疑难病上，已形成了一套初步的理论，此外，我还发现特定肿瘤治疗规律及有效组方，这些在临床上皆已获得了检验并取得了一定疗效，在未来有望进一步突破和创新。我认为，尽管我的职业生涯有所收获，但相较于中西医结合学科先驱，我作为从事中西医结合医学的晚辈，还有很多不足的地方，也还需要不断地学习和创新。

我始终决心传承老一辈科学家的科学精神，以他们的事业心和历史责任感为榜样，为中医、中西医结合医学事业发扬光大，为未来医学的发展作出新的贡献。"日出江花红胜火，春来江水绿如蓝"。相信中医药的发展即将迎来美好的春天。

第二节　从"肾－骨－糖尿病－耳"一体论的提出看中西医结合的思路与方法

中西医结合的定位是继承、创新与发扬中医药学，而中西医结合医学是一条继承发展中医学术的长远道路。这一路从自然哲学到自然科学，从经验医学时代跨越实验医学时代到整体医学时代，无不是经历万水千山走来的。尽管如此，中西医结合学科的医务工作者与推动中医现代化的学者们依然从不同角度做出了许多有益的探索。我们在对糖尿病耳聋的研究中提出了"肾－骨－糖尿病－耳"一体论，在这个过程中我们也开展系统性研究，本文以此为例，探讨建立中西医结合医学理论体系的可能。

一、问题的提出

（一）中西医医学的需要

希波克拉底（约公元前460—公元前377）是古希腊时期的一位医师，也是西方医学的奠基人，他提出"体液学说"。盖伦（约130—200）是古罗马时期的一位医师，他为西方解剖学、生理学和诊断学的发展奠定了一定基础，其学说在公元2～16世纪时期被奉为信条。16世纪文艺复兴以后，随着西方的资产阶级革命和科学技术革命的发展，西方医学进入全新的发展阶段。明末清初的时候，一些传教士来到了中国，并把基督教带到了中国，同时也把西方近代科学和医药学一起带到了中国。这使原先华夏大地上的医学格局被打破。自此在中国医学舞台上出现了第二种医学——西医学。在那个特殊的时代背景下，中西文化所代表的两个文明体系相互碰撞、交流、兼并和融合。中西文化的融合是"形合"，两个文明体系的融合是"神和"。在这种背景下，传统中医学和西医学也不可避免地出现了冲突和融合，在这种融合之下，便形成了中西医结合医学。因此，中西医结合医学是我国历史发展和社会实践的共同产物，它体现了思想融合、优势互用和疗效提高的发展方向。

中西医结合医学的客观对象是一致的，但由于它们认识对象的角度和话语体系有差异，导致它们认识事物时存在异质性。但双方可以通过充分、及时地交流和对话，在异质性中求生存、求兼容、求发展。中医学和西医学的充分交流是中西医结合医学发展的重要途径之一。

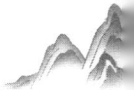

（二）中西医学实践的必然和卫生方针政策要求

从唐容川的"中西汇通"到张锡纯的"衷中参西"，从恽铁樵的"群经见智"到后来提出的"中医要科学化，西医要中国化"，这无不体现出中医学家们力图促进两种医学的充分沟通和可持续发展的美好愿景。1958年，全国范围内广泛组织了"西学中"班，以"西学中"为主要形式的中西医结合活动达到了一个高潮。1997年我国开始提倡"中西医并重""促进中西医结合"和"实现中医药现代化"。2017年7月1日起正式实施《中华人民共和国中医药法》，由全国人大常委会颁布，旨在鼓励继承和弘扬中医药，保障和促进中医药事业发展，保护人民健康。该法明确提出："国家大力发展中医药事业，实行中西医并重的方针，建立符合中医药特点的管理制度，充分发挥中医药在我国医药卫生事业中的作用。""发展中医药事业应当遵循中医药发展规律，坚持继承和创新相结合，保持和发挥中医药特色和优势，运用现代科学技术，促进中医药理论和实践的发展。"

二、学说的建立

（一）理论来源

"肾 – 骨 – 糖尿病 – 耳"一体论的提出及相关研究，主要理论来源于中医学和西医学。从广义上讲，该理论是中西医两个医学优势互补、融会贯通、创新突破的产物。从狭义上讲，它是李恩教授在肾本质研究中，揭示出的以"五脏"为核心的中医脏腑经络系统唯象论所体现的内在联系。具体来看，它揭示了人体"肾虚"与"糖尿病"发展和防治的内在规律之一，也为架设微观信息沟通桥梁、寻找信息交流产物提供了现代化的思考方向。

该理论是根据中医学"肾主骨""骨生髓""髓生血"血不能上达耳窍影响"肾开窍于耳"功能的理论提出的。参照现代研究发现的糖尿病与骨钙素关系，结合以往工作基础进行分析，我们发现糖尿病听力下降患者均有不同程度肾虚（糖尿病肾虚耳聋与基因相关研究），肾虚可致"肾主骨"功能下降，进而影响骨代谢（骨生髓），使髓不能生血，最终导致血不能上达耳窍（影响内耳微循环）而造成听力下降。

现代研究表明，骨骼是一种内分泌器官，骨骼分泌骨钙素可提高胰岛素的分泌水平，而胰岛素具有敏感性、可阻止脂肪的积累，参与糖代谢。鉴于此，我们用补肾疗法治疗肾性糖尿病听力下降，结果发现成骨细胞分泌骨钙素可对糖脂代谢产生影响（包括对内耳微循环影响），进一步研究发现补肾中药可明显改善肾虚糖尿病患者成骨细胞的功能。成骨细胞上有胰岛素受体，成骨细胞可特异合成与释放骨钙素。糖尿病发病的重要因素之一就是胰岛素受体功能下降进而导致该系统产生病变，因此提出"肾 – 骨 – 糖尿病 – 耳"一体论，可为进一步深入研究糖尿病发病的机制及防治方案提供新的思路与方法。

（二）医学实践

1. 肾虚是致糖尿病耳聋的重要原因之一

糖尿病属于中医"消渴"的范畴，中医特别强调肾与消渴的密切联系，《济生方》曰："消渴之疾，皆起于肾。"《儒门事亲·刘完素三消论》言："夫消渴者，多变聋盲、疮癣、痤痱之类。"杨士瀛《仁斋直指方》载："真水不竭，安有所谓渴哉。"《灵枢·五变》也有

"肾脆则善病消瘅"的记载。《景岳全书·消渴》篇说："凡治消之法……若由真水不足，则悉属阴虚，无论上、中、下，急宜治肾。"中医学认为消渴的病变部位关系到肺、胃和肾，但以肾为主，这是由于肾为水脏，内藏真阴，为脏腑阴液的根本。肾阴亏虚，必然影响胃之阴液不足，而肺燥、胃热、津液亏耗，久必及肾，《圣济总录·消渴》指出的"原其本则一，推其标有三"即此意。

2. 肾虚与糖尿病现代研究

我们在临床中观察到糖尿病伴耳聋患者均有不同程度的肾虚，对此进行相关研究，发现肾虚可造成内分泌功能的紊乱，而内分泌紊乱又加重了糖尿病并发症的发生和发展，而补肾疗法不仅能纠正和改善内分泌功能紊乱，还可起到"既病防变，未病先防"的作用。一些学者立足中医辨证观点提出通过"控制证型发展"进而防治糖尿病的思路。

（1）张辉关于"腰痛酸软与糖尿病肾虚症状相关性""糖尿病兼证及其复杂的肾虚证组合"的研究。

（2）谭从娥关于"糖尿病家族遗传特性与肾虚证的相关性探讨""糖尿病家系中肾虚证相关功能类基因的筛选及验证"的研究。

（3）秦乐关于"2型糖尿病肾虚证基因表达谱"的研究等。

这些研究从多角度证明了肾虚证与糖尿病的密切关系。

3. 课题组对"肾－骨－糖尿病－耳"一体论及其相关疾病的研究

为揭示中医肾本质内涵与糖尿病耳聋的现代医学关系，我们进行了系统、深入的探讨，并开展了多项基础研究。用李恩教授的话说就是："认识向纵深发展，在面上拓宽，点上深入。"我们先后开展了以下研究：

（1）"肾主骨"与肾虚糖尿病耳聋及补肾方药治疗的关系。

（2）"肾主骨生髓，髓生血"与糖尿病耳聋不同证型骨密度的关系。

（3）"髓通脑，脑为髓之海"与糖尿病耳聋发病和补肾降糖防聋方治疗的研究。

（4）降糖防聋方对糖尿病耳聋动物模型胰岛细胞中胰岛素的表达影响。

（5）糖尿病对听力及耳蜗形态学结构影响的相关因素。

（6）补肾中药对糖尿病耳聋骨钙素通路表达的影响。

（7）中药对成骨细胞及骨钙素合成的影响。

（8）降糖防聋方对糖尿病伴耳聋患者下丘脑－垂体－肾上腺轴的影响。

（9）降糖防聋方对体外高糖培养成骨细胞骨钙素分泌的影响等。

课题组的研究先后多次获得河北省科技攻关项目及河北省中医药管理局的资助。该研究成果已总结并发表了40余篇研究报告，其中有部分被SCI、EI、ISTP等收录。通过大量较高层次的中西医结合探讨、研究和总结，最终初步构建了"肾－骨－糖尿病－耳"一体论的理论体系。

三、结合创新

"肾－骨－糖尿病－耳"一体论是对中医传统理念的继承和发展，同时也是对西医学

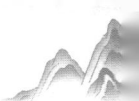

的创新和发展。课题组在充分继承以"肾"为主体的脏腑理论及其与五官九窍内在联系的基础上，以具有补肾功效的降糖防聋方为切入点，研究传统中医理念中的"肾系统"在现代医学中的相应作用机制及信号载体，这在中医学是发展，在西医学是创新，如同打磨通向彼此世界的"金钥匙"。

"肾－骨－糖尿病－耳"一体论借助不断变化发展的西医学理论与先进的科学技术，试图阐明中医"肾"与"耳"在整体宏观辨证理论中的作用机制，以期为防治糖尿病和应对各种糖尿病并发症提供新的治疗思路和有效方案。它是中西医"提高中的结合，发展中的结合"。它离不开中医学理论的指导，却又有别于这些理论，如降糖防聋方对糖尿病耳聋动物模型胰岛细胞胰岛素表达的影响；降糖防聋方对糖尿病耳聋患者下丘脑－垂体－肾上腺轴的影响；降糖防聋方对糖尿病伴耳聋患者骨密度的影响。这些研究结论已不能单纯用"肾主骨""骨生髓"等传统理论概括，一体论来源于中医学的整体观念、辨证论治，却又有别于整体观念、辨证论治，如降糖防聋方治疗糖尿病耳聋的多位点相关集合作用，仅用整体观念、辨证论治已不能完整、准确地概括；一体论依靠现代医学的实践所证实，却又不拘泥于现代医学的理论框架（如糖尿病骨质疏松）。

中西医结合需要吸收现代医学的许多成果，通过实践不断验证，同时突破理论束缚，唯有如此，才能在继承中实现创新发展。

四、理论与实践的意义

（一）借鉴中医发展理念

中医学产生于经验医学时代，其医学模式为自然医学模式，思维模式为形象思维模式，研究方法为直接领悟或取类比象。其特点为具有天人合一的自然观、形神统一的整体观、辨证施治的治疗观，并注重整体和七情在发病和治疗中的作用。虽然传统中医学受限于时代和历史的条件，缺乏对药物分析的细化，以及存在实验分析方法不足等劣势，但其整体、宏观、辨证的医学理论和实践经验堪称嘉惠。

人体作为完整的、宏观的、整体的生命体系，虽然是由许多微观客体组成的，但它具有各个部分本身所不具有的整体性。如果单一强调辨病诊断、微观考察、单体药物来治疗疾病，而忘记或淡化中医诊疗核心要素，就等于只见树木，不见森林，这是无法从根本上把握疾病的本质的。"肾－骨－糖尿病－耳"一体论在充分吸收、借鉴中医传统理论的基础上，坚持整体、宏观的中医治疗原则，最终丰富和发展了中西医结合医学。

（二）借鉴西医发展理念

西医产生于实验医学时代，其医学模式为生物医学模式，思维方法为逻辑思维方法，研究方法为实验分析法，特点是以实验分析法为主，从器官、组织、细胞、亚细胞至分子水平说明人体结构和功能以及疾病的发生、诊断和治疗。

中医药学理论不是建立在形态解剖基础上的，尽管形态结构是客观存在的对象，但由于历史局限性等未被中医学充分纳入认知范畴。这在一定程度上使中医学的研究突破了形态学的局限，进而把握到客观世界的整体关联性。随着对客观对象认识的不断升级以及认

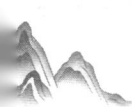

识内容的逐步扩展，中医学也在不断更新其认识形式，具体体现在其逐渐加强在客观层面上对人体和疾病发生和发展的认识，融合系统论、还原论、方法论。

"肾-骨-糖尿病-耳"一体论较充分地运用了持续发展的西医学理论与技术，并引进中医学整体宏观辨证的理论与实践的优势，在糖尿病的发病和防治过程中，不断探索和寻找其本质的内在联系，它是两个医学"提高中的结合，发展中的结合"。

（三）中西医结合发展

中西医结合是一门研究中医和西医思维方式、对象内容、观察方法异同点，并吸取二者之长而创建起来的医学理论新体系，它是服务于人类健康和疾病防治的整体医学。中西医结合不仅需要借鉴中医和西医的理论与实践，更需要在此基础上创新、突破及理论升华。它不仅需要借鉴医学最新成果，还需要整合多学科前沿技术，使其为中西医结合医学所用。中医理论和方法的显著特点是整体观念和系统方法，包括了现代系统论、控制论、信息论、本体论等许多原创思想。我们不能把中医与植根于上述思想的理论等同起来，但可以利用这些理论，作为研究中医的一个方向和手段之一。"肾-骨-糖尿病-耳"一体论除了借鉴中医和西医的理论与实践，也吸纳了现代系统论、控制论、信息论、本体论等。

五、展望

"肾-骨-糖尿病-耳"一体论及其相关疾病学说的提出，是中西医结合发展的产物。其理论来源于中医、西医两个医学体系，其有效性和科学性也在实践中得到了初步的证实，且有所创新和提高。该研究不仅从中西医结合医学的角度探讨了糖尿病对听力的影响，还有望在中西医结合防治糖尿病上取得更大突破。"肾-骨-糖尿病-耳"一体论是具有一定理论和实践基础的科学假说。在中医学系统论思想指导下进行还原分析，使中西医互相借鉴，可促进"肾-骨-糖尿病-耳"一体论研究的不断深入。相信在中医原创思维的启发下，借助现代科学技术及现代中医学的研究，可以更好地发现新事物、阐明新功能、得到新发展。

第三节 对六经辨证精细化思路与方法的初步总结与思考

中医学理论以中国传统整体平衡的哲学观为基础，具有较强的思想性、逻辑性。中西医结合是历史发展的必然，也是医学发展的需要。《伤寒论》是《伤寒杂病论》的组成部分，成书于东汉末年，是著名医学家张仲景所著，该书是首部理法方药完备的辨证论治专著，既总结临床经验，又创造中医学术理论。该书主要以六经（太阳经、阳明经、少阳经、太阴经、少阴经、厥阴经）为辨证纲领。六经分为手、足两类，共涉及12条经脉，均对应特定脏腑。随着科学技术的发展，医学也随之发展，尤其是精准医学的提出。传统中医在辨证论治的诊疗过程中，可通过望、闻、问、切等认识和掌握各种人体信息，为准确诊断和治疗疾病提供客观依据。那么六经辨证是否可以用现代精准化的理论、技术去发展？如果可以，该用什么样的精准化思路去发展？

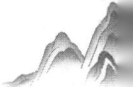

一、六经辨证学术成就、局限性及思考

（一）学术成就

"伤寒"首见于《黄帝内经》，在《素问·热论》中载："今夫热病者，皆伤寒之类也。"提示《伤寒论》六经辨证体系可能源于《素问·热论》六经分证。其创立促进经络学说发展，提升六经辨证的临床价值，奠定"方证对应"的理论基石。《伤寒论》基本包括了脏腑、经络、阴阳、气血、精神、津液等内容，同时根据六淫对人体产生的不良影响，它还阐明了邪正盛衰时病情转归与预后等。《伤寒论》通过这些总结和记载，帮助医家辨明疾病之所在、证候之进退及预后之吉凶，从而辅助医者拟定有效的治疗措施。其辨证体系体现对立统一法则与整体观念，涉及阴阳、表里、寒热等八纲辨证。在论治方面，凡治疗疾病必因证立法，因法设方，因方用药，法度严谨。全书载方113首（其中1首有方无药），用药仅92味，组方精练，超过10味药的方剂仅3首。在治疗实践中，灵活运用汗、吐、下等八法，为外感热病与内伤杂病提供有效治疗措施。

（二）识别局限性

六经辨证是阴阳辨证的实践应用。系统论、控制论、信息论的提出和发展，为认识事物整体性提供新视角。控制论认为，六经病是正邪消长、病程阶段与脏腑症状的函数关系，将其定义为热病过程中的模糊类群。信息论认为，六经提纲脉证是诊断的主证信息。

没有明显外延的概念叫模糊概念，含有模糊概念的语言叫模糊语言，由模糊语言描述的现象叫模糊现象。这种模糊现象有不确定性、不分明性。例如我们听到一个人的声音，或从远处略微看到熟人的一个身影，就能认出是某人。但如果具体说出某人说话频率或身高、体重、容貌就很难。中医诊断开具处方可以说是典型的模糊现象，使用的语言是模糊语言。《伤寒论》六经病的辨证原则就使用了模糊概念，其每一条都是相对的模糊识别。以上是控制论的主要参数，信息论的主证信息。那是否还有次要参数？是否有副证信息？主要和次要信息、主证和副证信息能否保持系统一致，这样的一致是否可以在模糊中"精准化"体现？"精准化"体现能否像六经辨证一样，对阴阳辨证层次也有进一步的深化和细化？能否尽量在"模糊"中找到"清晰"？这是值得思考的问题。虽然现代科学技术手段还不能达到客观上所谓的"清晰"的水平，但我们应该在理论思维上对患者在"时间""空间"有"清晰"的六经辨证扩展"点"的定位。简而言之，在辨证论治过程中，认识和掌握各种与人体生理、病理相关的信息及其传递变化，可为我们准确诊断和治疗疾病奠定基础。

二、六经辨证精细化初步思路

（一）基于CT、磁共振技术对中医诊断精细化的思路

计算机断层成像（Computed Tomography，简称CT）是通过检测被测物体对X射线的吸收差异，运用高灵敏度仪器获取投影数据，经数学算法重建物体二维层面图像及三维结构的成像技术。磁共振成像（Magnetic Resonance Imaging，简称MRI）的物理基础是磁

共振现象，该现象于 1946 年由哈佛大学珀塞尔（E. M. Purcell）教授与斯坦福大学布洛赫（F.Bloch）教授分别通过吸收法和感应法独立发现。当电磁波频率量子能量与原子核能级差相等时，原子核吸收电磁波引发能级跃迁，此即磁共振现象。该现象的发现催生了磁共振波谱学这一新兴学科。新技术的演进推动社会进步，CT 与 MRI 技术的蓬勃发展不仅革新了医学诊断，更对多学科领域产生深远影响。

CT 与 MRI 属技术层面的疾病精细化诊断手段，而六经辨证则偏重理论层面的诊断精微化。如何实现技术精微与理论精微的有机融合？即能否借助现代技术使"六经辨证"如 CT、MRI 般具象可视，通过多维度观测其在人体的分布规律，从而充分发掘该理论在疾病防治中的优势潜力，是当代中医工作者亟需探索的课题。我提出以下路径：首先需临床医师实施精准个体化六经辨证，其次结合现代技术开展精细化理化检测，二者指导下的治疗方案均应显现明确疗效。满足此三要素后，可进一步分析两种诊断体系的逻辑关联，通过实验验证寻得"金标准结合点"，最终达成技术精微与辨证精微的协同。试以免疫系统为例展望：未来或可研发标记特定脏器亲和性免疫细胞的技术，追踪其活动轨迹与经络循行的相关性；亦可对健康者与患者施以针刺、艾灸或归经中药干预，观测免疫细胞趋化性与干预手段的关联。反之，若两种诊断体系均获显著疗效，则可通过定位脏腑特异性免疫细胞靶点、监测其动态轨迹，进而判定西药或现代疗法的"六经 / 脏腑"属性，此举亦将反哺现代医学技术发展。

（二）六经辨证精细化思路及其思想和应用的初步思考

1. 理论价值

六经理论的价值体现于医者系统掌握其内涵与外延，此为精准施治的前提。六经系统固有的精密性与复杂性，决定了证候表现的多样性、层次性及人体内环境信息传递途径的多元性。以数学模型解析，三阴三阳始终体现于病位、病势、病性三大要素，其本质为阴阳二值逻辑系统，表里、寒热、虚实则为二值衍生的具体逻辑参数；三阴三阳纲领共同构建三维立体几何模型的设计基础。故阴阳二值逻辑可视为《伤寒杂病论》的核心思维范式。学界有观点认为：伤寒六经形层理论与西医三胚层学说存在形态学相似性；六经气化与物质代谢具有内在关联；《伤寒杂病论》强调脾、肾、肝功能及精、气、神调控，与现代医学神经 – 内分泌 – 免疫调节网络机制高度契合。

我们可以根据整体下的个体差异情况，把六经的某一经进行思维上的"定性"、病势上的"量化"。比如说，膀胱经病变，足太阳膀胱经作为十二正经中循行路线最长的阳经，为什么引起膀胱经病变？或者说引起膀胱经病变的病机是什么？单个病机还是多个病机？或者是否可以区分为主病机、副病机等？这个阳经病变是在"上段""中段"还是"下段"？临床上也可以根据六经辨证进行定位，如一定程度上把握人体"经病与经病间病位的距离和程度""脏病与脏病间病位的距离和程度""同名经与相应脏病同他经他脏病变间的病位距离和程度"等。为什么会形成经、脏、经脏并见的问题？要探讨这些问题的病机，就是要探索根在哪里，基在哪里，病邪性质是什么，是寒还是热，寒多少，热多少，寒和热的比例是多少，病邪是顺传还是逆传，以及为什么会顺传，为什么会逆传等。

这些问题都是在六经辨证精细化应用的开发中，基于患者个体整体性、复杂性所需要解决的众多问题的简单举例，除此之外，当然还有其他问题。如辨证的时候，患者也可能受"天""地"的影响，以及人类技术进步所谓的"好"因素和"坏"因素的影响等。因此，正确、有效治疗疾病的前提是熟练且系统地掌握六经理论的内涵和外延，如此，医师才可以在思维上逻辑清晰、定位准确。牢牢把握以上要点，可促进六经辨证的理论精细化、实践精准化、疗效高能化和服务个体化。值得说明的是，这些思路是基于患者个体的系统辨证，是六经辨证论治在现代先进技术支持下的精细化辨证。掌握并熟练应用以上思路有望在临床上指导六经辨证的准确用药，为临床的精细化治疗奠定基础。

2. 应用价值

（1）六经辨证的应用价值：六经辨证的临床应用价值是其理论价值的必然结果。《伤寒论》中"观其脉证，知犯何逆，随证治之"的治疗理念是其灵活辨证思想的精髓。关于六经辨证的精细化思路在《伤寒论》原文中并没有完全客观展露，在现代研究中也没有学者对此进行深入的探讨和研究。学者和科研人员更多的是将关注点放在解释和推测所谓的张仲景的"原意"上，借此以说明这是张仲景关于《伤寒论》六经辨证的"真实思想"。

通过多年的临床观察，我逐渐认识到中医的"精准医学"所能达到的程度，已经远远超越了人们目前对"精准医学"的理解和期待。中医不仅能够对单一特定部位或某种特定因素导致的疾病进行精准治疗，还可以在整体层面上对人体状态进行"精准"调节，而这正是"精准医学"的最高境界。

实现中医理论与现代医疗技术双重"精细化"的结合，需要借助现有的多学科及多种类的科学技术。在这个过程中，要想求证某种技术的诊断结果和六经辨证思想中的某一条观点、某一条方证是完美结合的，或者完全符合张仲景条文原意的，既要有"证实"的研究，也要有"证伪"的研究。无论出现什么样的客观结果，都要重视。这些结果均是为了更清楚地"证实"其中道理，以求科学客观的使"证方对应"而服务的，这些都可为推动中医理论和技术精细化发展提供重要理论和实践依据。

（2）注重方证对应：比如厥阴病本证，厥阴证寒热夹杂有乌梅丸证、干姜黄芩黄连人参汤证、麻黄升麻汤证；寒证有当归四逆汤证、当归四逆汤加吴茱萸汤证；热证主要有白头翁汤证。另《伤寒论》第96条载"伤寒五六日，中风，往来寒热，胸胁苦满，嘿嘿不欲饮食，心烦，喜呕，或胸中烦而不呕，或渴，或腹中痛，或胁下痞硬，或心下悸，小便不利，或不渴，身有微热，或咳者，小柴胡汤主之"。第101条载"伤寒中风，有柴胡证，但见一证便是，不必悉具。凡柴胡汤证而下之，若柴胡汤证不罢者，复与柴胡汤，必蒸蒸而振，却复发热汗出而解"。这些记载，形象地列举了各个处方所适宜治疗的各种症状以及服药后疾病的转归等，说明仲景对方证相应十分重视。又如《伤寒论》第209条载"阳明病，潮热，大便微硬者，可与大承气汤；不硬者，不可与之；若不大便六七日，恐有燥屎，欲知之法，少与小承气汤，汤入腹中，转矢气者，此有燥屎也，乃可攻之；若不转矢气者，此但初头硬，后必溏，不可攻之；攻之，必胀满不能食也；欲饮水者，与水则哕；

其后发热者，必大便复硬而少也，以小承气汤和之；不转矢气者，慎不可攻也"。此条虽没有明显的热或寒，但病证表现偏于热。欲辨清此条证机属性，可选用小承气汤试探，但用量必须小于常规用量，随后根据试探的结果进行分析而辨证。这说明仲景除了重视方证对应外，还非常熟练地掌握了药物及药量对人体不同程度的影响，以及如何针对不同药物反应采取相应的措施以保障患者生命健康。

《伤寒论》中指出"伤寒中风，有柴胡证，但见一证便是，不必悉具"。这说的是伤寒中风的主证，即代表性症状。那什么是代表性症状？简单理解，代表性症状是指机体出现某证型的疾病时经常会伴随的症状，或者说某证型的疾病发生时最常引起的机体功能紊乱所导致的不适感觉，这种症状或不适具有一定的特异性，是其他证型不会出现的。如本例的主证之一就是口苦，口苦多由于胆火上炎，不管是什么疾病，只要有口苦症状，都可以认为其诱发了少阳病，干扰了少阳经的功能。第二个代表性症状是往来寒热。这是少阳病的发热类型，反映了机体功能失常引起了少阳枢机不利，也可因少阳枢机不利引起机体功能失常加剧。第三个代表性症状是胸胁苦满，这暗示了少阳病的病位，即少阳经循行于身体的两侧。此外，其他的症状均不是主证的代表性症状。如喜呕，就是容易呕吐，而呕吐的原因可以有很多，太阳病变证、阳明病篇等都讲到了呕吐，因此这不是少阳病证特有症状，不能是代表性症状。

张保伟研究刘渡舟教授使用小柴胡汤原则时发现：刘渡舟教授在应用小柴胡汤时，仅抓住该方剂是少阳病主方的特点，只要见到"口苦"一证，必用柴胡类方。还有学者认为"但见一证"指的是"或口苦，或咽干目眩，或耳聋无闻，或胁下硬满，或呕不能食，往来寒热"。但陈亦人云："间有典型的往来寒热，或胸胁苦满，若不伴有口苦咽干目眩，就不一定是少阳病。"汤本求真则认为，凡用柴胡之方，必有胸胁苦满之症，故若有此症，不论何病，皆可决定为柴胡剂之主治，即他主张胸胁苦满为"一证"。吉益东洞在《药征》中指出见到胸胁苦满症则需用柴胡。可见，不同医家在自己的临床过程中总结的经验不尽相同。这是正常的，在不同的时间和空间中，事物的表象会存在差异，这种差异根据其所在环境而发生变化。因此，面对患者时既要具体问题具体分析，又要善于借鉴他人有效经验的"核心思想"，不要盲目模仿和钻牛角尖，善于求同存异、触类旁通才可以领悟到其中精华。回到各家观点来看，尽管存在差异，但是不少学者对某些症状还是持有相同观点的，因此，我们也可以将其归入"主证典型症状"中，根据具体情况加以分析和借鉴。这也再次说明，抓主证是有规律可循的，这些主证规律其实就是精细化对证治疗的关键。

本人曾运用六经传变规律治疗一例宫颈癌晚期多处转移的患者，经过3个月的中药汤剂治疗，患者饮食、精神均较治疗前明显改善，宫颈液基细胞学检测（TCT）结果显示未见上皮内病变或恶性病变，患者可如正常人生活一样。另外在治疗肺癌、结肠癌、肝癌及疑难病中，我采用该精细化思想进行治疗均得到了显著疗效。

（3）方证现代研究：医学的发展越来越重视各系统间的整合与治疗方案的精准。就目前精准医学的总体设计、基础研究、实施方法来看，可将疾病分类往遗传和基因组水平的精准分型上推进，这有助于在疾病重新分类上实现对证用药。精准医学充分使用基因组学、信息技术等现代先进科学技术手段，具有鲜明时代性、先进性、开创性等特点，但其本质仍是针对疾病的个体化分析，而非针对病的"人"的个体化。"方证对应"是唐代孙思邈最早提出的。该思想在《伤寒论》第317条有所体现："病皆与方相应者，乃服之。"这提示研究"方证对应"的形成和发展应从中医经典入手。方证现代研究可基于上述理论价值、应用价值，参照现代科学技术研究（包括基础研究、应用基础研究）等进行深入探索，这有利于为"方证对应"的精准治疗提供客观依据。"方证对应"强调"有是证用是方"，方是针对证而设，证的实质是病机，其思想为"以古为根，以案为据"，使所辨有源，行药有依，运方有据，借前人之力，克现世之难，启万世之惑。

证候和方剂是中医学的两个关键内容，二者直接关系到疾病的诊断和临床疗效。方证研究包括方证的传统研究和现代研究，本章节主要讲方证的现代研究。该研究应以六经辨证为指导，以现代科技手段为辅助，进而探究该理论在实践中对人体生理、病理状态的作用机制。如陈建国等基于粗糙集理论与遗传算法对中医方证相关性进行研究，提出了一种基于改进遗传算法的决策表属性约简算法，构造了新的适应度函数，一方面通过最大化决策属性对条件属性的依赖度保证了分类能力，同时也为获得最小约简，对包含属性较多的个体进行惩罚，使搜索沿着最小约简的方向进行。这为"知其然"和"知其所以然"提供了技术支持，也为六经辨证精细化提供了一定的参考依据。

方证现代研究还不可避免地要借助动物模型：无论是六经辨证、中医临床发展、学术发展、中药开发研制，都离不开动物实验和动物模型，这项工作已在中医界基本达成共识。为使六经辨证精细化更加深入，需要使模型更符合"证"的要求，或者将西医的病与中医的证相结合，制备"病证结合"的动物模型进行研究。如将辨证论治的中医药理论与药效学研究有机结合，用以构建左金丸和反左金丸方证相应的动物模型，可为方证相应理论提供有力依据。另外，关于"病证结合"的实验方法也应根据病证的实际情况而选择，要求"对号入座"，但不一定都要求所谓的"顶尖"设计。如诺贝尔奖获得者巴甫洛夫，他研究"心理分泌"而进行条件反射学说的实验，条件和材料都非常简单，仅观察"狗""数唾液""摇铃铛"等简单的现象，就得出了十分客观的研究结论。这说明科研设计的重点是把"根基"打牢，因此思路与方法是最为关键的。

（4）关于实验与老药新用：随着证素、微观辨证、病证结合等新型辨证方法的提出，六经辨证体系得到了逐步完善。但面对全球化的背景，六经辨证体系实现现代化、走向世界，仍然是一个重大的挑战，其中最大的阻碍在于"证"在生物学上的机制尚不清楚。因此要想处理好"古"与"今"的关系、继承和创新的关系，需要将《伤寒杂病论》六经辨证与现代生物学技术相结合，不断突破旧意识，产生新认识。例如，《神农本草经》中记载当归具有"治咳逆上气"的功效，但现代临床一般仅将当归用于养血补血、活血化瘀、调经止痛、润肠通便，而很少用于治疗咳嗽。现代药理研究发现，当归的成分正丁烯基苯酞和藁本内酯对气管平滑肌具有松弛作用，能对抗组胺－乙酰胆碱引起的支气管哮喘。因此当归在肺系疾病的临床应用还有待进一步研究和开发。

总之，六经辨证精准化发展是一项持续深化的、系统性、长期性的大工程，要想把握好方证之间的关系，需要系统化、整体化、标准化、层次结构清楚的研究，而这必须借助于现代科学技术。只有两者结合才能使方证之间的关联性和适配性更加多元化、多维化地展现，最终服务于临床诊治和中医学现代化发展。在世界各国都给予高度重视的情况下，我国必须抓住机遇，瞄准临床需求，尊重中医六经辨证的本体原创性思维，以中医精准医学理念为特色，整合多学科知识，构建中医学精准诊断及疗效精准评价平台，推动六经辨证精细化发展，这可为提高中医临床疗效和促进其与现代医学交流提供有效途径。

三、结语与思考

随着时代的发展，《伤寒论》六经辨证精准化研究不仅可在理论上、实践上，也可在理论和实践的结合上出现新的突破，这是中西医结合发展的必然。这样的结合不是为了结合而结合，而是随着医学的不断发展，理论和实践都有了足够可靠的依据后产生的"金标准"式的结合，这样的"金标准"建立在西医和中医的理论基础上。它们通过吸纳中西医技术优点，进而产生新的理论，取得好的疗效，促进新的医学发展。这样的"金标准"不可能使所有疾病在同一时间段或者同一时期都达到理论和实践的升华，但可以根据现有条件、现有技术、现有理论等实际情况，成熟"一批"发展"一批"。

一个成熟的理论体系是在大量临床实践中逐渐构建而成的。实践是检验真理的唯一标准，只有通过实践，让实践获得的客观结果去说话，才能验证理论的正确性。人体医学（科学），是极其复杂的学问。充分地认识人体，本身就是一个不断探索、不断实践、不断总结的过程。恩格斯说过："现代自然科学必须从哲学那里采纳运动不灭的原理，它没有这个原理就不能继续存在。"中医的阴阳学说、六经辨证便是科学研究事物运动规律共性的重要体现。反过来讲，六经辨证要想精细化发展，必须借助其包含的哲学思想和现代先进技术，使其最终"古为今用，洋为中用"。继承是前提、发展是目的、疗效是结果。

"在科学上没有平坦的大道，只有不畏劳苦沿着陡峭山路攀登的人，才有希望达到光辉的顶点"。因此，我们应做好付出艰辛劳动的准备，把"汗水"和"悟性"结合起来，把好奇心和创新结合起来。人类知识的进步，靠的不仅是数据的点滴积累，还有思维的偶然飞跃。为了使六经辨证更加客观化、科学化、精准化地发展，使六经理论联系实践有更大创新和发展，我们要博采众长，持之以恒，团结奋斗，为攻克困难做好充足的准备。"一花独放不是春，百花齐放春满园"，守护全人类的健康需要中医和西医共同进步和协同发展。

第四节 "静"与"内稳态"初步认识及对社会科技进步思考

在生活水平显著提高的今天，由于生活节奏的加快和工作压力的增加，不良情绪带来的困扰并未随着社会发展而减少，反而在一些人群中显得更加频繁和严重，甚至有患者因极度的情绪障碍引发猝死。我认为情绪障碍的发生，可能与人们失去了应有的"静"状态或者超出"静"范围有关。养生保健一直是人们关注的话题，而"静"是养生保健的重要方法之一。"静"对社会生活、心理健康均有重要意义，同时，"静"与人体"内稳态"也有密切联系。本文从什么是静、什么是内稳态、静与内稳态关系等方面进行初步总结。

一、什么是静

静，从青从争。本义为彩色分布适当。古同净。青，初生物之颜色；争，上下两手双向持引，坚持。静，不受外在滋扰而坚守初生本色、秉持初心。《说文解字注》记载，谓粉白黛黑也，采色详审得其宜谓之静。《周礼·考工记》言画缋之事是也。分布五色，疏密有章，则虽绚烂之极，而无淟涊（tiǎn niǎn）不鲜，是曰静；人心审度得宜。一言一事必求理义之必然，则虽繇（fán）劳之极而无纷乱，亦曰静。《太公六韬》载"秋道敛，万物盈。冬道藏，万物静"。《现代汉语词典》对"静"的基本字义有：①安定不动（跟"动"相对）。②没有声响。③使平静或安静。④姓。

《云笈七签》载"修炼之士当须入静……大静三百日，中静二百日，小静一百日"。在此，"静"指的是精神贯注专一，道家一种修养之术。而这里提到的"入静"是指在气功锻炼过程中，在思想安静、意念集中的基础上出现的清醒、保持意念专一、轻松舒适的一种练功境界。宋末元初胡三省注的《资治通鉴》唐僖宗光启三年条下说："入静者，静处一室，屏去左右，澄神静虑，无私无营。"入静也称虚静，如《性命圭旨》说："心中无物为虚，念头不起为静。"入静与佛家功法的"入定"相类似。"入定"指坐禅时，心不驰散，进入安静的禅定状态，即"入于禅定"，故也称禅定。"定"就是要求将散乱之心念，通过一定的功法，集定于一处。我们认为，"静"是形神统一、和谐、心情舒畅之表现。

二、什么是内稳态

内稳态即生理学中的稳态（homeostasis）概念。坎农（Walter Bradford Cannon）通过对交感神经系统和与此相关的内分泌功能的研究，对贝尔纳（Claude Bernard）的内环境理论有了更深刻而具体的理解。1932年他在《人体的智慧》一书中明确提出了内稳态理论。内稳态这一术语描述了维持内环境稳定的自我调节过程。他提出维持内环境的稳定不是靠使生物与环境隔开，而是靠不断地调节体内的各种生理过程。稳态是一种动态的平衡，而不是恒定不变的；各个组成部分不断地改变，而整个系统却保持稳定。坎农虽然认识到了身体内环境的稳态是神经、内分泌以及血液缓冲作用的结果，但还无法具体阐明其作用机制，因此仍然需要进一步探讨。坎农和劳伦斯·约瑟夫·亨德森（Lawrence Joseph Henderson）晚年一样确信生命现象不能完全分成物理化学过程，即生命系统各部分的结构及其相互作用与简单的物理、化学反应过程不同。他将生物体视为一个整体，每一部分都有自己的功能，但要通过各种控制过程对各部分进行整合。这反映了一个古老而时髦的哲学命题——整体大于部分的总和。人在受惊吓之后身体又可以恢复到正常状态的过程是内稳态的一个例子。内稳态是指身体内部能保持一定的动态平衡，即不管外部环境如何变化，一个生物体的体内环境总是保持稳定。

内稳态是生物控制自身内环境使其保持相对稳定的一种状态，是进化发展过程中形成的一种更进步的机制。具有内稳态机制的生物借助于内环境的稳定而相对独立于外界条件。内稳态机制大大提高了生物对生态因子的耐受范围。一般认为内稳态理论是现代生理学建立的标志，也是生理学进一步发展的基础。进入 20 世纪后，生理学的发展出现了两个前沿领域：神经生理和内分泌生理。

三、静与内稳态的关系

"静"不是不运动，而是保持相对的稳定状态，它不是绝对的。"静"可以是人体的"静"、自然的"静"，也可以是人们内心所需要的"平静"状态，或者运动中动态的"静"，如肢体、呼吸处于协调状态。人与人之间由于存在个体差异，此外每个人所处的环境、从事的工作、自身的兴趣等也都存在一定的差异，这些会影响每个人对"静"的适应范围，而这也使每个人的大脑意识和行为活动出现差异。但无论如何，当每个人都在自己"静"的最佳范围内，那他应该会处于积极、快乐、向上、幸福的状态，这种良好的状态其实是每个人都想追求的目标。简而言之，"静"是能够保持整个机体内环境协调的一种和谐状态。动和静是物质存在的两种基本形式。整体观念主要是关于事物完整性、统一性的认识，这侧重于"静"；恒动观主要是用运动的观点来分析和研究问题，这侧重于"动"；而和谐观主要观察的是通过事物内部协调的运动使其达到整体的统一，这则侧重于研究"动静结合"。机体内稳态的保持，会影响到全身每一个系统、器官、组织和细胞的活动。细胞膜将细胞内环境与其周围环境隔开，因此细胞内外的环境不同。细胞与周围环境不断进行物质交换并保持其内部的恒定性，这是细胞稳态。

高等动物保持整个身体的稳态需要依赖内分泌系统和神经系统的调节作用。内分泌系统维持机体的内稳态，主要体现在它有使激素及时释放和停止分泌的能力，这可以维持机体的激素处于正常水平。中枢神经系统维持机体的稳态，主要体现在它维持生命生存中的各种活动相互协调的作用，且它在一定程度上保障了机体基本防御功能的正常运行。中枢神经系统的稳态依赖于其所接触的内环境的恒定性。2017 年诺贝尔奖生理学或医学奖获得者，杰弗里·霍尔（Jeffrey C. Hall）、迈克尔·罗斯巴什（Michael Rosbash）和迈克尔·杨（Michael W. Young），他们获奖的理由是"发现了调控昼夜节律的分子机制"。诺贝尔奖新闻发布会上对此的评价是："这一重大发现公布以后，昼夜节律生物学已经发展为一个广泛的、高度活跃的研究领域，对人们的健康和福祉有着重要意义。"所有的生物都有生物钟，生物钟调控着 10%～40% 的基因，它还影响着血压、血糖、睡眠、新陈代谢等各种生理过程，"没有一个系统会像生物钟基因具有这样的广泛性。"因此，阐明生物钟内在机制意义重大。生物钟的发现是基础科学研究的典范。生物钟的出现可使机体能够适应环境的变化，保持机体的稳态，提高生存能力。三位科学家通过基础研究得出结论：打破生物钟的行为，如熬夜，可以造成调节节律的关键基因失效，使机体产生疾病，甚至促使肿瘤发生。"静"与内稳态是协调统一的，如果超出人体自身调节的"静"的范围，就无法维持"静"带来的最佳状态。如人体需要"静"时，睡眠却被剥夺（什么是睡眠被

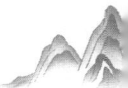

剥夺？是指由于各种原因导致的睡眠缺失状态，一般指 24 小时内总睡眠＜4h），就容易引起认知、学习、记忆、心理和免疫功能等一系列身心和行为的异常变化。

近期学者还应用任务态功能磁共振成像（functional magnetic resonance imaging, fMRI）对睡眠剥夺的脑功能影响进行了研究。Vartanian 等通过睡眠剥夺，对人脑发散思维任务完成的流利度进行研究，结果证实，睡眠剥夺使前额叶皮层的脑功能活动受损，进而影响人脑的发散和创新思维。Klumpers 等对睡眠剥夺后的健康受试者进行识词速度测试并进行 fMRI 扫描，结果发现该人群识别中性和褒义词的准确率下降，识别褒义词时背外侧额叶皮层的激活增强，而识别情感类词语时岛叶的激活增强。此外学者还引入了精神情绪相关的量表、正电子发射断层扫描／计算机断层扫描（PET/CT）数据和唾液皮质醇等多个客观指标来共同分析睡眠剥夺对人脑神经生理功能的异常影响。另有学者从脑功能网络的层面对睡眠剥夺的静息态脑功能异常进行分析。Gujar 等的研究证实，睡眠剥夺后人脑的静息态默认模式网络受到不同程度的损伤。Wang 等对 23 例健康受试者进行睡眠剥夺后静息态 fMRI 扫描，发现默认模式网络内两个子模块之间的功能连接度减低，且受试者的精神情绪状态越差，功能连接度减低的程度更严重。

"静"的范围紊乱可以使情志致病，"情志致病"是中医理论中的重要内容。现代医学研究显示，当愤怒时，交感神经系统被激活，交感－肾上腺髓质系统引起兴奋；内分泌系统激活后血中肾上腺皮质激素、血管紧张素、甲状腺素、胰高血糖素、垂体后叶激素分泌增加。这些激素的变化可引起神经－内分泌－免疫（NEI）系统的失调。因此，长时间处于这种紧张状态的机体会产生不良的躯体反应，而这种心理应激的躯体反应可影响到机体的神经－内分泌系统和免疫系统。研究发现适宜的运动训练可改善系统的适应性，减少内源性应激的激素分泌水平，这可能是运动对心理神经免疫影响的重要机制之一。抑郁症患者存在下丘脑－垂体－肾上腺轴的慢性长期兴奋，这可导致免疫功能紊乱。有学者从复杂疾病的系统医学视角进行研究，发现内源性网络理论可利用功能性景观理解复杂疾病的发生发展过程，进而作出可验证的全新预测，这可为复杂疾病的预防、诊断和治疗提供一系列潜在的思路和方案。

总之，"静"与内稳态密切相关，人们在学习、生活和工作中，保持"静"与内稳态一致，可以使人体处于健康状态，否则可能使机体出现病变，并造成多方面的不良影响。《黄帝内经》提到的"生病起于过用"的发病观，对"把握事物与非致病的双重性""摄生防病理论立足于合"和"遣方用药以平为期的审慎性"等的研究具有重要的参考意义。有学者认为，通过生病起于过用来看《黄帝内经》非平衡稳态思想，用稳态有序（生理）－失稳态无序（病理）的模式来阐释中医发病观，这点也可以作为理解"静"和内稳态的一个方法。

第五节　"五脏与五志"对发展现代心理学启示与思考

中医在长期的临床实践过程中，形成了以人为本的整体辨证观念，这是具有中医特色

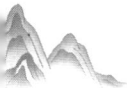

的原创思维，其建立在对人体脏腑经络系统整体性、复杂性和适应性的深刻认知之上。人体具有自我调节、修复及稳态维持等自适应功能，体现整体性、系统性、关系性、过程性、非线性、协同性、不可逆性、不确定性等复杂特质。随着医学模式从"以疾病为中心"转向"以健康为中心"，现代医疗已发展为"生理－心理－社会－环境"综合模式。尽管时代和科技的发展日新月异，但当代人们的精神压力并没有因此而明显减轻，我们仍然可以在不同领域看到很多心理疾病的发生。生理性情绪波动本属正常自愈现象，然机体失代偿时则引发病理改变。心理情志异常常与躯体疾病、自然环境及社会因素密切关联。《黄帝内经》蕴含丰富的中医心理学理论，为发展本土化现代心理学提供重要启示，本文就"五脏与五志"关系提出若干思考，现总结如下，供学界探讨。

一、五脏与五志关系初步认识

"五脏情志论"是中医心理学对情感过程的认识。其认为情感过程由客观现实引发，通过态度体验反映客观现实与个体需求的关联，涵盖情绪与情感双重维度，中医将复杂情志统称为"七情""五志"，简称"情志"。"五脏情志论"源于《素问·阴阳应象大论》"人有五脏，化五气，以生喜怒悲忧恐"，把"五脏与五志"相联系是中医学的独特理论。其关系简述如下。

1. 心在志为喜

喜即愉悦状态，源于需求满足、期望达成或压力释放。《素问·阴阳应象大论》载心"在志为喜""在声为笑"。"喜则气缓"可以使"气和志达，营卫通利"。另外，中医学认为"心主血脉""主神明""其华在面"。血脉充盈则神有所养；心神清明则反应敏捷、思维活跃；心气旺盛则面色红润、神采奕奕。"血脉和利，精神乃居"又提示喜可使气血运行流畅。此外，中医学还认为"喜伤心"，心的功能若损伤则可引起疾患，虚则容易出现心悸、怔忡、失眠多梦；实则哭笑无常、狂妄躁动，使心气涣散，神不守舍，如《灵枢·本神》载"喜乐者，神惮散而不藏"，若心主血脉的功能失常，则神无所寄。

心在志为喜是"心藏神"的心理学内涵，如《素问·调经论》载"神有余则笑不休，神不足则悲"；《济生方·惊悸》言"夫惊悸者，心虚胆怯之所致也"。所以"心藏神"的正常情绪表现为"喜"，其功能异常可表现为"大喜、惊恐、忧思"等。五志之病取决于心，情志变化受心的影响，如《素问·本病论》载"人忧愁思虑即伤心"，因此脏腑疾病既有环境因素，又有情志因素，而情志因素又与"心"有密切联系。认识"脏腑与情志"的关系，对现代心理学发展及情志致病机制研究具有重要价值。

近年来，现代研究也发现了心脏可以直接参与情志的调节。相关的机制涉及机体神经－内分泌－激素调节等。如心脏分泌的 B 型利钠肽（BNP），可由脑分泌纯化得到。通过观察 RNA 印迹法发现 BNP 和信使核糖核酸（mRNA）在心脏和心室均有大量表达，而在脑内却没有。由此可推论 BNP 可作为神经递质通过类似于神经反馈的途径到达脑部，以调节脑内的神经活动和功能，这或许可以为中医"心主神明"的理论提供依据。心在志为喜提示心可对情感及疾病产生影响。如情感出现问题时可以影响人体自主神经的功能，

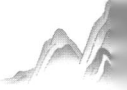

进而加重冠心病等心系疾病患者的自主神经功能障碍，这已成为许多研究者的共识。心率变异性检测已应用于评估情感障碍患者的自主神经变化，以及情感障碍在心系疾病中对自主神经功能的影响。

2. 肝在志为怒

《素问·阴阳应象大论》载"肝在志为怒，心在志为喜，脾在志为思，肺在志为忧，肾在志为恐"。肝与心的关系密切，心理障碍可归属于中医郁证的范畴。怒是个人的意志和愿望得不到满足，或者遭到挫折时出现的以生气、精神紧张为主的一种异常情绪，这也是一种情感的宣泄。人可因郁而怒，二者常合称为"郁怒"。怒为肝志，《素问·阴阳应象大论》称肝"在志为怒""在声为呼""怒则气上"。人在暴怒时，肝系的症状尤为明显。大怒伤肝，郁怒不解，可致肝气郁结，心情郁闷。如果肝血不足，或者肝阴不足，不能涵养肝体，可出现肝阳亢盛，此时人容易发怒。医学研究表明，愤怒的表现主要和去甲肾上腺素（NE）有关。

李伟等通过用单笼与群居饲养对雌性食蟹猴进行情绪观察，结果表明蟹猴适合群居饲养，长时间单笼饲养，可对它们血清单胺类神经递质、心电、血压参数中的某些指标产生影响，使其出现多种负面情绪，如愤怒和烦躁，提示血清单胺类神经递质，如去甲肾上腺素、5-羟色胺（5-HT）、多巴胺（DA）等可能与情绪相关。

另有学者对肝气郁证模型的猕猴进行研究，结果发现肝气郁证模型组的 NE、DA 显著高于正常组。吕映福观察中医郁病及其不同证型与血清 5-羟色胺的相关性，参照郁病中医症状评分表及 SCL-90 症状自评量表筛选被测者，取其血液，用酶标法测量血清 5-羟色胺浓度，结果与正常对照组比较，肝气郁结组和心脾两虚组的血清 5-羟色胺浓度显著低于正常对照组，提示中医郁病的肝气郁结和心脾两虚证型与医学心理学的抑郁症存在相关性。

有关肝的现代研究认为，肝主疏泄，其调畅情志的过程是神经-内分泌-免疫网络调节机体的过程，涉及中枢和外周神经系统的多个层次、靶点及环节的变化。长期存在的负性情绪可引起神经递质、糖皮质激素等神经化学物质分泌紊乱，从而影响中枢神经的结构和功能。

肝在志为怒的相关研究还发现，轻度认知功能障碍（MCI）介于正常脑老化与老年痴呆的过渡性阶段，"长期负性情绪积累可引起肝失疏泄致衰"假说使用事件相关电位和眼动技术，探索"肝失疏泄致衰"的神经心理学思路与方法。从前瞻记忆视角，应用事件相关电位和眼动技术可探索"肝失疏泄致 MCI"的认知心理学机制。这为 MCI 的病因病机学说补充了新内涵，为肝主疏泄理论与实践提供理论依据。

3. 脾在志为思

思，指的是思虑、谋虑。脾在志为思，是指脾的功能与"思"密切相关，从现代心理学来说，属认知的范畴。正常思虑活动，对机体生理活动并无危害。《素问·举痛论》载："思则气结。"思虑太过，则会影响气的运动从而导致气机郁结，所以思虑太过会影响脾胃的运化功能，临床上可表现为饮食无味、食欲下降、茶饭不思、嗳气、恶心、呕吐、腹胀、腹泻等症状，此时脾胃主气机升降的枢纽作用受到影响，即"思伤脾"。脾伤可以表现为气血不足，典型症状为乏力、头昏、心慌、面色萎黄等。临床上常见一些女性患者由于工作紧张，精神高度集中而导致月经异常，如出现经量少、经期紊乱等，这是由于"脾主统血"的功能损伤而引起的。思是一种情绪，当人思考问题时，可因问题难以解决而产生思虑和担忧，这种状态称为"忧思"。故"七情"的"忧"在一定程度上类似于"五志"中的"思"。现代研究发现脾虚可影响神经递质的含量。"脾主思""脾藏意，主思"，提示"脾"和学习、记忆等思维活动密切相关，也与大脑的生理、病理活动相关。钱会南等研究发现，归脾汤可调节精氨酸加压素（AVP）与催产素受体水平和基因表达，进而增加记忆力。另有研究发现脾虚型大鼠脑组织的乙酰胆碱酯酶（AchE）明显升高，而服用四君子汤后，大鼠脑组织中乙酰胆碱酯酶水平表现下降，接近正常水平，表明脾虚对大鼠脑学习、记忆能力的影响需要物质基础。众多探索中医"脾藏意，主思"原理和"脾"理论原创性思想的研究，为中医"脾在志为思"提供了理论基础和临床依据。

4. 肺在志为悲

悲指的是悲伤、悲痛的意思。当人体的情绪出现过度悲伤、悲痛时，会影响人体健康，消耗人体肺气，《素问·举痛论》载"悲则气消"。中医学认为"人与天地相应"，肺属金，肺金的气化特点与秋气相应，因此有"悲为肺之志"。当人们情感消极、低落时，对气机的影响与"悲"相似，故七情的"忧"有时并入"五志"中"悲"的范畴，或者称肺"在志为忧"。总之，肺在志为悲，悲伤肺，容易出现胸阳不振、呼吸不均匀、气短的表现。有的患者甚至需要深呼吸才能维持正常的气体交换活动。由于肺主一身之气，当悲与忧损伤肺气时，人体的抗病能力会下降，此时肺脏容易受到外邪的侵袭。《素问·玉机真脏论》论及情绪影响疾病时说"悲则肺气乘矣"，说明悲忧为肺之本志。根据五行相克的理论（金克木），中医常选择从肺论治抑郁症。郑莉莉等基于"肺主悲忧"理论，探讨慢性阻塞性肺疾病合并抑郁及其发病机制，结果取得了良好的疗效，为慢性阻塞性肺疾病合并抑郁的治疗提供了新的途径。王景秀等从肺论治肠易激综合征，理论依据有肺主气、肺主治节、肺主行水、通调水道及肺与大肠相表里、肺在志为悲等，结果也取得了明显的疗效。

5. 肾在志为恐

恐是恐惧害怕的意思，与肾关系密切，《素问·阴阳应象大论》记载"在脏为肾……在志为恐"。恐伤肾，肾藏志，《灵枢·本神》载"肾藏精，精舍志"。"志"在中医学理论中属于人体意识思维等精神活动的范畴。有学者研究中医惊与恐情态结构的现象学，通过检索《黄帝内经》中"惊"与"恐"的相关记载，发现"惊"共出现69次，"恐"出现67次，而惊恐并称仅有4次，这提示古人对惊与恐的认识是存在差异的。在人体意识思维等精神活动过程中，肾与志之间存在密切且特异性的关系。"肾藏志"是人生理活动过程中的重要环节，"志"藏于肾之中，并且受到"精"的涵养。肾主骨，藏精，精生脑髓，《素问·五脏生成》载"诸髓者，皆属于脑"。中医学认为"脑为元神之府"，肾精充盛，髓海有余，脑主神明的功能就保持正常，如此则精神振奋、意志坚定、思维敏捷、情

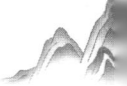

绪稳定、记忆力强；对外界事物分析、识别、判断能力强，反应灵敏，运动有力，精力旺盛。当肾精亏虚脑髓不足，髓海失养，则可引起意识、思维、记忆障碍。还可表现出情感淡漠，意志消沉，对外界事物分析、识别、判断能力明显下降，反应痴呆等。《灵枢·海论》载"髓海有余，则轻劲多力，自过其度；髓海不足，则脑转耳鸣，胫酸眩冒，目无所见，懈怠安卧"。此外，大怒会耗伤肾精，肾精损伤则志失所养，易出现精神注意力不集中、健忘等异常表现。《灵枢·本神》载"肾盛怒而不止则伤志，志伤则喜忘其前言"。

中医学认为恐是一种精神刺激，可由于肾中精气不足而产生。恐与肾的气化功能密切相关，因此"恐为肾之志"。"恐伤肾，恐则气下"，长时间惊恐，可伤及肾，使人体正气发生混乱，出现抑郁甚至是大小便失禁。"恐伤肾"的应激反应，以补肾中药为主进行防治可取得很好的疗效。脑电动力学观察到惊与恐的表现不同，惊时的脑电轨迹杂乱无章、中心虚空失守、轨迹向外周扩散，而恐惧时轨迹向中心集结，不断向中心退缩，提示惊与恐的神经心理机制有差别。成都中医药大学中医心理学与遗传学研究室王米渠教授领导团队，从"恐伤肾"的整体行为，包括其生理、症状、细胞免疫、病理及生化等，到分子水平的个体基因、基因表达谱等方面进行长期研究，已将"恐伤肾"的应激研究推向情绪心理学、心身医学、基因心理学和中医心理学的研究前沿。该团队运用3种层次的实验、两种分子生物学思路与方法对惊恐基因进行探讨，关键是运用抑制性消减杂交（SSH）方法发现"恐伤肾"应激的10个与惊恐相关的基因，以及其中医药调治的分子机制，以示基因心理学研究的新进展。中国中西医结合奠基者和开拓者李恩教授，对肾本质进行长期的研究，提出"肾－骨－髓－血－脑"一体论，丰富和发展了"肾藏象"的理论，揭示了其内在的联系和规律。对"肾主骨""骨生髓""髓生血""髓通脑，脑为髓之海"进行系统、深入的研究，构建了"肾－骨－髓－血－脑"一体论的理论框架，对"肾在志为恐"的现代心理学发展也具有深远意义。

二、启示与思考

德国著名心理学家艾宾浩斯说："心理学有一个长期的过去，但只有一个短暂的历史。"中医学是中国具有数千年历史的传统医学，有完整的理论体系、积累了丰富的临床经验和科学的思维方法，是一门以人体科学为主体、多学科交叉与融合的医学科学。中医学包含有丰富的心理学理论和思维，如七情，即喜、怒、忧、思、悲、恐、惊7种情绪变化。如五志，即怒、喜、思、悲、恐5种生于五脏的情绪。本文初步总结"五脏与五志"的关系，说明中医整体性、五脏与五志相关性与心理学思想的原创性，对发展现代心理学有以下启示与思考，目的在于开拓研究心理学的途径，不求共识，但求发展。

（一）借鉴"五脏与五志"学术思想，扩展多学科交叉融合

发展现代心理学不仅要注重整体观念，更需要多学科的参与。2017年的诺贝尔化学奖颁发给物理学家，奖励他们解决生物学问题。可见学科交叉已经成为科技创新的主要源泉，心理学发展也不应该例外。把传统医学与艺术、心理学等学科完美交叉整合，有可能像巴甫洛夫那样，虽然他是生理学及病理学的奠基人，但他创立了"心理分泌"条件反射

学说。2015年我国首位在自然科学领域获得诺贝尔生理学或医学奖的屠呦呦教授，在颁奖大会上以"青蒿素：中医药给世界的一份礼物"为题的演讲中强调"学科交叉为研究发现的成功提供了准备"。因此，交叉科学取得重大成果，已经打破传统学科独立钻研的习惯。我国国家自然科学基金委员会成立交叉科学部，交叉学科融合已成为当前科学技术发展的重大趋势。今天，科学研究尤其需要具有交叉科学的新视野。一个优秀的科学家不但要有丰富的专业知识，还必须注重提升能够支撑这些知识系统的哲学层面的认知。这可为发展具有中国现代化特色的心理学提供思路与方法。

（二）以"五脏与五志"作为切入点，结合"五性"研究现代心理学

因为心理学研究对象主要是"人"，人既有社会属性，又有自然属性。中医对心理健康和疾病的关联的认识主要为形神统一的整体观，因此，在研究人的心理问题上，要考虑到"五性"，"五性"即人体结构的整体性，生理平衡的动态性，天人合一的相应性，人与人之间的个体差异性，以及人体超常功能的潜在性。充分考虑"五性"在情志方面的作用，对心理学发展具有理论价值和实践意义。

（三）基于"五脏与五志"发展现代心理学要吸取钱学森教授对人体科学的认识

钱学森在《哲学研究》中谈道："人体科学就是研究人，其核心思想是运用系统科学的观点来看，人是个巨系统，其复杂程度超过大系统……包含有很多层次，最高的层次是人的整体，这个巨系统又是和周围的宇宙起作用，即它不是一个封闭的系统，而是一个开放的系统，处于整个宇宙之中彼此相通。宇宙是个超巨系统，人体巨系统是在宇宙这个超巨系统中一个开放的、极其复杂的巨系统。"人类是宇宙、太阳系、地球、生物圈分化的产物，是这个母系统的特定条件产物。人的生命及健康、环境与疾病（心理疾病）受制于这些条件，受制于母系统的支配和制约，包括对人的生理、心理、病理的影响。人是一个开放的复杂巨系统，它遵循能量作用原理和达尔文进化原理，是一种具有多维度层面运动形式的一元二面复杂系统。以人体科学为指导思想，研究发展现代心理学，是依据现代科学技术整合的发展方向，对恩格斯关于自然科学正在发展为"有关伟大的整体联系科学"这一预见的深刻阐发。人体科学的引入对心理学发展可能产生重大突破，也可能会导致一次心理学的革命，而这次心理学革命可能产生改变世界的新技术。

（四）基于"五脏与五志"研究现代心理学还应考虑主观与客观、大脑与意识、精神与物质等的有机结合

人类创造世界，而人类的主要特点就是具有意识，意识又能作用于人体本身，这是"意识反馈"。人脑产生的意识，是人体的高层次运动，但它也可以作用于较低层次的活动。诺贝尔奖获得者罗杰·斯佩里提出，人的高层次意识可以影响下层次的活动，所以意识是调节人体功能状态的重要调节机制，这是人体科学区别于一般生命的特征。考虑上述因素，借助现代科学技术手段，包括量子力学、电动力学等，科学地认识人体的心理变化，从本质上挖掘线索，知其"当然"，又要知其"所以然"。此外，用马克思辩证唯物主义思想做指导，或许可以为心理学研究带来启示和灵感。

（五）中医"五行学说"提示人体不存在"孤脏"

任何疾病（除外伤外），包括心理疾病和局部疾病，都是脏腑失调的全身性疾病在特定组织器官的局部表现。心理因素受自然环境、社会环境的影响。情志改变既有生理性表现，也有病理性改变。当脏腑功能不协调，机体失去原有代偿能力，就会发生病理变化。根据中医学五行生克制化的理论，某一脏有病，在以本脏治疗为主的同时，还要考虑辅以他脏的治疗。因此，从"五脏与五志"角度研究现代心理学，需同时考察患者的心理症状，还要分析脏腑间五行生克关系的协调性及其与症状的关联。

（六）心理健康与心理高等教育的发展

世界卫生组织专家杰里米·本瑟姆曾断言：没有任何一种灾难像心理冲突那样，带给人们持久而深刻的痛苦。最好的社会是人民最快乐的社会，最好的政策是为带来快乐的政策。1948 年 WHO 成立时，给健康定义为："健康是指身体上、心理上和社会上的完满状态（well-being），而不是没有疾病和虚弱现象。"明确提出了健康的三方面含义：躯体健康、心理健康、社会适应良好。但这未被现代医学充分重视，目前医学仍以生物医学模式为主，心理医学发展相对滞后，这限制了医学的全面发展。在教育体制方面，现行高等教育体系中，中医院校、西医院校及师范类大学开设的应用心理学专业，多授予理学学士学位。我国医学院校临床专业毕业生可考取国家执业医师资格考试，执业医师资格证为医师执业必需证件，而应用心理学专业毕业生无法考取该资格证。此外，国家层面尚未建立心理治疗师资格考试制度，导致心理学专业毕业生难以合法开展心理治疗。高校统计显示，仅约 20% 的应用心理学专业毕业生从事心理学相关工作，造成人才资源的严重浪费。社会发展亟需心理医师维护公众心理健康，相关部门应尽快完善心理医学教育体系与执业认证制度。

（七）发展本土化心理学

美国心理学家墨菲曾指出：中国是心理学思想的发源地之一，这与中医心理学思想密切相关。《黄帝内经》系统构建了中医心理学理论，历经千百年临床验证。据统计，《黄帝内经》中涉及心身医学思想的论述达 129 篇。为构建中国特色心理学理论体系，建议医疗与教育领域协同开展《黄帝内经》心理学思想的挖掘与转化研究，形成系统化、规范化的本土心理学理论。

（八）未来心理学、医学心理向何处去

中西医结合医学为心理学发展提供新范式。基于"生物 – 心理 – 社会 – 自然"的整合医学模式，发展"生物 – 心理 – 社会医学模式"是医学领域的重大进步。心理学应融合自然科学与人文科学，重视五脏系统与心理活动的关联，将人的生物属性与社会属性相结合，建立整体医学观。通过整合生物医学与社会心理干预治疗心理疾病，既可推动整合医学发展，又能发展中国特色心理学学科体系。

（九）让世界科学技术中心和世界心理学"回老家"

科学发展史研究表明，若某国科学成果占同期世界总量 25% 以上，即可称为"世界科学技术中心"。按国际学界公认标准，科学技术中心历经 5 次转移：古代以中国为代表

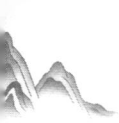

的东方文明，近代先后转移至意大利、英国、法国，现代则在德国与美国间更迭。国学大师季羡林指出，21 世纪将是东西方文化交融的新纪元，东方文化将与西方文化互补共生。以东方综合思维融合西方分析思维，推动人类文明向更高层次发展。

今天，世界科学技术中心仍掌握在欧美国家手中，70%的诺贝尔奖被美国的科学家获得，科技主导地位仍由欧美国家保持。我国作为世界第二大经济体，2020 年在全球经济下行中实现 GDP 正增长，这既是机遇也是挑战。建议参照科学技术中心形成规律，完善创新生态体系，促进跨学科协作，推动心理学研究回归东方智慧本源。

第二章
治疗疑难病学术思想及经验

第一节 治疗心脑血管病思路及临床经验

心脑血管疾病的发病率高且并发症复杂。全球疾病负担报告显示 2019 年全球心脑血管疾病死亡人数约 1780 万例，在所有疾病死因中居于首位。缺血性心脏病和脑卒中是心脑血管疾病死亡的主要原因。研究认为缺血性脑损伤能引起心肌细胞死亡，多项研究也发现心脏与大脑的损伤可以相互影响，这说明心脏与大脑之间存在特殊的联系。中医学认为心脑血管疾病多归于"心痛""胸痹""真心痛""厥证""眩晕""中风"等范畴。中医学认为"心主藏神"，即心脏是"人之大主"，而大脑是"髓海–元神之府"。

一、调和营卫

（一）营气和卫气的认识

简单地说，营气是运行于脉中具有营养作用的气，它富含营养且营运不休，是血液的重要组成部分，营与血关系密切，可分不可离，故常将"营血"并称。营气行于脉中，是水谷化生的精气，有化生血液、营养周身和收舍神志的作用。卫气虽也来源于饮食水谷，但其化生于脾胃而行于脉外，具有保卫和防御作用，可保护人体免受外邪入侵，这也是其名称的由来。卫气昼行于阳，夜行于阴，昼夜各行于阴阳二十五周次，与人的寤寐有关，其气性刚悍，运行迅速流利，属阳，可温养内外、护卫肌表、抗御外邪、滋养腠理、启闭汗孔等。

（二）营卫的经典论述

《灵枢·营卫生会》云："人受气于谷，谷入于胃，以传与肺，五脏六腑，皆以受气，其清者为营，浊者为卫。营在脉中，卫在脉外，营周不休，五十而复大会，阴阳相贯，如环无端。卫气行于阴二十五度，行于阳二十五度，分为昼夜。"《素问·痹论》载："卫者，水谷之悍气也。其气剽疾滑利，不能入于脉也……故循皮肤之中，分肉之间，熏于肓膜，散于胸腹。"《伤寒论·辨脉法》云："营卫不通、血凝不流。"《金匮要略》曰："血脉相传、壅塞不通。"《难经·十四难》曰："损其心者，调其营卫。"《素问·举痛论》曰："经脉流行不止，环周不休。寒气入经而稽迟，泣而不行，客于脉外则血少，客于脉中则气不通，故卒然而痛。"《灵枢·动输》言："营卫之行也，上下相贯，如环之无端。"《伤寒来苏集》所谓："营卫行于表，而发源于心肺……营卫病则心肺病矣。"《灵枢·本脏》曰："卫气者，所以温分肉、充皮肤、肥腠理、司开合者也。"《灵枢·营卫生会》曰："夫血之与气，异名同类。何谓也？岐伯答曰：营卫者，精气也，血者，神气也，故血之与气，异名同类焉。"

（三）营卫与心脑血管病的相关性

心脑血管疾病可视为营卫失调所致的脉络病变。从阴阳属性论，营属阴主濡养，卫属阳主卫外。医学免疫学视角下，营气功能涵盖血液携氧与凝血机制，而卫气功能涉及免疫监视与炎症调控。"营行脉中，卫行脉外"体现二者在血管内外物质交换：营气为免疫细胞提供营养基质，卫气通过分泌细胞因子激活免疫应答。《素问·阴阳应象大论》的"阴在内，阳之守也"提示血管系统可维持血容量稳态，《素问·生气通天论》的"阳者卫外而为固"提示免疫系统参与血管内皮修复。正常人体处于"阴平阳秘"的状态，在此状态下，血液中的各类成分以及各类免疫细胞等都保持一定的比例，此时机体可应对环境中的一切内、外刺激，维持机体正常的生理活动。但值得注意的是，可能有两种原因可打破该比例的平衡：①机体由于营养不良、过度劳累、饮食不节、情志过极等导致自身精神、躯体功能状态差，即"正虚"。这类"生理性"比例失衡可通过合理进食补充营养、保证休眠时间、调畅情志等进行自我恢复。②当外界刺激过度，如中毒、细胞突变致癌、细菌病毒感染、久病不愈、化学物质烧伤、刀剑或跌扑损伤等不可抗刺激造成的机体损伤，即"邪实"，则该失衡无法通过自身调节恢复，需要医师通过各种治疗方法辅助身体恢复阴阳平衡。

营卫所依附的"脉"指的是所有血管，包括现代医学认为的动脉、静脉以及微血管。对"营卫"与心血管关系的正确认识，关乎传统中医未来的发展，也关系到循环系统疾病的治疗。该观点或可作为现代医学防治心、脑血管疾病的重要依据和重点研究课题。

冠心病，属中医"胸痹"的范畴，胸痹主要表现为胸闷痛，以膻中或左胸部发作性憋闷、疼痛为主要临床表现，严重时可致胸痛彻背、短气、喘息不得平卧。胸痹的病因主要有寒邪内侵、正气亏虚、饮食不当、情志失调等。这些病因都可引起痰浊、瘀血、气滞、寒凝，最终导致心脉痹阻，诱发胸痹。《金匮要略》中指出："夫脉当取太过不及，阳微阴弦，即胸痹而痛，所以然者，责其极虚也。今阳虚知在上焦，所以胸痹、心痛者，以其阴弦故也。"正虚可以使心脏血管营卫不和，营卫不和的程度不同，临床症状也就不同。中医学认为血液的流动畅通是"阳气通"，反之则是"阳气微"，阳气微可导致组织器官供血不足而引起代谢功能紊乱。当心血管轻度堵塞时，患者可出现胸闷、胸痛。当心血管严重堵塞时甚至可危及患者生命。当患者出现《灵枢·厥病》所说的："真心痛，手足青至节，心痛甚，且发夕死，夕发旦死"，说明其体内血管阻塞严重且时间较久，即将威胁生命。

脑血管病属中医"中风"范畴，包括临床上常见的脑梗死、急性脑缺血、局灶性脑功能障碍。《灵枢·刺节真邪》曰："卫气不行，则为不仁。虚邪偏容于身半，其入深，内

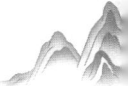

居荣卫，荣卫稍衰，则真气去，邪气独留，发为偏枯。"《素问·逆调论》曰："营气虚则不仁，卫气虚则不用，营卫俱虚则不仁且不用。"《金匮要略·中风历节病脉证并治》言："夫风之为病，当半身不遂，或但臂不遂者，此为痹，脉微而数，中风使然。"这些记载说明营卫虚可导致肢体麻木不仁甚至中风，提示营卫虚衰可引发脑血管疾病。营卫可循行于包括大脑在内的四肢百骸，对机体各组织、器官起到濡养和保护作用。现代解剖学发现颅骨内侧和大脑皮层覆盖有丰富的脑血管，这些血管为大脑提供必需的营养并参与维持大脑新陈代谢。一旦脑血管破裂导致出血，即营气外泄，会使脑组织失去濡养而引发各种症状，此时颅内环境会出现压力升高、脑脊液循环障碍，这些异常改变都可以调动卫气功能。若血管破口较小，卫气可促进损伤修复，恢复营卫调和；若血管破口较大，超出卫气调节能力，则可危及生命。当前尚未建立卫气自愈能力的量化标准，中医调节卫气的机制也有待阐明。后续研究若能突破该瓶颈，将为心脑血管疾病的治疗开辟新途径。

（四）调和营卫是治疗心、脑血管疾病的用药原则

营卫相辅相成，阴阳环行，相互交接，昼夜各行二十五度，如果这个过程出现异常，则在脑不同部位可产生不同症状，轻者可导致脑血管痉挛，重者则可导致脑梗死或脑出血，在心血管部位同理。临床上治疗脑血管病时，应根据具体情况，调节营卫不和的部位。

桂枝汤是调和营卫的首选方，也是《伤寒论》群方之冠。虽然桂枝汤只有五味药，但药简力专。桂枝汤的主药是等量的桂枝和芍药，《药性赋》认为，桂枝辛热，是阳中之阳；白芍味酸平，性寒，属阴也。故桂枝可治血管外，芍药可治血管内。当机体出现营卫不和，即营和卫"不等量"时，就用等量的桂枝和白芍治疗。尽管目前还没有发明出可以为"营卫"定量的"营卫检查仪"，但医者可以根据患者的症状和病情的严重程度对"营卫"的"量"进行把握。如《伤寒论》第53条："病常自汗出者，此为荣气和。荣气和者，外不谐，以卫气不共荣气谐和故尔。以荣行脉中，卫行脉外，复发其汗，荣卫和则愈，宜桂枝汤。"第54条："病人藏无他病，时发热、自汗出而不愈者，此卫气不和也，先其时发汗则愈，宜桂枝汤主之。"此外，还可参考《伤寒论》第56、44、42、57、95、13、15条等，此处不再赘述。

虽然仲景在《伤寒论》中主要以"伤寒"来论治"营卫"，即通过外感寒邪的病情发展来辨证治疗"营卫"疾病，但这只是仲景举例而已，我们要学会触类旁通。在治疗内伤、情志等因素致病时，也要懂得用同样的思路灵活治疗这类病症。心、脑血管疾病的根本病机是营卫不和，而人体是具有个体差异的复杂整体，因此临床治疗要综合患者的相关指标来准确判断影响营卫、血管的因素，实现标本兼治。《伤寒论翼·太阳病解》提出："营卫行于表，而发源于心肺，故太阳病则营卫病，营卫病则心肺病矣。"桂枝汤治风伤卫、麻黄汤治寒伤营、大青龙汤治风寒营卫两伤。心、脑血管的循行与营卫的循行路线密切相关，无论血管大小均有营卫伴随，因此要根据不同血管选择不同用药方案，以适合其病因病机，确保营卫对血管的调治。综上所述，调和营卫是治疗心、脑血管疾病的用药原则。

二、宣肺以促进"肺朝百脉"

中医学认为"肺朝百脉"，肺司呼吸、主治节的功能直接影响血液循环。《素问·经脉别论》云："脉气流经，经气归于肺，肺朝百脉，输精于皮毛。毛脉合精，行气于府。府精神明，留于四藏，气归于权衡。"肺朝百脉功能正常，可助心行血，输布水谷精微至周身，脏腑气血盛衰可现于寸口脉象。《灵枢·经脉》载："肺手太阴之脉，起于中焦……行少阴、心主之前。"提示肺经与心经解剖毗邻。历代医家多有阐发，如张介宾《类经》注："精淫于脉，脉流于经，经脉流通，必由于气，气主于肺，故为百脉之朝会。"王冰《重广补注黄帝内经素问》释："经脉流通，必由于气，气主于肺。"张志聪《黄帝内经集注》谓："百脉经气，皆朝会于肺。"这些论述深刻揭示了心肺协同的生理机制。血液所含红细胞、白细胞等有形之物，更富含水谷精微，经脾胃吸收后由营卫输布全身。

三、临床应用及经验

肺主气、朝百脉，而心主血脉，这提示了气、血、脉与心肺之间生理联系密切，而这一关系在病理状态下也可以显现。肺通过主一身之气实现其"朝百脉"的作用，而肺气实际上促进了心行血的功能。脾胃运化产生的水谷精微之气可与肺吸入的自然界清气汇合于胸中，化生为宗气，宗气既可助心行血，也可走于咽喉而行呼吸。若肺气不足，可导致《灵枢·刺节真邪》中所言的"宗气不下，脉中之血，凝而留止"。临床上可见患者出现心悸、怔忡、短气、喘息等症状。总之，"肺朝百脉"功能正常可助心行血和调理脉管。值得注意的是，"营卫"所行的"脉"，可能不仅包括心血管、脑血管等全身大血管，还包括微血管和与血管相通的管道。

（一）心肺并治

肺为心之华盖，既可保卫心脏，还可共同促进气的吸清呼浊作用。《素问·痿论》载："肺者，藏之长也，为心之盖也。"《灵枢·邪客》言："故宗气积于胸中，出于喉咙，以贯心脉，而行呼吸焉。"《素问·六节脏象论》云："五气入鼻，藏于心肺，上使五色修明，音声能彰。"《灵枢·经脉》曰："是主肺所生病者，咳，上气，喘喝，烦心，胸满，臑臂内前廉痛厥，掌中热。"这提示肺与心脉无论在生理上还是在病理上的联系都十分紧密。临床研究发现，慢性阻塞性肺病患者由于长期的气道阻塞可造成二氧化碳潴留和肺泡缺氧、肺血管收缩，继而引起肺动脉高压，增加右心负担，导致右心肥厚扩大，最终诱发肺源性心脏病。

新型冠状病毒感染期间，有学者对新冠感染与心、血管疾病的相关性进行研究，结果发现新冠感染患者的临床表现除以呼吸系统症状为主外，有大部分患者出现了心脏系统的损伤。心脏功能损伤的患者，心电图出现异常改变。如火神山专科医院2020年2~5月入院的514例患者中，有293例患者心电图出现异常，其中有65例（22.2%）窦性心动过速，有60例（20.5%）QT间期延长，有45例（15.4%）心房颤动，有39例（13.3%）传导阻滞，有22例（7.5%）房性期前收缩，有20例（6.8%）室性期前收缩，有20例

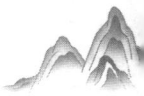

（6.8%）窦性心律不齐，有 18 例（6.1%）窦性心动过缓，有 4 例（1.4%）预激综合征，且心律失常发生组患者在院病死率高于无心律失常组（$P<0.05$）。新冠感染患者是否出现心律失常与其预后密切相关。彭昱东等观察了 112 例患有心血管疾病的新冠感染患者的临床症状和预后转归，结果显示新冠感染合并心血管疾病患者的病情更重、死亡率更高，这提示心血管疾病可能会加剧新冠感染的发展，是患者死亡的病因之一。心肺相关理论可为临床上治疗心、脑血管疾病合并肺系疾病的患者提供理论参考。陈平用补肺益心汤治疗心肺气虚兼血瘀心衰患者取得了明显疗效。我在临床上治疗心、血管疾病或肺系疾病的患者时，也常采用心肺并治的思路，其中治疗心阳虚者常采用桂枝甘草汤，肺气郁闭者常采用麻黄汤加减。

心、肺同居胸中，肺主气，心主血。"气为血之帅""血为气之母"，心、血、肺气相互依存不可分离；气血相贯，心肺相关。临床上，我们发现"心痛彻背"多与"喘息咳唾"症状同时出现。另外，肺主气，包括宗气，宗气是水谷之气与自然界清气在肺部汇合而成的气，是人体的动力之气。该气推动了人体脏腑、四肢及各个器官的功能运行。若肺气虚弱，宗气生成不足，则无法实现"贯心脉行气血"的作用，导致心血瘀阻，临床多表现为身倦无力、胸闷不适、胸痛、心悸、舌质瘀斑、脉律不整等症状。《灵枢·刺节真邪》载："宗气不下，脉中之血，凝而留止。"《灵枢·本脏》云："肺小，则少饮，不病喘喝；肺大则多饮，善病胸痹、喉痹、逆气。"

心血瘀阻可致心痛阵作，若因痰盛而导致瘀阻胸痹、肺气郁闭，临床多表现为胸中满、胸痛彻背、背痛彻胸、能安卧、短气、咳喘，或痰多黏而白，舌质紫暗或有暗点，苔白或腻，脉迟。治疗上多采用补气、活血、肃肺、化痰之方，如血府逐瘀汤、瓜蒌薤白半夏汤、桂枝加厚朴杏子汤、厚朴麻黄汤、小青龙汤等，随证加减。根据心肺并治的理论，临床常以紫苏叶、桂枝配合使用，疗效显著。

（二）脑肺并治

肺主司全身之气，朝百脉，助心行血。肺功能正常则百脉气充血足，脑中血液的供应自然也就正常，脑中血行畅通则髓海得以濡养。故大脑与肺也存在密切关系，脑病也可从肺论治，该观点建立在心肺的密切联系之上。当肺主气、肺朝百脉的功能异常时，轻症患者可出现头痛、头晕等症状；重者患者可出现耳不能闻、目不能视、神昏、谵语等危重症。

脑为"元神之府"，西医学认为大脑是最高中枢神经系统，当大脑出现病理改变时，可导致心、肺及全身脏腑功能的紊乱。肺脏作为缺血性卒中易受累的器官，临床常见缺血性卒中患者并发肺部感染。研究显示，心脏功能良好有助于保护大脑，而心脏功能不好，可能导致心脏血流速度减缓而影响大脑的血液供应。同时，大脑作为神经系统的高级中枢，也支配着心脏。当患者发生急性脑血管循环障碍或急性颅脑外伤时，可能会并发心肌缺血、心律失常、急性心肌梗死、心力衰竭等严重的心脏症状。因此，在治疗心脑血管疾病时，应兼顾调节肺的功能。我在治疗"脑中风"时，除辨证治疗主证外，还会根据肺部的寒热虚实，选择麻黄汤、麻杏石甘汤等处方加减应用，以求脑肺并治。

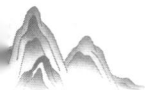

（三）心肾并治

心肾二经皆为少阴经：手少阴心经、足少阴肾经。《灵枢·经脉》曰："肾足少阴之脉……其支者，从肺出，络心，注胸中。"《素问·五脏生成》曰："心之合脉也……其主肾也。"《素问·玉机真脏论》曰："五脏相通，移皆有次。"心肾在生理上互相联系，除在经络上相互连通外，心居胸中，属阳，在五行中属火；肾在腹中，属阴，在五行中属水。肾、心为水火之脏，心火赖肾水上济而防止过亢，肾水需心火下温以防寒凝，心肾之间相互依存，相互制约，称为心肾相交，又称水火相济、坎离交济。心肾在病理上也相互影响，心与肾之间的水火、阴阳、精血的动态平衡失调，称之为心肾不交。水不济火时，肾阴虚于下，而心火亢于上，可导致心肾阴虚、水气凌心，久则可致心肾阳虚等。《太平圣惠方》云："夫心背彻痛者，由人脏腑虚弱，肾气不足，积冷之气……故曰心背彻痛也。"说明肾气不足可引起心背彻痛，该症状可见于心肌缺血、心肌梗死、冠心病等心血管病变发作期。《素问·脏气法时论》曰："肾病者……虚则胸中痛，大腹，小腹痛，清厥，意不乐。"王冰注："肾少阴脉从肺出络心，注胸中，然肾气既虚，心无所制，心气熏肺，故痛聚胸中也；足太阳脉从项下行而至足，肾虚则太阳之气不能盛行于足，故足冷而气逆也；清谓气清冷，厥谓气逆也。以清冷气逆，故大腹小腹痛；志不足则神躁，故不乐也。"此注从经脉解，说明肾阳虚衰不能上温于心，则心阳不振，寒凝气滞，故胸中痛。

心肾阴虚则心失濡养，心肾阳虚则心失温煦，均可使人胸痛，此为"不荣则痛"。中医学认为的"肾"和与西医解剖学肾脏概念非完全一致，中医之肾涵盖藏象系统功能集合，为方便初学者理解，作类比说明。"肾阳"功能类比于肾上腺素能系统调节作用，"肾阴"功能类比于肾脏滤过及体液平衡功能。临床上肾上腺素多应用于急救，其正性肌力作用有利于循环恢复，体现中医回阳救逆之效。

当心脏停搏时，肾阳（元阳）也就逐渐衰亡，血循环也就逐渐停止，全身组织器官内的血液将逐渐凝结，形成瘀血，最终组织器官将无法进行气体和物质交换而衰竭。又如在临床上，肾衰竭的患者经常需要血液透析（俗称人工肾、洗肾，即通过透析仪将患者血液中各种有害以及多余的代谢废物和过多的电解质移出体外，从而净化血液、纠正水电解质及酸碱平衡），透析时回输的血液其实就是"肾阴"。心脏及人体各组织器官只有在"净化的血液"（肾阴）帮助下，才可以长久地维持其新陈代谢，这就是中医学认为的"滋阴"的作用。当人体血液逐渐"浑浊"时，肾阴也就逐渐损耗，直至脏器无法新陈代谢而导致人体衰竭。

心肾阴虚证和心肾阳虚证的用药不同。心肾阴虚证，患者多肾阴亏虚，水不济火，久则虚热内灼、心失所养、血脉不畅，故临床多表现为心痛憋闷、心悸盗汗、舌红少津，苔薄或剥，脉细数或促代等。治疗上多采用炙甘草汤、黄连阿胶汤加桃仁、丹参等活血化瘀。心肾阳虚证，患者多胸阳不振、气机痹阻、血行瘀滞。临床上多表现为心悸怔忡、形寒肢冷、肢体浮肿、小便不利、神疲乏力、腰膝酸冷、唇甲青紫等虚寒证候，舌淡紫，苔白滑，脉弱等。治疗上多采用参附汤、桂枝甘草汤、真武汤、金匮肾气丸加减等，如气虚酌加黄芪、人参；痰阻血瘀加半夏、瓜蒌、桃仁等；肝气不升导致胸闷，多选

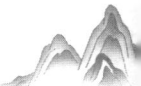

用旋覆花汤加减。

（四）肺肾并治

肺与肾在生理上的关系主要有共同促进水液代谢、呼吸运动、阴液互资等。从水液代谢角度看，肺为水之上源，肾为主水之脏，主管全身的水液代谢。从呼吸运动角度看，肺主呼吸，肾主纳气，二者共同维持呼吸的正常活动。呼吸虽为肺脏所主，但需肾的纳气功能协助才可维持呼吸的正常深度。从阴液互资角度看，肺肾两脏的阴液可以互相资生，肾阴为一身阴液之根本，肾阴充足循经上润于肺，则使肺阴不虚，肺气清宁，宣降正常，故水能润金；而肺阴充足可输精于肾，则肾阴充盛，故金能生水。肺肾在病理上的相互影响，也主要体现在上述的三个方面。

另外肺朝百脉，肾主水液代谢的功能也会影响血脉。肺气虚寒则不能正常敷布津液，而肾气虚寒则不能蒸化水液。肺肾气虚可致津聚成痰，且痰可生瘀，瘀可生痰。《素问·调经论》曰："血气者，喜温而恶寒，寒则泣不能流，温则消而去之。"研究发现血管性痴呆患者多肾精亏虚、痰瘀阻滞、肺虚宣降失常，而以补肺肾之阳、宣发肺气、通降肠腑浊毒等法治疗血管性痴呆，疗效明显。

根据以上观点，我在临床治疗肺气郁痹和肾阳不足的冠心病、缓慢型心律失常、缺血性心脏病患者时，多选择麻黄细辛附子汤加减；对于肺气不足所致脑血管痉挛患者，则常选用紫苏叶、葛根、地龙、黄芪、桂枝、当归、山茱萸等宣肺、补肾药物加减治疗；对于心气不足所致胸闷、心肌缺血等的患者，多选用生脉饮、淡附片、山茱萸、鸡血藤等加减治疗，凡辨证准确而用之，疗效皆佳。

四、心主血脉、肺朝百脉与现代医学体循环、肺循环的关系

血液循环系统包含大循环（体循环）与小循环（肺循环），中医理论中心主血脉、肺朝百脉的生理过程与现代循环理论存在功能对应关系。为此，我们提出心主血脉、肺朝百脉的内容包括现代医学所说的大、小循环的假说，该理论框架有助于在"面"与"点"上深化心脑血管疾病防治研究。

（一）体循环

体循环（大循环）由左心室射出的动脉血流入主动脉，又经动脉各级分支，流向全身各器官的毛细血管。然后血液经过毛细血管壁，借助组织液与组织细胞进行物质和气体交换。经过交换后，动脉血变成了静脉血，再经过小静脉、中静脉，最后经过上、下腔静脉流回右心房。体循环以动脉血滋养全身各部，并将其代谢产物经静脉运回心。体循环的途径：动脉血从左心室→主动脉→各级动脉→毛细血管网→各级静脉→上、下腔静脉→右心房。动脉血经过体循环、组织细胞和毛细血管发生物质交换后，血液由颜色鲜红、含氧丰富的血液变成颜色暗红、含氧稀少的静脉血液。根据阴阳属性，动脉血为阳，静脉血为阴，所以动脉血变成静脉血，其实是"阳血变成阴血"的过程。

（二）肺循环

肺循环（小循环），从右心室射出的静脉血进入肺动脉的各级分支，与支气管的分支

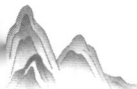

伴行，最后达肺泡壁进行气体交换，交换后含氧低的静脉血变成了含氧丰富的动脉血，再经肺静脉注入左心房。肺循环的途径：右心室→肺动脉→肺部的毛细血管→肺静脉→左心房。肺静脉在肺部进行气体交换后，含氧较低的暗红色静脉血变成了含氧较高的鲜红色动脉血。根据阴阳属性，肺动脉里的静脉血变成肺静脉里的动脉血，由含氧量低变为含氧丰富，其实就是"阴血变成阳血"的过程。

在临床治疗心肌梗死、脑梗死、脑出血、冠心病支架术后胸闷等心、脑血管疾病时，还要结合经络与气血流经路线的关系、整体与局部的关系等。在思考营卫、肺朝百脉对心、肺、血管疾病的影响程度时，还应明确是营影响卫，还是卫影响营，影响程度是多少？影响范围是多少？是什么因素影响的等问题。最后，要以六经理论指导"精准辨证""精准用药""提高疗效"。

五、结语

调和营卫、宣肺以促进肺朝百脉是我们治疗心脑血管病常用的经验和方法。同时，我提出心主血脉、肺朝百脉包括现代医学所说的大、小循环的科学假说，为临床上治疗心脑血管疾病提供了理论参考。

第二节　治疗肺癌临床经验及用药思路初步总结

肺癌属于中医"肺积""息贲""胸痛""咳嗽""咯血""劳嗽""肺疽"等范畴，在我国古代医籍中，多有记载。《素问·奇病论》曰："病胁下满，气逆……病名曰息积。"《素问·咳论》载："肺咳之状，咳而喘息有音，甚则唾血。"《东医宝鉴·痈疽篇》曰："痈疽发于内者，当审脏腑，如中府隐隐而痛者，肺疽也。"《难经》记载："肺之积，曰息贲。"中医学认为肺癌是一种全身疾病的局部表现。肺癌患者素体多正气亏虚、肺气不足，常因气滞、痰浊、瘀血、热毒等内阻于肺，久而酿生癌毒、形成癌肿，加重肺气的耗伤。正如《医宗必读·积聚》所说的："积之成也，正气不足，而后邪气踞之。"肺癌为本虚标实、虚实夹杂之证。我在40多年的临床治疗中诊治过数例肺癌患者，经辨证治疗后，多数肺癌患者的症状可明显缓解，延长生命，提高生活质量，现将治疗肺癌的经验总结如下。

一、肺的功能及"通风与换气"

"肺主气"是指肺具有调节呼吸和主司一身之气的作用，包括主呼吸之气和主一身之气。

（一）肺主呼吸之气

肺五行属金，主呼吸之气，主要通过"吸清呼浊"实现人体与自然界空气的互通和气体交换。《素问·五脏生成》曰："诸气者，皆属于肺。"《医宗必读》曰："肺叶白莹，谓之华盖，以覆诸脏，虚如蜂窠，下无透窍，吸之则满，呼之则虚，一呼一吸，消息自然，司清浊之运化，为人身之橐籥。"橐籥，指古代鼓风吹火用的器具，犹今之风箱。橐，外

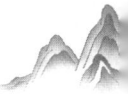

面的箱子；籥，里面的输风管，可以此类比肺的功能。以上记载提示古人很早就知晓肺的"通气"功能，且能够形象地认识肺的"工作原理"。

（二）肺主一身之气

肺与鼻、咽、大肠、皮、毛等共同构成中医理论中的"肺系统"，其中肺与鼻咽、皮毛等对人体与外界空气交换起主要作用，而肺与大肠对人体内部组织间气机的调节起关键作用。肺癌患者不仅"气对外交流异常"，还可因"肺与大肠相表里"而导致大肠"浊气"不能及时排出，甚至产生更多"浊气"干扰肺的功能，致使肺肠清浊不分、加重相关脏腑功能的紊乱，最终导致临床上出现痰、瘀、水肿等症状。此外，肺吸入的自然界清气与脾胃运化的水谷精气在胸中形成宗气，推动了全身血脉的循行，促进了全身组织器官间的气体和物质交换，故中医学认为肺主一身之气。临床上通过辨证用药，促进肺癌患者保持"通风与换气"功能的健全和通畅，可促进肺癌的治疗。

（三）肺藏精气

肺属五脏之一，五脏主"藏精气"。《素问·五脏别论》曰："所谓五脏者，藏精气而不泻也，故满而不能实。"肺和其他四脏均可储存精气（个人观点：精气在此可能指血的各种成分包括血中免疫细胞、血浆和红细胞承载的氧等，以及其在体内所发挥的功能），五脏必须保持"藏精气而不泻"，即血储存在五脏而不外泻的状态。若五脏"藏精气而泻"则会引发脏器的出血、水肿等症状，如肺"藏精气而泻"，则临床上可表现为肺出血、胸腔积液、肺水肿等；五脏还必须保持"满而不能实"的状态，即使血弥漫在五脏且不能形成实质性的异物的状态。若五脏"满而实"则会导致病理性增生，如肺"满而实"可能会导致"精气聚变而内生实邪"，临床上可表现为肺癌、肺结核等。故促进肺癌患者肺"藏精气"的功能恢复，即可促进肺癌患者局部病理产物的消散和肺癌患者临床症状的消失。

二、科学假说

（一）提高"肺主气""肺朝百脉"功能促使肺癌细胞凋亡

肺主气，居于胸中，不仅是气内外交换的场所，还主行水、主宣发肃降、主治节、朝百脉等。当肺的生理功能出现异常时，会导致上述功能削弱。气是人体赖以生存的重要物质。"宗气"产于胸中，其来源有两个方面：一是来源于脾胃运化的水谷之精气。《素问·经脉别论》载："饮食入胃，游溢精气，上输于脾，脾气散精，上归于肺，通调水道，下输膀胱。水精四布，五经并行。合于四时五脏阴阳，揆度以为常也。"二是从肺吸入的自然界清气。以上两种"气"共汇于肺中，产生"宗气"。宗气是促进和维持人体功能活动的动力，它维持着肺"吸清吐浊"的功能，吐故纳新，使体内气机得到正常交换。氧是空气极其重要的组成成分，也是维持人体生命活动所必需的基本物质。低氧或缺氧时，机体都会产生一系列的变化，具体机制极其复杂。

"肺朝百脉"是指全身的血液都通过百脉会聚于肺。肺主气，而血的运行又需气的推动和调节，故肺气充沛则血运正常。《素问·经脉别论》记载："脉气流经，经气归于肺，肺朝百脉，输精于皮毛。"由现代解剖学可知，肺与心脏通过肺循环紧密连接，心主血脉，肺朝百脉，肺中的血液通过肺静脉入心，从而进入体循环，到达人体"百脉"，从动脉流经静脉，再通过层层"汇流"最终通过肺动脉到达肺脏，这是宏观的"肺朝百脉"。而肺循环中，肺动脉到达肺部，通过多级的层层细分，最终在肺泡表面形成细微的毛细血管网，并以此为"平台"进行气体交换。我认为，肺部密布的微毛细血管网也是"百脉"的内容之一，只是由于古代技术的局限，故无法观察到，但它是确实存在的、微观的"肺朝百脉"。动脉与静脉在人体多并行，因此心脏搏动使动脉的血液离心，同时也推动静脉的搏动、促进静脉血液的回心。心肺紧密相连，因此回心血的最终目的地其实是"肺"，因此"肺朝百脉"的同时还有"百脉朝肺"。

结合现代医学的认识，我谈一谈对中医"宗气"的理解。肠道通过对饮食水谷的消化吸收，摄取了饮食物中的"营养"并归于血中，维持血中红细胞、白细胞等各种血液成分的功能健全和占比相对稳定，即中医学认为"血"中"水谷精气"或"营气"充盛；当血中的红细胞或一些亲氧细胞等空气敏感型细胞，随着血循环到达肺脏，在肺泡表面与吸入的空气产生良性互动（气体交换）后（此时"宗气"生成），携带机体所需的自然界清气（宗气）进入心脏，并到达全身组织，在组织间再次产生气体交换（即调节气机），维持局部组织功能的健运，那么此时中医学认为"宗气充盛"。宗气是肺循环的产物，是体循环的参与成分。宗气为组织提供所需的"自然界清气"，维持着组织功能的健运，但在组织间的"宗气"却不叫宗气，叫"一身之气"。现在中医学认为的"宗气"，主要是指胸中之气。

肺癌细胞、癌组织的生成，与气的功能异常息息相关。气的功能异常，可因父母先天之气异常、"水谷之气"异常和自然界清气"不清"而引起。促进肺癌患者"肺主气""肺朝百脉"功能的恢复，不但有助于促进肺癌细胞、组织凋亡，阻断肺癌病理发展，还可改善全身气机的失调状况，缓解正气耗损引起的各种临床症状。

（二）通过中医干预调控肺癌微环境缺氧假说

肺癌患者肺脏中正常细胞占比显著，因此从细胞层面上看，可以说"正强邪弱"。基于此提出：通过"宣肺"使"肺癌细胞"缺氧的科学假说。思路如下：由于正常细胞功能正常，可对气血产生正常的调节功能，而癌细胞不具备对气血的正常调节功能。那么中医可以通过"正常细胞吸取越来越多氧气，而使癌细胞不仅吸取越来越少的氧气，而且吸取越来越多正常细胞快速代谢而产生的'浊气'，最终促使肺癌细胞缺氧而凋亡"。

团队又提出通过提高"肺朝百脉""心主血脉"的功能，促使肺癌细胞缺血而凋亡的科学假说。肺主气，促进心脏搏动而推动血液到达全身各脏腑、组织、器官以维持其功能活动。"心主血脉"必须有肺气的疏布。如前文提到的"正常细胞数量远大于癌细胞"，因此可以利于"肺朝百脉""心主血脉"两大功能的正常发挥，使肺主气、心主血的功能活跃，由此"气行则血行"，正常肺细胞可以"行气血"，而肺癌组织细胞无法正常"行气血"，由此可导致癌组织气滞，气滞则血瘀，血瘀就会引起癌组织缺血进而缺氧死亡，最终癌细胞被正常细胞替代掉。如此，该假说——让"肺癌细胞缺血和缺氧"来激活人体自修复、自更新的过程或许便可实现。

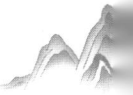

总之，通过调节肺癌患者"肺主气""肺朝百脉"功能，加快或减弱人体气血的流通，使正常肺组织细胞维持或代偿性维持气血流通，进而达到以下目的：①逼迫肺癌组织、癌细胞短期内处理大量"工作"，由于癌细胞、癌组织无正常代谢功能，因此其后期会瘫痪、缺血缺氧而无法获得"资源"实现增生，最终凋亡、坏死，被机体代谢掉。②肺癌患者"肺主气""肺朝百脉"功能较弱，可阻断癌细胞、癌组织用于激活代偿性反应的靶细胞或信号通路，使癌组织、癌细胞失代偿而缺血、缺氧坏死，最终被机体代谢掉。该假说为"肺主气、心主血的内环境""调节宿主、改变肿瘤气血微环境"促使"癌细胞转换或凋亡"等肺癌防治的研究，提供了新的治疗思路。

三、诱导肺癌组织缺氧的可能依据

（一）缺氧诱导因子1（HIF-1）对肺癌的研究意义

缺氧诱导因子1是氧感受家族中的重要转录因子，低氧环境下被诱导激活，在病理生理过程中发挥重要的作用。HIF-1调控的靶基因目前已知100多种，HIF-1的生理活性主要取决于HIF-1α（缺氧诱导因子1α）亚基的活性和表达，HIF-1α蛋白稳定性和转录活性主要受细胞内氧浓度的调节。随着新的调控靶基因发现，HIF-1调控的基因数量可能比目前要多。深入研究HIF-1及其调控基因的作用机制，不仅为心、脑、肺等疾病，还可为肺癌等癌症的研究提供较好的途径。

（二）肺癌患者肺主气功能下降可致机体缺氧

Semenza等于1991年首次发现HIF-1，作为诱导低氧反应基因和修复细胞氧内环境稳定的核心调节因子，诱导一系列低氧反应效应基因或靶基因的表达，HIF-1可以诱导下游靶基因如血管内皮生长因子（VEGF）、Bcl-2（B细胞白血病/淋巴瘤相关抗原2）等几十种物质的转录，从而产生一系列代偿反应，促进细胞的生长和代谢。HIF-1的生理活性主要取决于HIF-1α亚基的活性和表达，HIF-1α蛋白稳定性和转录活性主要受细胞内氧浓度的调节。常氧条件下，HIF-1α低水平表达，HIF-1α极易被降解，半衰期不足5分钟，其降解途径是通过泛素-蛋白水解酶系统，抑制蛋白水解酶复合体或缺乏泛素依赖酶均可阻断该过程。肺癌患者肺主气功能下降可致机体缺氧。机体缺氧时，通过触发、启动自身调控机制产生各类保护性因子抑制损伤因子，通过机体自适应，调节系统内部联系、修复机体组织细胞从而实现代偿，达到稳态平衡。

（三）缺氧可造成血管内皮细胞凋亡和坏死

缺氧可造成血管内皮细胞凋亡和坏死，从而影响内皮细胞许多重要生理功能的发挥。常氧状态下，紫杉醇（TXL）可通过PI3K-Akt通路促进HIF-1α的表达。血管内皮的完整性依赖血管内皮细胞增殖与凋亡、坏死的平衡，因此，有效促进内皮细胞增殖、抑制内皮细胞凋亡，有利于损伤内皮的修复。通过肺主气促进肺癌患者正常细胞HIF-1α蛋白表达是TXL提高缺氧自适应调节能力的核心作用机制，PI3K/Akt/HIF-1α信号通路可能为其主要途径。

（四）通过"肺主气、心主血脉"影响 TXL 缺氧内皮细胞的增殖率及凋亡率

细胞凋亡是指机体为维持内环境稳态，由基因控制的细胞自主程序性死亡。缺氧既可诱导细胞凋亡，亦可激活细胞保护性适应机制，神经元衍生孤儿受体 1（neuron-derived orphan receptor1，NOR-1）可调节缺氧诱导因子 -1（HIF-1）介导的内皮细胞缺氧保护机制。HIF-1α 干扰 RNA 或 PI3K/Akt 阻断剂可抑制缺氧诱导的 NOR-1 表达上调。缺氧通过激活 PI3K 通路抑制血清剥夺所致内皮祖细胞凋亡，是缺血组织修复的重要机制之一。调控肺癌细胞持续性缺氧状态，同时激活肺癌组织促凋亡信号通路，但抑制其抗凋亡机制以促进癌细胞凋亡，是今后研究的重要课题。

（五）基于"肺主气、心主血脉"研究肺癌患者 TXL 对缺氧 HUVEC 细胞 PI3K/Akt 信号通路的影响

参考相关文献，研究表明缺氧应激与 PI3K/Akt 信号通路激活存在显著相关性，并与 HIF-1α 所诱导的靶基因有关。缺血预适应通过早期与晚期双重保护机制，可降低牛主动脉内皮细胞在缺氧状态下的凋亡率与坏死率，通过激活蛋白激酶 A（PKA）及 PI3K 依赖性 Akt 磷酸化途径，可对主动脉内皮细胞起保护作用。缺氧预适应通过 PI3K/Akt-HIF-1α 信号通路上调 CXCR4/CXCR7 趋化因子受体表达，增强骨髓间充质干细胞（BMSCs）的迁移能力、黏附活性及存活率。缺氧微环境经 PI3K/Akt-HIF-1α 信号轴可促进小鼠胚胎干细胞增殖与定向迁移。在缺氧诱导的心肌损伤中，热休克蛋白 90（HSP90）通过调控 PI3K/Akt 信号通路发挥抗心肌细胞凋亡作用。如何通过"肺主气、心主血脉"理论，运用中医药辨证论治肺癌，将上述指标列入肺癌患者的研究内容乃是当前亟待突破的研究方向。

（六）诱导肺癌患者癌细胞缺氧的意义

肺癌患者因肺通气 / 换气功能障碍，可能因机体缺氧触发自身调控机制，生成细胞保护因子并抑制损伤介质，通过机体自适应性调节，调节系统内部联系、修复组织细胞，最终实现代偿性稳态平衡。中医药通过肺主气司呼吸、心主血脉藏神的功能，不仅可开展上述指标研究，还可干扰癌细胞线粒体 DNA 复制，阻滞癌细胞能量代谢，使肺癌细胞处于临界缺氧阈值，再调节神经 - 内分泌网络促进癌细胞凋亡坏死。按中医理论，氧属清气范畴，血为阴液载体，气为血之帅，血为气之母，气机畅达则血行有序，气滞不行则血瘀乃生。因此，通过中医药增强肺朝百脉、心主血脉之功，使正常细胞气血调和、营卫通利，令病理细胞处于气滞血瘀状态，促使机体恢复自稳平衡，是中医药治疗肺癌的新思路。

四、培土生金法

解决肺癌所致肺司呼吸功能障碍，尤需重视气体交换效率下降，不仅需培补肺脏本气，更需建立肺脏功能支持系统，站在系统论角度去"排序其角色"，此与中医整体观高度契合。《灵枢·经脉》载："肺手太阴之脉，起于中焦，下络大肠，还循胃口，上膈属肺。"故培土生金法乃扶土益肺治疗肺癌的核心法则。该法通过健运脾土、培补后天之本，使气血生化有源，上输精微以实肺金。脾主运化，为气血生化之源；肺司呼吸，主一身之气。脾主运化，为胃行其津液；肺主行水，通调水道。故脾肺关系集中体现于气机升降与水液代谢。具体而言：在气化方面，脾为生气之源，肺为主气之枢，二者在胸中合化宗气。现代研究显示，脾是重要的免疫器官，其内免疫细胞对黏膜免疫具有核心调控作用。肺脏内的气管和支气管都覆盖有黏膜，其中免疫细胞可调控黏液分泌，与痰浊壅肺、肺气上逆等证候直接相关。故现代视角下，脾可通过免疫调节影响肺主气、司呼吸的功能。在水液代谢方面，脾主运化水液，肺主宣发肃降水精，二者协同维持水液平衡。故脾胃健运与否直接关乎肺脏功能盛衰。病理上"脾为生痰之源，肺为贮痰之器"，而这些痰"生和贮"均构成"新的垃圾堆积物"，故其治疗上不仅要祛痰，更要强脾肺。

五、肺与大肠并治法

肺为脏，属阴，大肠为腑，属阳，手太阴肺经属肺络大肠，手阳明大肠经属大肠络肺，两者通过经脉的相互络属，构成肺与大肠表里关系，故生理病理密切相关。肺主气，主行水，大肠主传导，主津，故肺与大肠的关系主要表现在传导和呼吸方面。

1. 传导 大肠的传导功能，需肺气的清肃下降，肺气肃降则大肠传导有序，大便得以正常排泄。《医经精义》曰："小肠中物至此，精汁尽化，变为糟粕而出，其行所以能出之故，则赖大肠为之传道，而大肠所以能传道者，以其为肺之腑，肺气下达，故能传道，是以理大便必须调肺气也。"另外，大肠传导功能与肺主行水、大肠主津密切相关。肺主行水，通调水道，协同大肠主津，重吸收剩余水分的作用，共同参与水液代谢的调节，使大肠既无水湿停聚，又无津液枯竭，保证大便正常排泄。

2. 呼吸 肺气清肃，以下降为顺。大肠为六腑，以通为用，其气以通降为顺。肺与大肠之气化相通，肺气降则腑气下行，大肠通畅，大便通利则肺气宣发。肺气宣通正常，则大肠腑气畅通。反过来讲，大肠之气通降，肺气才能保持其宣降之功能。在六经辨证中，大肠属阳明病重要器官。当大肠邪气盛实，可上逆影响肺气宣降，或因阳明热邪亢盛而上熏于肺，导致肺气不利及津液外泄；或肠热腑实形成腑气不降，从而引起肺气肃降失常。

六、方法与具体用药

（一）关于通风与换气法具体用药

该方法主要以麻黄汤为组方原则，因肺位于胸中，上连气道，开窍于鼻，外合皮毛，肺主气、司呼吸、主宣发肃降、通调水道。朴炳奎老中医认为，肺癌为典型的络脉病变，络病指邪客络脉所致病变，是以络脉阻滞为主要特征的一类疾病。普通高等教育"十一五"国家级规划教材《中医肿瘤学》（第二版）将肺癌分为肺郁痰瘀、脾虚痰湿、阴虚痰热、气阴两虚四个证型。无论何种辨证，所谓"痰、湿、瘀"等因素，其根本原因是在肺虚情况下，肺司呼吸功能失常。麻黄汤在《伤寒论》中治疗伤寒表实证，其35条："太阳病，头痛、发热、身疼、腰痛、骨节疼痛、恶风、无汗而喘者，麻黄汤主之。"从症状上，看似和"肺癌"没有多大关系，但其病因病机都与风寒外束、卫阳闭遏、腠理致密、营阴郁滞有关。肺主皮毛，卫阳闭遏、皮毛闭塞，肺宣发肃降失司，所谓"流水不腐，户枢不蠹"，肺气机壅滞则可变生疾病。肺癌患者多阳虚表寒、经脉凝涩，故可出现上述症状。因此，把握此病机要点，肺癌首当宣通肺气以祛除病理产物。麻黄汤是开宣肺气之经典方剂，以麻黄汤为组方基础，再灵活结合证型辨证加减用药。如兼湿热者可加薏苡仁；实热者加石膏、瓜蒌；阴虚者加麦冬、杏仁等。肺癌可配伍薏苡仁，因《药性论》载薏苡仁"主破毒肿，利肠胃"。

（二）培土生金法具体用药

本法与前述治法相辅相成。肺癌患者在病理情况下，肺功能必然受损，或多或少出现临床症状。肺癌与脾关系最为密切，肺脾两虚、肺虚气滞、脾虚痰阻、湿热积聚、血郁气阻均为肺积成因。所以肺癌的治疗应重视"培土生金"的治疗理念。《脾胃论》曰："内伤脾胃，百病由生。"脾胃是气血生化之源，若脾胃虚弱，则气血生化乏源，致肺失濡养，肺朝百脉功能失常、脉管失养、瘀血内停。脾属土，肺属金，脾气足则肺气不虚，抗邪有力。脾、胃、肝都和肺关系密切，脾虚土不生金；肝火旺盛而肺金不足，木火刑金。根据以往的经验，肺癌患者存在不同程度脾虚证。研究显示，根据肺癌脾虚痰湿证患者的血清标志物蛋白组学特征，采用双向荧光差异凝胶电泳（2D-DIGE）和基质辅助激光解吸电离飞行时间质谱（MALDI-TOF-MS）分析脾虚痰湿证与健康对照组的血清蛋白差异。结果显示 MALDI-TOF-MS 分析和数据库匹配确定了 7 个差异蛋白，提示肺癌脾虚痰湿证可能与机体的免疫反应及代谢有关，为其辨证提供分子生物学依据。根据经验，以补中益气汤合枳术丸化裁为治。

（三）肺与大肠并治具体用药

根据肺与大肠并治法的相关理论，将肺癌患者肺与大肠的功能状态从病理情况调整至生理状态，使肺主呼吸的作用增强，并促进大肠腑"以通为用"的功能恢复，用药以麻黄汤和三承气汤为组方原则。关于麻黄汤和三承气汤的选择，需根据肺癌患者肺与大肠的具体证候灵活选用，如《伤寒论》第 36 条："太阳与阳明合病，喘而胸满者，不可下，宜麻黄汤。"当太阳与阳明两经同病时，可采用太阳阳明并治法。另外，三承气汤应用除以麻黄汤为基础外，还要根据阳明病病位深浅进行选择，如症状在胃部明显者，选择调胃承气汤；在小肠明显者，选择小承气汤；在大肠明显者，选择大承气汤。

（四）肺与肾并治法具体用药

肺属金，肾属水，二者为母子关系，母病及子则肾不纳气，临床可见短气不足以吸、胸闷气喘，甚则喘脱等临床表现。尤需重视 50 岁以上肺癌患者的补肾治疗，因为肾既有"肾阳"也有"肾阴"，可以说肾气肾精双补。张景岳曰："五脏之伤，穷必及肾。"又言："肺出气也，肾纳气也，故肺为气之主，肾为气之本也。"中医学认为"金水相生"，因此补肾可收金水相生之效。根据临床经验，常以麻黄汤、真武汤和麻黄附子细辛汤化裁组方。麻黄附子细辛汤为《伤寒杂病论》经典方剂，《神农本草经》载麻黄"主中风"，能"发表出汗，去邪热气，止咳逆上气，除寒热，破癥坚积聚"。应用麻黄汤时，如患者偏肺阴虚则重用杏仁、麦冬，一般杏仁可用 30~60g，麦冬 30g。用麻黄附子细辛汤时，偏肾阳虚者则重用淡附片，一般 100~150g，阴虚者重用山茱萸 80~120g。

（五）肺与相关脏腑协同并治法具体用药

《素问·玉机真脏论》曰："五脏相通，移皆有次，五脏有病，则各传其所胜。"《素问·至真要大论》曰："谨守病机，各司其属，有者求之，无者求之，盛者责之，虚者责之，必先五胜，疏其血气，令其调达，而致和平。"当以肺癌主病机为治疗核心。当然，具体的治疗中也要考虑其兼证，如兼气虚可酌选人参、党参等；兼血瘀可选用三七、穿山甲、莪术、三棱、桃仁、红花等；兼肺热者根据热的性质酌情选择石膏、红景天、葶苈子、桑白皮等；大肠热者，选择葛根、石膏等；大肠寒者，选择吴茱萸、生硫黄（冲服）、干姜等。总之，"观其脉证，知犯何逆，随证治之"。

七、结语

本文系统总结了中医药辨治肺癌的临证经验，以肺"通风换气不留邪、扶正强脏腑则通"的原则，融汇经典理论与临床实践，创新性提出提高"肺主气""肺朝百脉"功能促使"肺癌中的癌细胞凋亡"的假说，为中医药防治肺癌提供新的借鉴思路与方法。

第三节　治疗胃癌临床经验及用药思路初步总结

"胃癌"是西医学的名称，古籍文献未见"胃癌"病名记载，但根据胃癌的临床表现，可将其归于中医"胃脘痛、噎膈、食呕、脾积、痞气、伏梁、食痹、心腹积"等范畴。通过多年的临床实践和研究，我发现运用中药治疗胃癌患者具有显著的优势和特色。现将对胃癌的诊疗思路和初步经验总结如下，供各位同仁参考借鉴。

一、以通为用

（一）强脾胃

脾胃居于中焦，五行均属"土"，脾主升清，胃主降浊，二者一升一降，一运一纳，相互协作，乃人体气机升降之枢纽。叶天士在《临证指南医案·脾胃门》中载："脾宜升则健，胃宜降则和。"简单的理解就是脾可促进食物的消化吸收，例如促进胃肠分泌消化酶，输布精微以濡养周身；胃可受纳、腐熟水谷，例如通过蠕动研磨食糜，使食物在胃酸、消化酶和胃蛋白酶等的作用下充分进行机械性和化学性消化，继而传化物于小肠。脾和胃都可促进食物的消化，但在促进水谷精微吸收的方面，脾的作用可能更明显，而胃的蠕动和调控食物下排，促进胃肠道排空的作用更显著。

现代研究显示，脾属外周免疫器官，具有储血、滤血及免疫应答等功能；胃酸构成消化系统首道化学屏障。我从"肠道菌群与黏膜免疫对消化吸收的作用"的角度阐释如下：

（1）胃酸屏障抑制致病菌定植，维系肠道菌群稳态。

（2）肠道菌群的寄生，可帮助人体分解食物、促进营养吸收和维持肠道黏膜的生理形态和功能。

（3）肠黏膜固有层含丰富淋巴细胞、树突状细胞等，通过模式识别受体监控菌群，调节局部微环境以维持生态平衡。

（4）食物分解产生的外源性抗原，可能会引起黏膜的过敏反应，而黏膜中的 CD4$^+$T 淋巴细胞可产生 TGF-β 及 IL-4，这些细胞因子可诱导抗原特异性 B 淋巴细胞产生特异性抗体（IgA），诱导肠道黏膜对这些抗原产生耐受，同时诱导调节性 T 细胞（Treg）引起全身的免疫耐受，从而防止过敏性肠炎等的发生，这有利于食物的消化。

（5）人体淋巴循环中极其重要的部分有乳糜池、胸导管，与脾的位置临近。乳糜池收集的肠干、左右腰干的淋巴细胞可进入胸导管，再进入左静脉角，最后汇入血液。脾内分布着丰富的血管且存在大量的淋巴细胞和其他免疫细胞，是巨大的"血液、免疫信息交流平台"，形象地说，脾平台可能对胃肠道、支气管甚至人体所有内脏、管腔的黏膜免疫情况"了如指掌"，而脾通过调控肠道黏膜免疫进而调控肠道菌群的生存和丰度，从而调节对饮食物的耐受、消化和吸收，这或许仅仅只是脾调控脏腑、器官进而维持机体免疫平衡的功能之一。

以上 5 点是我在临床和以往的科研中，对脾功能的思考和启发，特附于此，希望可以帮助读者从"消化吸收""肠道菌群"和"黏膜免疫"的角度，更深入地理解中医"脾主升"的理论。当然，"脾主升"除了可以从"黏膜免疫"角度理解，还可以从"水液代谢""血液循环"等角度进行探讨，此部分需要涉及中医、西医等多学科的理论，日后有机会另篇再续。

脾胃虚弱则气机必滞，气滞则湿邪内生，湿邪阻滞更致气机壅滞，因此临床上常见胃癌患者出现痞满诸症。脾胃损伤或脾胃素虚可导致脾失健运，胃失和降，津液输布失常，时间久则引起津液凝结为痰。痰浊内生，痰瘀互结，迁延日久而搏结于胃，这可能是胃癌形成的重要原因。《四圣心源》言："脾为己土，以太阴而主升；胃为戊土，以阳明而主降……脾升则肾肝亦升，故水木不郁；胃降则心肺亦降，金火不滞。"李杲提出"内伤脾胃，百病由生"，其在《脾胃论》序中谈及："天之邪气，感则害人五脏，八风之邪，人之高者也；水谷之寒热，感则害人六腑，谓水谷入胃，其精气上注于肺，浊溜于肠胃，饮食不节而病者也；地之湿气，感则害人皮肤筋脉，必从足始者也。《内经》说百病皆由上中下三者，及论形气两虚，即不及天地之邪，乃知脾胃不足，为百病之始，有余不足，世医不能辨之者，盖已久矣。"这提示脾胃功能不足可导致人体无法对抗外界各种刺激而产生各种疾病。《活法机要》载："壮人无积，虚人则有之。"《温病条辨·中焦》曰："十二经皆禀气于胃，胃阴复而气降得食，则十二经之阴皆可复矣。""虚"是引起疾病的因素之一，其中胃虚可引起十二经功能的紊乱，而强胃可促进十二经功能的恢复。脾胃虚是胃癌的主要病因，而胃癌也会导致脾胃虚这一病理结果。此外，全身变化可引发局部的变化，即机体整体的"虚劳、虚损"可导致胃虚而诱发胃癌。因此中医治疗胃癌，宜用扶正法，扶正的目的是通过中医手段，促进脾胃营养的补充和脾胃功能的健运。从现代医学的角度理解，包括抑制癌细胞的增殖、转移，诱导癌细胞凋亡，抑制上皮间质转化、细胞外基质降解以及血管生成等。患者脾胃功能的恢复，可改善症状、增强免疫、延长生存期。

（二）通三焦

1. 三焦的认识

三焦为气、水、谷、火通行的道路。三焦经，是十二经脉之一，也是六腑之一，三焦分为上、中、下三焦。中医学认为上焦主气、司呼吸、朝百脉，具有宣发作用，可将水谷精微布散到周身，如雾露之溉，故称"上焦如雾"；中焦主运化、腐熟水谷，是化生精微、气血的重要场所，故称"中焦如沤"；下焦主分清泌浊，可调控尿液和大便排泄，有向下、向外驱动之意，故称"下焦如渎"。三焦经全称为手少阳三焦经，"焦"为火烧之意，故三焦经为"火"经、"阳"经，与足少阳胆经同属少阳，两经脉同气相求，均可调畅气机。《灵枢·五味论》言："上焦者，受气而营诸阳者也。"《灵枢·痈疽》言："中焦出气如露……津液和调，变化而赤为血。血和则孙脉先满溢，乃注于络脉，皆盈，乃注于经脉。"这说明三焦与血脉、经络的关系密切，三焦功能正常可使血脉充盈，可使经气得到濡养。《灵枢·营卫生会》曰："故水谷者，常并居于胃中，成糟粕而俱下于大肠，而成下焦，渗而俱下，济泌别汁，循下焦而渗入膀胱焉。"说明下焦的水液也来源于饮食，是饮食经过大肠的代谢后转运而来的"浊液"，这些"浊液"最终汇入膀胱并排出体外。《难经·三十一难》曰："三焦者，水谷之道路，气之所终始也。"《难经·六十六难》曰："三焦者，原气之别使也，主通行三气。"三焦能使气血贯通于人身上下，说明三焦能引导阴阳之气，使阴阳运行于器官组织之间并各从其道，促进机体的新陈代谢。《黄帝内经·调经论》云："有所劳倦，形气衰少，谷气不盛，上焦不行，下脘不通，胃气热，热气熏胸中，故内热。"这里提示三焦可载运"水谷"之气，当脾胃功能衰弱、机体"营养"不良时，三焦的功能会受到影响，导致上、中、下三焦所涉及的脏腑功能失常。脾胃居于中焦，胃癌可导致中焦的功能失常，严重者甚至可以导致上、中、下三焦的气血阴阳水液代谢障碍，导致全身的症状发生。

2. 三焦的传变

吴鞠通在《温病条辨》中载："肺病逆传，则为心包。上焦病不治，则传中焦，胃与脾也。中焦病不治，即传下焦，肝与肾也。始上焦，终下焦。"认为温病在三焦的传变由轻到重、由表及里的次序为上焦→中焦→下焦。我认为该观点对胃癌的治疗及其预后的转归都有重要的指导意义。中医学认为"既病防变"，根据部位来看，胃癌病位在中焦，因此，为防止胃癌传入下焦，医者应首先加固患者的肝肾功能，这对防止癌细胞扩散可能有重要意义。另外，结合"经络辨证""卫气营血"和现代解剖学来看，肺主皮毛、司呼吸，温病初期主要损伤的是肺和膀胱经的卫气功能，正如呼吸道病毒通过感染肺脏，影响人体的呼吸和血液循环。此时若不治，则病邪可入里传变，即病情加重。肺病逆传心包，从解剖学角度看，是肺循环出现障碍，引起回心血量的异常，由此可导致心脏功能和体循环失常，失常的程度可重可轻，与肺部的病情相关，这部分属于上焦症状，属于卫分和气分的症状。肺部的感染可调动机体的黏膜免疫和中枢神经等防御系统共同产生应答，此时患者会出现发热、头晕、恶心呕吐、无法进食、便秘等，这时中焦的症状会逐渐显著。如果此时感染还不能得到控制，那么病邪可再传入里，出现高热不退。高热是人体启动的一种防御机制，虽可杀死一些病原体，但若高热不退、持续时间过久，也会引起人体出现各种症状，如出血、发斑、脱水、电解质失衡等，严重者可导致患者神志失常、昏迷甚至死亡，这就是中医所说的"热入营血"，这属于下焦症状，是营分和血分症状。虽胃癌多为人体自身病变导致的慢性消耗性疾病，与外感疾病的病因不同，但是胃癌患者也会出现"正邪相争"的症状，如反复发热等，这便是免疫系统启动了防御机制，与外感病的抗邪机制一致，只是胃癌的病程较久，慢性的消耗使得免疫系统功能低下，无法对抗癌细胞的大量扩张。但癌症患者的每一次发热都是正气奋起抗邪的见证，可惜机体无法支撑抗争到最后。只要医师可以有效地扶正，即增强机体免疫力和远离或抑制促癌因素，那么根治癌症理论上是可以做到的。

总之，脾胃作为人体气机的重要枢纽，从某些意义上讲对疾病的演变和治疗都具有承上启下的作用。《伤寒论》曰："阳明病，胁下硬满，不大便而呕，舌上白苔者，可与小柴胡汤。"又曰："上焦得通，津液得下，胃气因和，身濈然汗出而解"。当中焦脾胃生病，无法行使其升清降浊的功能时，可通过推动少阳三焦的气机，为脾胃助力、带动脾胃功能的运转。这对胃癌的防治具有重要指导意义。

（三）顾他脏

三焦与脏腑的关系为：上焦包括心肺、中焦包括脾胃、下焦包括肝肾。中医学认为五脏六腑的功能是密切相关的，一个脏器有疾病会引起其他脏腑的病变，与之相关的理论有"子病及母""母病及子""相侮""相乘"等。《素问·玉机真脏论》云："五脏受气于其所生，传之于其所胜，气舍于其所生，死于其所不胜。"又云："五脏相通，移皆有次，五脏有病，则各传其所胜。"《脾胃论》云："五行相生，木火土金水，循环无端，惟脾无正行。于四季之末各旺一十八日，以生四脏。"《素问·宝命全形论》云："土得木而达。"《沈氏尊生书》提到"治肝"方能"安胃"，肝经药物的应用能有效调理中焦气机，改善症状。胃癌不仅会引起本脏、本经病变，也可引起他脏、他经功能的异常，而调节与脾胃相关脏腑的功能也可促进脾胃功能的恢复，进而辅助治疗胃癌。根据疾病传变的规律，增强相关脏腑的功能，还可防止胃癌日久变生他病。

（四）"通"脏腑

胃癌病位在胃，胃腑以通为顺，此"通"非独指胃气通降、食糜排空，更涵胃络和调、黏膜屏障稳态等微环境平衡。脏腑之"通"乃维持形态、功能正常的基本生理要求，亦为"阴平阳秘"的前提。胃癌演进路径为：正常黏膜上皮→慢性浅表性胃炎→慢性萎缩性胃炎→肠上皮化生→异型增生→胃癌。其中肠上皮化生（IM）属癌前状态，此病理进程与肿瘤微环境（TME）失衡密切相关——TME由肿瘤细胞、间质细胞、免疫细胞及细胞外基质等构成。胃肠道微环境则涵盖菌群、化学屏障、机械屏障、免疫屏障等动态平衡系统。中医视癌前病变为正虚毒瘀胶结之果，与Correa"炎-癌转化模式"具内在相通性。

西医学对胃癌及胃癌前病变的认识和治疗多是基于还原论的思想，而中医治疗胃癌一般是根据其病机的演变规律进行辨证论治。胃癌的治疗多以扶正祛邪为基本治则，以健脾清热化湿为基本治法。根据"六腑以通为用"的理论，在生理状态下，六腑应保持"通"的状态，基于此，六腑的功能才可维持"阴平阳秘"。当六腑"通"的状态被打破时，医者可基于脏腑本身功能和特点采取治疗，人为辅助六腑恢复"通"的状态。《素问·五脏别论》云："夫胃、大肠、小肠、三焦、膀胱，此五者，天气之所生也，其气象天，故泻而不藏，此受五脏浊气，名曰传化之府，此不能久留，输泻者也。"根据中医系统论的思想，正确辨证和灵活准确根据患者具体情况采取个体化用药，使胃尽可能恢复"通"的状态，可促进胃"肿瘤微环境"的复健。正如张仲景在《金匮要略·水气病脉证并治》中言："阴阳相得，其气乃行，大气一转，其气乃散。"故保持胃"以通为用"的生理功能是防治"胃癌"重要法则。

二、用药选择思路

上述对胃癌的认识和主要治疗思路虽多是受中医经典论述启发而来，但我多年来在临床实践中均对其有效性进行了验证，凡用以上思路进行治疗的患者，其临床症状均可得到明显改善，且多例患者的多项异常生化指标得到了恢复。以下，是我治疗胃癌时常采用的具体用药思路和方选，在此也列出以供同人参阅。

（一）寒热并用

《素问·至真要大论》载："热者寒之，寒者热之。"《素问·阴阳应象大论》曰："气味辛甘发散为阳，酸苦涌泄为阴。"提示辛甘味药属阳，走外走上，适用于寒性、凉性疾病；酸苦味药属阴，走内走下，适用于热性、温性疾病。胃属阳土，阳常有余，阴常不足；脾属阴土，其阳常不足，阴常有余。阳土易热，阴土易寒。阳药和阴药一升一降，恰合脾胃之性，可复其升降之职。邪气或内伤均可导致寒热错杂，治之可用半夏泻心汤。"胃癌"患者如出现此证者，仍可借鉴半夏泻心汤的思路——辛开苦降。《伤寒论》第149条云："伤寒五六日，呕而发热者，柴胡汤证具，而以他药下之，柴胡证仍在者，复与柴胡汤……若心下满而硬痛者，此为结胸也，大陷胸汤主之，但满而不痛者，此为痞，柴胡不中与之，宜半夏泻心汤。""痞"既是胃癌的致病因素，也是胃癌的病理产物。"痞"可导致胃不"通"，即饮食不能及时排空和胃体的微环境代谢紊乱等，这阻碍了胃"以通为顺"的生理功能，可诱发胃癌。采用辛开苦降的治疗思路，有助于促进饮食排空和纠正胃体微环境的代谢紊乱，有利于恢复胃主"通降"的功能。

半夏泻心汤以半夏、干姜、黄芩、黄连为主要组成。半夏性辛温，有毒，归脾、胃、肺经，具有燥湿化痰、降逆止呕、消痞散结的功效，尤善祛脾胃痰湿。《主治秘要》云其可"燥胃湿，化痰，益脾胃气，消肿散结，除胸中痰涎"。现代研究发现其具有抗肿瘤、抗炎、增强免疫、抗心律失常、抑菌等作用。干姜性辛热，归脾、胃、心、肾、肺经，既可祛脾胃寒邪，还可助脾胃阳气，为温中祛寒之要药。《珍珠囊》曰："干姜其用有四，通心阳，一也；去脏腑沉寒痼冷，二也；发诸经之寒气，三也；治感寒腹痛，四也。"现代研究发现干姜具有强心、升压、促进胃肠消化等功效。黄芩性苦寒，归肺、脾、胆、大肠、小肠经，具有清热泻火、凉血止血、安胎的功效，为治湿热火毒之要药。《名医别录》

载黄芩具有"疗痰热，胃中热，小腹绞痛，消谷，利小肠，女子血闭，淋露下血，小儿腹痛"的作用。现代药理研究发现其具有抗病原微生物、抗内毒素、解热、抗过敏、抗肿瘤等功效。黄连性苦寒，归心、肝、脾、胃、胆、大肠经，也具有清热燥湿、泻火解毒的功效，为治湿热火毒之要药，但其清热燥湿之力较黄芩更甚。《药类法象》言黄芩可"泻心火，除脾胃中湿热，治烦躁恶心，郁热在中焦，兀兀欲吐。治心下痞满必用药也"。药理研究发现其具有抗病原微生物、抗细菌毒素、抗心肌缺血、抗心律失常、抗胃溃疡、抗肿瘤等功效。临床治疗胃癌"痞"证时，除了可以采用半夏泻心汤，还可根据患者的具体情况酌情配伍其他药物，当胃癌患者伴有脏寒、脾虚时可配伍吴茱萸、柴胡、茯苓等。

（二）散寒化瘀

从病理角度看，正常细胞转变为癌细胞一般时间较长。中医学认为"久病必瘀"。《临证指南医案·胃脘痛》曰："胃痛久而屡发，必有凝痰聚瘀。"《证治要诀》言："痛则不通，通则不痛。"《素问·举痛论》说："脉泣则血虚，血虚则痛。"中医学认为"不通则痛、不荣则痛"。在临床治疗胃癌患者时，常有患者反映胃部怕凉、后背发凉、不能吃凉东西等，这类患者舌苔大多偏暗并有瘀斑，根据辨证多属于胃寒加瘀证。此类胃癌患者，多采用吴茱萸汤思路进行治疗，并根据患者的具体病情，酌情配伍温补脾肾、活血化瘀、温通经脉的药，如淡附片、生硫黄、炮穿山甲、鳖甲、干姜、莪术、三棱、乌药、桂枝等。如果胃癌患者"胃寒"的程度较轻则常用通幽汤。通幽汤是《脾胃论》的方剂，可治"幽门不通，上冲，吸门不开，噎塞，气不得上下，治在幽门闭，大便难"。其组成为桃仁、红花、熟地黄、生地黄、当归、升麻、炙甘草等。胃癌患者出现下脘不通时，也可参考应用。若胃癌患者因肝脾不和而出现腹痛时，则可选用桂枝加芍药汤。一般来说"气不通则胀""血不通则痛"。桂枝入气分，大黄入血分，因此对于"血不通"偏"实证"的胃癌患者，临床多选用桂枝大黄汤。

（三）胃肾并治

《灵枢·营卫生会》曰："营出于中焦，卫出于下焦。"提示营气可能是中焦脾胃化生水谷精微而来的，而卫气则可能来源于下焦的肾阳。因此，胃癌患者有时出现胃部寒热错杂的症状，有时出现肾气不足的症状，可见此类患者治疗时要"胃肾并治"。鉴于此类胃癌患者多久病及肾，临床多采用半夏泻心汤、附子泻心汤或真武汤等组方，并适当配伍对证和补肾类中药。

（四）胃肠并治

《素问·刺法论》曰："正气存内，邪不可干。"《素问·评热病论》曰："邪之所凑，其气必虚。"胃癌患者本身"正气难存"，因此"其气必虚"，是邪气侵扰的目标。胃癌患者脾胃功能虚弱，而寒邪易客脾胃，这使"脾主升，胃主降"的功能遭受损伤。《素问·阴阳应象大论》曰："清气在下，则生飧泄；浊气在上，则生䐜胀。"胃癌患者不仅容易出现"脾胃虚"，还易出现"肠虚"，这不但加剧了脾胃"清浊不分"的情况，也促使胃癌的病理产物越来越多。治疗此类病症，多采用桂枝人参汤的思路，以健脾升清、利尿逐邪、疏通三焦来瓦解胃癌的肿瘤微环境。

（五）升降并用

《素问·六微旨大论》载："出入废则神机化灭，升降息则气立孤危。故非出入，则无以生长壮老已；非升降，则无以生长化收藏。是以升降出入，无器不有。故器者生化之宇，器散则分之，生化息矣。故无不出入，无不升降，化有小大，期有近远，四者之有而贵常守，反常则灾害至矣。故曰无形无患，此之谓也。"《素问·刺禁论》云："脏有要害，不可不察。肝生于左……从之有福，逆之有咎。"《素问·四气调神大论》曰："天地气交，万物华实。"人类居于天地之中，感天地阴阳二气而生。《素问·五运行大论》对天地阴阳二气运动的认识为"上者右行，下者左行"即天气右旋，自东而西以降于地；地气左转，自西而东以升于天。《素问·阴阳应象大论》载："天地者，万物之上下也……左右者，阴阳之道路也。"治疗脾胃虚弱证的胃癌患者，多采用补中益气汤以升举脾气，配伍调胃承气汤以降其胃气。当肝升和肺降的功能出现问题时，脾升胃降的功能也会受影响，此时宜配伍升肝降肺药物，如柴胡、杏仁、瓜蒌等。

（六）健脾利湿

湿为阴邪，易侵犯脾胃、阻碍人体阳气的升发，阳气不升可致郁而化热。脾为太阴湿土，若外界环境中湿邪较盛，外邪引动内邪，可导致胃癌患者中焦湿热；若脾为湿邪所困，则脾阳易伤，可导致胃癌患者阳虚而寒。《伤寒论·辨太阴病脉证并治》曰："伤寒脉浮而缓，手足自温者，系在太阴。太阴当发身黄，若小便自利者，不能发黄；至七八日，虽暴烦下利日十余行，必自止，以脾家实，腐秽当去故也。"脾喜燥恶湿，运化人体一身之水液。湿邪外感，常先困脾，致使脾阳不振，运化无权，水湿内停。《素问·评热病论》曰："邪之所凑，其气必虚。"因此正虚可导致"脾湿"。治疗脾湿证的胃癌患者，宜健脾或健脾祛湿并治，常采用苓桂术甘汤、五苓散、平胃散等思路。若湿邪较盛，常配伍大剂量的薏苡仁。薏苡仁甘淡，归脾、胃、肺经，利水而不伤正，健脾而不滋腻。药理学研究发现其具有抗肿瘤、抗炎、抗病毒、抗菌、降血糖、免疫调节等多方面的功能。康莱特是目前双相广谱抗癌药，既能高效抑杀癌细胞，又能显著提高机体的免疫功能，而其有效成分就是从薏苡仁中提取的，动物实验表明本品对多种移植性肿瘤及人体肿瘤细胞移植于裸鼠的瘤株均有较明显的抑制作用，其作用机制可能与诱导肿瘤细胞凋亡、抑制肿瘤原发灶和癌转移灶生长、保护免疫器官等有关。根据临床经验，大剂量薏苡仁可能具有引起肿瘤脱水的作用。然通过脱水控制癌症的发展这一思路尚停留在猜想阶段，还有待进一步研究。

（七）和解肝胃

肝和胃是木和土的关系，肝主疏泄，胃主受纳。叶天士在《临证指南医案》中言："肝为起病之源，胃为传病之所。"《素问·六元正纪大论》说："民病胃脘当心而痛，上支两胁，膈咽不通，食饮不下。"唐容川在《血证论》中言："木之性主于疏泄，食气入胃，全赖肝木之气疏泄之，而水谷乃化，设肝之清阳不升，则不能疏泄水谷，渗泄中满之证，在所不免。"《素问·宝命全形论》说："土得木而达。"肝性喜条达而恶抑郁，若肝气郁滞，横逆脾胃，可引起脾胃运化不及，升降失调，临床上可表现为脘胁胀痛、恶心呕吐、腹痛腹泻、纳呆、便溏等症。肝胃不和证的胃癌患者，可出现口苦伴胁肋部或胃脘部痞满、憋胀等"少阳不利""肝阳郁滞"的症状，常以健运脾胃的药配伍小柴胡汤共同治疗；若胃癌患者伴有"少阴病，四逆"的"阴郁"证，多选择四逆散结合脾胃实际情况加减辨证用药。治法思路借鉴李中梓在《伤寒括要·少阴篇》中的观点："此证虽云四逆，必不甚冷，或指头微温，或脉不沉微，乃阴中涵阳之证，唯气不宣通，是为逆冷。"

总之，胃癌患者的治疗思路与方法要结合其实际情况具体分析，不仅辨证上要符合个体化原则，治疗上更应体现因人制宜，以达到病证结合、方药结合、组方严谨。

三、结语

胃癌是全身系统疾病在消化系统与阳明经系统的局部表征。中医药治疗胃癌及相关症状时，须兼顾系统化整体辨证与局部精准化用药原则。

本文系对胃癌诊治方案的系统总结。鉴于多数患者确诊后首选手术、放化疗等干预，接诊时临床症状多已显著。经中医药治疗虽可改善症状、提升生存质量，然尚难实现所有患者病灶消退。故中药治疗虽具独特优势，欲获国际认可，仍需在研究深度、思维创新及疗效提升等方面持续突破。

第四节　治疗肝癌临床经验及用药思路初步总结

癌肿属中医学癥瘕、积聚、痈疽等范畴。"癌疡相类"理论为癌症诊治提供新思路。《外科集验方·五发痈疽论》云："俗以癌瘤瘰附于痈疽之列，以是为五发，岂知瘰与瘤癌，不过痈疽之一物，古书仅有所谓瘰疽，则瘰亦同出而异名也。"华佗在《华氏中藏经》中指出："夫痈疽疮肿之所作也，皆五脏六腑蓄毒不流则生矣，非独因荣卫壅塞而发者也。"该病的病因极其复杂，要想真正清晰找到病因，仅从西医学，如分子生物、基因等层面去探讨是极其有限的，意义不大、突破性很小。若能采用中医的观点，从系统论角度进行辨证论治，那么对该病会有更加客观且全面的认识和启发。仲景言"观其脉证，知犯何逆，随证治之"。在近30年的临床诊治过程中，本人先后诊治过多例肝癌患者，经治疗后皆可明显改善患者的生存质量。现总结肝癌诊治经验如下。

一、温通导入法

（一）为什么用温通法

《说文解字》载："阴，暗也；水之南，山之北也。"《元和郡县志》补充："山南曰阳，山北曰阴；水北曰阳，水南曰阴。"相对于阳光可照射的阳面，阴面的温度更低，气的运动更慢，发散之力也更弱。中医学认为"阴"有寒冷、静止、收敛凝聚的趋势，在这样的状态下容易造就有形的东西，因此许多医家将"阴成形"中的"阴"理解为物质，将"阳化气"中的"阳"理解为功能，这是对事物朴素的认识，也是对自然界普遍现象的概括。自然界万物的产生、发展和变化都离不开阴阳的相互作用。阳主动而散，可促进

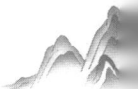

万物的气化。阴主静而凝，可促进万物的成形。化气与成形，是物质相反相成的运动形式。

人体脏腑功能存在生理性"阳化气，阴成形"的现象，而癌肿之类（即病理产物）并非"生理性阴成形"。原发性肝癌属中医"积聚""瘤"之范畴，是由脏腑功能失衡、气机失司而导致的，与之相关的症状也可见于"胁痛""膨胀""癥瘕""黄疸""肝积""肝胀""胁痛""痞气""伏梁"等疾病中。早在我国古代就有医家对"积聚""瘤""癥瘕"的病因进行探讨。《黄帝内经》认为积聚的形成有内因和外因。《灵枢·百病始生》载："积之始生，得寒乃生，厥乃成积也。"又载："若内伤于忧怒，则气上逆，气上逆则六输不通，温气不行，凝血蕴里而不散，津液涩渗，著而不去，而积皆成矣。"《难经·五十六难》记载："肝之积，名曰肥气。在左胁下，如覆杯，有头足。久不愈，令人发咳逆、疟，连岁不已。"说明积聚的产生既受外界寒邪的影响，也与人体内伤密切相关，其病程多缠绵难愈。这提示我们癌症的治疗既要注重温通被外界寒邪阻滞的腠理肌表，也要注重温通由内伤引起的内在气血津液的瘀滞。

（二）中医对原发性肝癌的初步认识

肝在六经中，属厥阴，厥阴包括手厥阴心包经，并与手少阳三焦经、足少阳胆经互为表里。厥阴是阴之极，阴之极的环境可能是"阴成形"的重要"发源地"。《黄帝内经·阴阳应象大论》云："阳生阴长，阳杀阴藏，阳化气，阴成形。"其中"阳化气，阴成形"可能是肿瘤形成机制的高度概括。《医学心悟》曰："温者，温其中也。脏受寒侵，必用温剂。"因此，温通厥阴肝经尤为重要。那如何温通？首先是药物的选择，选择既入肝经，又对肝的癌肿具有温通破坏性的药物。温通导入的机制为"热药"进入厥阴肝经后，从理论上讲，用其药力能透达"厥阴肿瘤"，并达到一定"热度"。热属阳，根据其特性，热可从里往外走而将阴成形的病理产物瓦解、带出。五行生克理论认为人体脏腑有生理性相生相克的关系，其中"木克土"，故"热"瓦解肝的病理产物后，其代谢产物可传导给脾土，使其最终从二便等通道排出。

（三）温通导入法药物选择

根据以往的经验，吴茱萸、生硫黄、细辛、淡附片等对肝的温通作用较好。吴茱萸，辛、苦、热，有小毒；归肝、脾、胃、肾经，具有散寒止痛、疏肝下气、温中燥湿的功效。细辛、淡附片均可通行十二经。细辛，温，禀天春升之木气，入足厥阴肝经，味辛无毒，具有散寒祛风、止痛、温肺化饮、通窍的功效。淡附片为大辛大热、温阳逐寒之药，具有回阳救逆、温补脾肾、散寒止痛的功效。《本草正义》曰："附子，本是辛温大热，其性善走，故为通行十二经纯阳之要药，外则达皮毛而除表寒，里则达下元而温痼冷，彻内彻外，凡三焦经络，诸脏诸腑，果有真寒，无不可治。"硫黄首载于《神农本草经》，原名石硫黄，有补火壮阳、温脾通便、杀虫止痒的功效。《本草经疏》曰："入手厥阴经。"《雷公炮制药性解》曰："入命门经。"《别录》曰："大热，有毒。"《吴普本草》曰："神农、黄帝、雷公，咸，有毒。医和、扁鹊，无毒。"《药对》曰："曾青为之使。畏细辛、飞廉、朴硝、铁、醋。"

（四）温通导入法药物相畏用药与说明

虽然《药对》一书记载硫黄畏细辛。但在临床应用中，并未见任何相畏反应，反倒对证使用，可提高疗效。《神农本草经·序录》指出"勿用相恶、相反者"，"若有毒宜制，可用相畏、相杀者尔，勿合用也"。对于"十八反，十九畏"，临床上若能对疾病辨证准确，用药得当，那么将"相反""相畏"的药用在合适的人身上，也可产生良好的疗效。

关于"十八反"和"十九畏"的用药禁忌，在查阅相关文献后，发现部分用药禁忌与实际应用存在出入。例如，感应丸中的巴豆与牵牛同用；甘遂半夏汤以甘草同甘遂并用；散肿溃坚汤、海藻玉壶汤等均合用甘草和海藻；十香返魂丹是将丁香、郁金同用；大活络丹乌头与犀角同用等等。总之，"十八反"和"十九畏"的禁忌并非绝对的，若能符合患者"个体化"用药需求，是可以酌情考虑使用的，但医者应该建立在对药物和剂量有扎实的认识，以及对疾病有准确的辨证的基础上。

二、散结分散法

（一）重视脾胃功能

六腑功能主要是"传化物"，即受纳和腐熟水谷、传导和排泄糟粕，即对饮食物起到消化、吸收、输送、排泄的作用。正常情况下，相对于五脏藏精气，六腑以传糟粕为主。从人体功能代谢角度看，机体受到病邪的影响，脏腑功能会有"代偿"或"失代偿"的情况，例如肝木有问题，从理论讲，其生理性克脾土的作用会受到一定影响，久则可致脾土的功能出现异常。

《素问·灵兰秘典论》曰："脾胃者，仓廪之官，五味出焉。"李东垣在《脾胃论·天地阴阳生杀之理在升降浮沉之间论》中指出："升已而降，降已而升，如环无端，运化万物，其实一气也。"脾气主升清，胃主降浊，脾胃为气机升降之枢纽，升降虽为矛盾，但也相辅相成。胃降而脾得以升，脾升而胃得以降，升降并用，升中寓降，降中有升，两者相伍。《脾胃论》曰："脾胃不足之源，乃阳气不足，阴气有余，当从元气不足升降浮沉法，随证用药治之。"《素问·阴阳应象大论》云："清气在下，则生飧泄，浊气在上，则生膜胀。"故李东垣运用升降浮沉法，主要是恢复脾胃升清降浊的正常功能。

（二）关于散结分解基本途径

脾胃是中焦气机枢纽。当"厥阴"的病理产物被药物温通化解后转输给脾胃时，脾胃应有足够强大的状态以接纳它们，才可以最终代谢掉它们。因此，温化"厥阴"之前，必须强健脾胃功能。"肝升于左，肺藏于右"理论指出，肝肺可推动阳气功能正常运行，当"厥阴"产生肿瘤时，阳气的功能难以正常发挥，这无疑增加脾胃的负担。因此要通过增强"脾升清，胃降浊"的功能，将部分病理产物从肠道排出，部分从尿液排出，还有一些残余病理产物可以向太阳经走，通过发汗，透表而出。通过层层分解癌症的病理产物，使其化大为小，最终逐步被消灭，是采用中医"给邪以出路"的思路。

散结分解的目的是通过将肿瘤代谢的产物进行分解、转输、排出，由此来防止过度沉积的病理产物导致西医学所说"转移"。

（三）关于散结分解的基本用药

脾胃是"迎接"厥阴病理产物的重要关口，因此，重视健运脾胃功能尤为重要。此阶段首先选择用药初步思路和药物如下。

1. 防风和陈皮

防风以根入药，味辛、甘，性温；归膀胱、肺、脾、肝经。有解表发汗、祛风除湿的作用，在此用防风是参考《脾胃论》中李东垣用风药升举脾胃阳气的理论。陈皮性温，味辛、苦，归脾胃、肺经。温能行气，辛能发散，苦能泄水，因此其具有理气健脾、调中、燥湿、化痰的功效。《日用本草》认为陈皮"能散能泻，能温能补，能消膈气，化痰涎，和脾止嗽，通五淋"。而在此以降胃气为主，二药配合一升一降、促进脾胃功能的恢复。另外，二药均归肺经，"肺与大肠相表里"，有利于病理产物从肠道排出。

2. 鳖甲和穿山甲

鳖甲归肝、肾经，具有滋阴潜阳、软坚散结、退热除蒸的功效，是鳖甲煎丸的主要药物。鳖甲煎丸主要治疗癥瘕积聚，包括肿瘤。穿山甲片，咸、微寒，归肝、胃经，具有消癥、通经、下乳、消肿排脓的功效。《本草纲目》记载穿山甲可治恶疮、风疟，可通经、下乳。鳖甲与穿山甲合用时散结通络作用增强。我们在临床中发现鳖甲善于散结，而穿山甲侧重通络。

3. 莪术和三棱

三棱，苦、平、辛散，入肝、脾、血分，为血中气药，长于破血中之气，可破血通经；莪术苦、辛、温香，入肝、脾、气分，为气中血药，善破气中之血，可破气消积。二药配伍，可气血双施，活血化瘀、行气止痛、化积消块之力彰。凡是活血药都行气，因"气行则血行，气滞则血瘀"。我们认为莪术、三棱协同不仅具有很强的活血作用，而且有较强破气作用。在此，主要是利用其功能以破除肿瘤。肿瘤作为"顽固分子"，必须用杀伤力强的"工具"。

4. 厚朴和猪苓

厚朴，苦、辛、温，归脾、胃、肺、大肠经，具有燥湿、行气、消积、平喘等功效。猪苓，甘、淡、平，归肾、膀胱经，具有利水渗湿的功效。简单地说，厚朴是理气药，猪苓是利水药。临床上陈皮主要作用于胃，而厚朴主要作用于肠。把病理产物先用陈皮等药物"代谢"后，再以厚朴等推动其从肠道排出。猪苓是很好的利水药。继上述所说，肺主"通调水道"，用猪苓促进病理产物从膀胱和腠理排出。

5. 姜半夏和山药

半夏生于夏至日前后，此时"一阴生"，天地间不再是纯阳之气，夏天也过半，故名半夏。可以说该药既有"阳"属性又有"阴"属性。其性味辛、温，有毒，归脾、胃、肺经，具有燥湿化痰、降逆止呕、消痞散结的功效。临床报道其对食道癌、胃癌、舌癌、皮肤癌和恶性淋巴癌均有较好的治疗作用。现代研究发现半夏提取物对 HeLa 细胞、实验小白鼠肿瘤 180、HCA 实体瘤（肝癌）、U14（鳞状上皮型子宫颈癌移植于小白鼠者）均有一定的抑制作用。半夏的总生物碱对慢性髓性白血病细胞（K562）有抑制作用，能损伤 K562 的细胞形态，抑制其增殖。山药性味甘、平，归脾、肺、肾经，具有益气养阴、补肺脾肾、固精止带等功效，是一味很好的健脾胃药，且不滋腻，治疗上以补益中焦脾胃为主，还可联系肺、肾，起到很好的"桥梁"作用，协调上、中、下三焦脏腑功能的运转。

6. 桂枝

性味辛、甘、温，归肺、心、膀胱经，具有发汗解肌、温通经脉、助阳化气的功效。该药是治疗《伤寒论》太阳病中风表虚证的主要药物（桂枝汤），在治疗肿瘤病中不仅具有上述作用，还有促进厥阴的病理产物从太阳经和腑导出的功效。

三、综合调整和补益法

《素问·至真要大论》载"谨守病机，各司其属，有者求之，无者求之，盛者责之，虚者责之"，这可作为治疗肝癌的指导思路。对主要矛盾提出主要思路，主要思路乃化解主要矛盾之关键方法，对应到中医上即"抓主证"。中医强调整体观，治疗上重视"抓主证、辨主证"，在具体用药时，此乃治疗之大方向，也要考虑到"中方向""小方向"，此即中医用药需"灵活增补"之缘由。

《素问·评热病论》指出"正气存内，邪不可干""邪之所凑，其气必虚"。肿瘤的治疗除前文所述的"攻邪、透热、散结、找出路"外，由于治疗全过程需要各脏腑组织器官共同参与，而参与过程需要消耗能量，故组方选药须兼顾补充抗邪所耗之能。通过多年的临床实践，我们发现参类补益药如人参、红参、党参、太子参等可明显改善患者的虚损症状，故于肿瘤治疗中，根据患者不同阶段的症状及时增减该类补益药，可促进患者恢复。值得补充的是，"补益"不仅仅是使用滋补类中药，而是须立足患者个体化需求，看看患者是真的"虚损"还是由于阻滞引起的"假性虚损"，前者采用补益类中药，而后者采用疏通类中药。中医师要对疾病进行辨证论治，精准把握脏腑补泻需求后方可遣药。如当腑中大便停滞难出需要泻时，此时"泻"就是"补"，泻后腑气通畅则为"顺"，否则可致误治。在具体的治疗中，还应注意"边缘"用药、组方等问题，只有对患者疾病有具体、准确的认识，在用药上灵活变通，才可取得良好疗效。

四、治疗用药的重要性

（一）药量重要性

《圣济总录》云："凡服药多少，要与病人气血相宜，盖人之禀受，本有强弱，又贵贱苦乐，所养不同，岂可以一概论。"中医有"密不可传在量"的说法，故药量多寡实为取效关键，如《伤寒论》炙甘草汤中地黄用量就高达"1 斤"。

（二）五行与相关数字对用药指导

《素问·金匮真言论》云："五脏应四时，各有收受乎……其音角，其数八。"数八与数七、数五、数九、数六，均指木、火、土、金、水之成数，古人用数字表示五行的生成，其生数为水一、火二、木三、金四、土五。因土能生万物，故五行各生数加上土之生

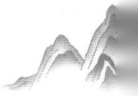

数，其成数便为水六、火七、木八、金九、土十。这些五行生成与相关数字的关系可以指导临床用药，若可以再结合中药药性与五脏四时理论，那么疗效就会更好。

（三）组方注重奇方和偶方

《素问·至真要大论》云："气有多少，病有盛衰，治有缓急，方有大小……奇之不去则偶之，是谓重方。偶之不去，则反佐以取之，所谓寒热温凉，反从其病也。"依据药物与"病证"的关系，能恰达病所为制方目的。《黄帝内经》指出君药用一臣药用二，是奇方的组方原则，君药用二臣药用四，是偶方组方原则。病位近用奇方，远的用偶方；发汗不用奇方，攻下不用偶方；补治上部的组方宜缓，补治下部的组方宜急；急方药物的气味厚，缓药气味薄，组方用药能恰到好处。平调气机用药规律：病位近的，用奇方或偶方时，组方服量要小，病位远的，用奇方或偶方时，其组方服量要大。组方大的是药味少而重，组方小的是药味少而量轻。药多可至九味，药少至二味。奇方病不去，用偶方，叫重方；用偶方而病不去，就用反佐去治。反佐就是药物寒热温凉之性，与病气相顺应。

五、结语

总之，肝癌无论是病因还是治疗都极其复杂，但复杂不等于不能被治愈。上述治疗原则，通过医患协同配合，积极治疗，使其达到"凡阴阳自和者，必自愈"的目的。正像吴以岭院士所说："中医治疗观是追求人体内外环境的和谐、平衡，完全不同于对抗和替代治疗，实际上是一种自适应、自修复、自调节，最后重建自稳态的过程。"

第五节　新技术治疗上颌窦囊肿及对中西医结合耳鼻喉科启示与思考

一、前言

上颌窦囊肿是耳鼻咽喉科的常见病、多发病。该病的传统治疗方法多为采用Caldwell-Luc术式（通过切除钩突充分扩大上颌窦自然口取出囊肿的手术方式），该手术的损伤较大，且局部反应重，术中易破坏上颌窦的正常黏膜，术后又可引起上颌窦腔骨质增厚而形成瘢痕，这给患者带来了较大的痛苦。随着鼻内镜技术的广泛开展，内镜下上颌窦囊肿切除术已成为主要方法。目前多采用切除钩突充分扩大上颌窦自然口取出囊肿的方式，但该方法容易破坏上颌窦正常的结构和功能，且忽视了"结构－症状－功能"的关系，易出现并发症，例如鼻面部麻木、出血、鼻泪管损伤等。另外，受鼻内镜器械设备所限，有的器械不易达到囊肿位置，这导致了囊肿切除困难。为解决上述问题，在以往的基础上，团队又研制了新的治疗上颌窦囊肿药物的组合物，并获得了中华人民共和国发明专利，现将该项新技术治疗上颌窦囊肿的疗效及影像学表现总结如下。

二、方法

临床资料：上颌窦囊肿患者 56 例，男 31 例，女 25 例；年龄 14～77 岁，平均年龄 46.8 岁。并发各期鼻窦炎、肥厚性鼻炎及变态反应性鼻炎的患者 11 例，单纯上颌窦黏膜下囊肿患者 34 例，其中多发性囊肿患者 7 例，双侧上颌窦囊肿者 15 例。

诊断标准：所有病例均经鼻窦 CT 或 MRI（磁共振成像）检查确诊，其中 8 例经鼻窦 CT 检查证实为上颌窦囊肿，无自觉症状，其余 48 例均有程度不等的头痛、头昏、头沉、同侧上列牙齿不适、面部麻木、间歇性鼻腔淡黄色渗液、合并慢性鼻窦炎等症状。术前均行鼻旁窦冠状位或矢状位或轴 CT 扫描检查，囊肿直径 2.4～3.9cm，平均 3.1cm；单侧 34 例，双侧 15 例，囊肿位于上颌窦前壁 23 例，底壁 14 例，外壁 6 例。

纳入标准：上颌窦囊肿经影像学明确诊断，且因上颌窦囊肿引起临床症状明显的患者，或影像学明确诊断，虽无明显临床症状，但心理压力较大，期望进行治疗的患者。

排除标准：所有患者均排除其他鼻腔疾病，例如鼻息肉、内翻性乳头状瘤、上颌窦骨异常增生、纤维囊性变、上颌窦肿瘤及外伤导致的上颌窦解剖结构异常，纤毛运动障碍等；常规化验有手术禁忌者、碘过敏试验阳性者。

治疗方法：所有患者均在局部麻醉或者表面麻醉下进行穿刺操作，囊肿较大或位于上颌窦内侧壁的选择经下鼻道上颌窦穿刺点处进行穿刺，针头穿刺入上颌窦囊肿部位后，取出针芯，经套管抽出囊肿内液体，再经套管处推入适量的上颌窦囊肿药物组合物，按 2∶1 注入（即抽出 2mL 囊液，注入 1mL 药物，以此类推）。若囊肿位于上颌窦底壁，可选择经唇龈沟处进针，常规穿刺部位不容易穿刺到位的囊肿可选择在影像的引导下进行。

疗效标准：治愈，治疗后囊肿无残留，彻底被清除，患者临床症状完全消失；好转，治疗后患者囊肿大部分被清除，残留部分不到 1/2，患者临床症状显著改善；无效，治疗后患者囊肿有大量残留，清除部分不超过 1/2，且患者临床症状无好转。复发指治疗后窦腔内再次形成囊肿。总有效率 =（治愈 + 好转）例数 / 总例数 ×100%。

三、结果

56 例上颌窦囊肿患者治疗后复查鼻窦 CT 并进行 1～3 年随访，其中随访 54 例，失访 2 例，随访率 96.4%。在随访患者的过程中，治疗前有因上颌窦囊肿引起临床症状的患者，治疗后症状均消失，且鼻窦 CT 显示囊肿明显消失（附典型病例治疗前后 CT 影像学表现：图 2-1 为治疗前鼻窦 CT 表现，图 2-2 为治疗后鼻窦 CT 表现）。结果表明，经该创新发明技术及其相关的上颌窦囊肿药物组合物（已获得发明专利）治疗后，随访 54 例上颌窦囊肿患者，均无复发，且达到治愈标准。

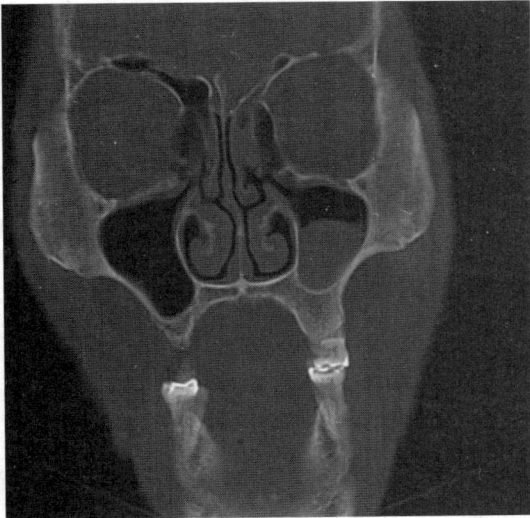

图 2-1　右侧上颌窦囊肿（治疗前鼻旁窦冠状位 CT 图）

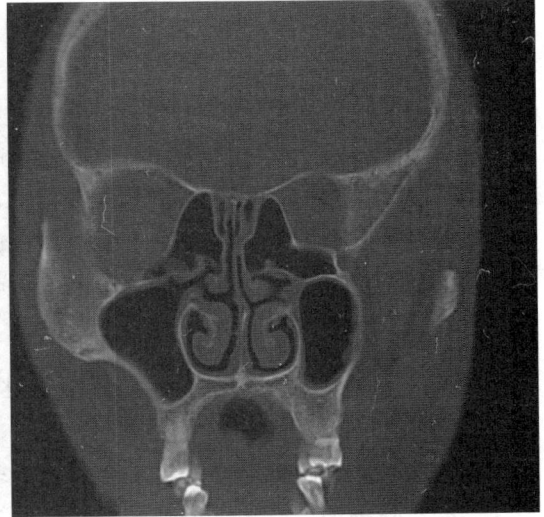

图 2-2　右侧上颌窦符合囊肿治疗后表现（治疗 6 个月后鼻旁窦冠状位 CT 图）

四、讨论

　　鼻内镜手术是治疗上颌窦囊肿较常见的方式。目前多采用切除钩突，充分扩大上颌窦自然口取出囊肿的手术方式，该方法破坏了上颌窦正常的结构和功能，忽视了"结构 – 症状 – 功能"的关系，且钩突切除及上颌窦自然口过度扩大必然导致空气中过多有害物质直接进入上颌窦腔。正常情况下，窦内黏膜的表面纤毛是从底壁向上运动的，运动方向朝上颌窦自然口，而且上颌窦口周围纤毛的运动功能最强。充分扩大自然窦口也意味着自然窦口的纤毛丧失，这可导致上颌窦分泌物及空气中的细菌、病毒、变应原等排出困难，而造成上颌窦感染。人类上颌窦内存在 NO（一氧化氮），扩大上颌窦口取出囊肿会使上颌窦内 NO 浓度降低，上颌窦内较高浓度的 NO 对预防上颌窦感染起着重要作用，过大的上颌窦口可使上颌窦内部分的 NO 随气流溢出而浓度降低，造成抗感染能力的下降。由此可见，上颌窦自然口过度扩大使上颌窦内 NO 浓度降低，同时也降低了上颌窦抗感染的能力。因此，研制非手术治疗方法和药物，以及减小治疗引起的创伤是解决上述问题的重要思路。另外，提高窦口鼻道复合体黏膜纤毛的功能，对防治上颌窦囊肿的发生和发展具有积极意义。

　　目前，上颌窦病理学分类较常见的是黏液囊肿及浆液性囊肿，其中黏液囊肿主要是由于各种原因，例如窦黏膜黏液腺轻度炎症或变态反应等致使腺管口堵塞、黏液积存、腺腔扩大而成，其囊肿壁即黏液腺管的上皮。囊壁被覆纤毛柱状上皮内含杯状细胞，上皮下为疏松纤维组织及涎腺组织，组织内有散在的淋巴细胞及浆细胞浸润，且有少许嗜酸性粒细胞浸润，与上颌窦黏膜结构相同。浆液囊肿主要是由各种原因导致的窦腔黏膜毛细血管渗透力改变、血浆外渗积聚于稀松的结缔组织内并逐渐膨胀扩大而成，该囊肿无明显囊壁上皮。因囊肿液性属血浆，无黏附、不含胆固醇结晶，故静置片刻即易凝固。囊壁被覆柱状上皮或立方上皮，顶浆分泌腔内含有黏液，上皮下为纤维组织及小涎腺组织。

该上颌窦囊肿的治疗药物，是基于药物化学属性、病理学及人文学等多种思维的交叉而发明出来的，该药物组合物的主要成分是碘。单质碘的物理性质：紫黑色晶体，具有金属光泽，性脆，易升华。有腐蚀性。溶于乙醚、乙醇、氯仿和其他有机溶剂，形成紫色溶液，也溶于氢碘酸和碘化钾溶液而呈深褐色，碘单质在有机化学中十分重要。碘化氢的酸性强于氟化氢、氯化氢和溴化氢。2%～7%的碘单质与碘化钾或碘化钠溶于酒精和水的混合溶液，构成的消毒液，即碘酒。碘酒具有强大的杀灭病原体的作用，它可以使病原体的蛋白质发生变性。碘酒可以消灭细菌、真菌、病毒、阿米巴原虫等，可用来治疗许多细菌性、真菌性、病毒性等皮肤病。其消毒作用的原理是利用游离状态碘原子的超强氧化作用，使碘离子沉着并向基质层渗透而引起菌丝迅速受到破坏而逐渐缩小病灶，并引起坏死组织的脱落，和促进胶原纤维增殖修复，最终使其瘢痕化或恢复一定的透明度。碘酒穿透力强，能杀死细菌、真菌等，甚至可以杀死细菌的芽孢，且对人体无害。

本发明中的药物组合物主要以碘元素为主。通过碘元素对上颌窦囊肿细胞膜结构及蛋白质分子的氧化作用，使囊壁蛋白逐渐变性、退化、吸收和排出窦腔，最终达到治愈的效果。经临床应用观察，该技术治疗上颌窦囊肿疗效，表明了其具有以下优点：①疗效与手术相当，并可避免患者经受手术创伤带来的痛苦，且更加便捷、高效、费用低，该方法既能提高工作效率又能提高患者的生存质量。②该治疗方法对上颌窦正常黏膜无影响。③该治疗方法在国内外均是首次被发现及应用，因此，该法也获得国家知识产权局发明专利授权。

CT检查方法是评价上颌窦囊肿治疗前后的客观指标。鼻旁窦CT能给临床医生在治疗疾病前提供可靠的依据。本研究中，采用团队研发的新发明技术治疗上颌窦囊肿的患者，也进行了治疗前后的CT影像比较，结果显示所有患者术后CT影像比较均表明上颌窦内囊肿消失，且经术后3个月、6个月，术后1年的随访，所有患者均无囊肿复发。

通过对上颌窦囊肿治疗热点的分析，以及与目前鼻内镜治疗上颌窦囊肿的疗效等进行比较，本研究从客观真实的角度，验证了该方法治疗上颌窦囊肿的优越性，为治疗上颌窦囊肿提供了新的、高效的、微创的技术支持。

五、对中西医结合耳鼻喉研究的思路与思考

（一）突出中西医结合（未来医学方向）

从唐容川的"中西汇通"、张锡纯的"衷中参西"到恽铁樵的"群经见智"和后来人提出的"中医要科学化，西医要中国化"这些观点都充分地体现出中国医家在医学理论和实践的探索中，力求发展"中西医结合"的思想。

那么，从事中西医结合耳鼻咽喉科的临床治疗及研究，首先应该明确中西医结合的概念，只有概念明确了，才能在临床治疗和研究上少走弯路。原中国中西医结合基础专业委员会主任委员，河北医科大学李恩教授提出：中西医结合是一门研究中医和西医在形成和发展过程中的思维方式、对象内容、观察方法，并比较二者的异同点，汲取二者之长、融

会贯通，创建医学理论新体系、服务于人类健康和疾病防治的整体医学，简称为中西医结合。

中医学的精髓是基于整体观念的系统论，西医学则主要倾向于还原论思想，而中西医结合学是把中医学对宏观整体的认识和西医学对微观局部的认识结合起来的新学科，该学科使中医学和西医学优势互补、相互融合，是未来医学发展总体目标。陈竺院士说："我们科学家应逐步突破中西医学之间的壁垒，建立融中西医思想于一体的 21 世纪新医学，这种医学兼取两者之长，既高于现代的中医，也高于现代的西医，它值得我们为之努力和奋斗。"以上说明了中西医结合的对象、内容、方法和目的。只有明确了这些概念，才能在中西医结合耳鼻咽喉科疾病的治疗和科研中充分发挥出"结合"的优势，才能在顶层设计中把中西医结合思路与方法的优点和创新点体现出来，为创造中西医结合耳鼻咽喉科的美好明天提供动力和理论指导。

上颌窦囊肿的中西医结合防治思路，应基于中医"肺主气""肺开窍于鼻""急则治其标，缓则治其本"的理论依据，结合现代技术对上颌窦囊肿进行系统研究。上述上颌窦囊肿治疗方法的发明不仅解决了采用非手术疗法治疗上颌窦囊肿的问题，同时还研究总结了相关的防治中药组方——"鼻窦消肿方"。临床应用时，可根据患者的具体情况辨证施治而对药物及剂量进行加减应用，这体现了突出整体兼顾个体的中西医结合疗法的优势。临床观察证实基于"鼻窦消肿方"的中药汤剂治疗能抑制鼻道黏膜中嗜酸粒细胞的作用，以及能改善上颌窦囊肿患者的鼻道黏膜纤毛功能。该治疗方法通过提高鼻道黏膜纤毛功能缓解了上颌窦口炎症，在理论与实践结合的基础上，为中西医结合防治上颌窦囊肿提供了有效的范例。

（二）临床上注重整体疗效（任何疾病都是全身疾病的局部表现）

临床上，疗法的有效性和"优秀"与否主要是看其"疗效"，尤其注重其整体疗效。从中医五行学说角度看，人体内是不存在"孤脏"的，任何疾病都是脏腑失调引起全身性疾病在某些组织和器官上出现的一种局部表现。这构成了集"哲学思想—理论体系—临床实践"为一体的人体功能体系，并被用于指导临床治病。根据中医学五行生克的理论，某一脏有病，在以该脏为主治疗的同时，还要考虑辅助与该脏有关的他脏的治疗。因此，耳鼻咽喉科医师应突破耳鼻喉科传统西医诊治思路的局限性，以中医整体观念为基础，把系统论、还原论有机结合起来；把辨证与辨病、异病同治、同病异治的思路结合起来；把主观与客观、大脑与意识、精神与物质等有机结合起来，吸取钱学森院士提出的人体科学思想，以人体科学思想为指导，致力于为现代中西医结合耳鼻咽喉科的治疗与科研提供新途径和新理念。这不仅可作为起点，同时也可作为落脚点，进而实现技术上突破，把对患者的人文关怀落实到技术上，真正地做到"以人为本"。

另外，以人体结构的整体性、生理平衡的动态性、天人合一的相应性、人与人之间的个体差异性，以及人体超常功能的潜在性这"五性"为切入点，或许能在中西医结合耳鼻咽喉科的某些研究和治疗方面有所突破和创新。

（三）基础研究应注重动物与临床相结合

基础研究旨在探索具有基础性、建设性价值的重大科学发现，系统研究其内在规律，进而构建技术平台并开发衍生应用，为社会发展奠定科学基础。

关于中西医结合耳鼻咽喉科应注重和选择的基础研究结合点，常需借助实验动物模型。动物实验可弥补部分研究项目无法在人身上进行的局限性，现多用于机制研究。但动物实验也存在跨物种的局限性，时有动物实验结果与临床疗效不符，反之亦然。因此，基础研究须客观认识人与动物种属间的客观差异，种属差异必然导致研究结论异化。中西医结合耳鼻咽喉科临床与动物相结合的研究中，一定要明白哪些是可以相结合的研究，哪些是不可以结合的研究，不要机械性地为了"结合"而结合。基础研究应对慢性疑难病动物模型开展整体动态观察，从而对机体的发病机制和治疗策略有更准确的认识，彰显中西医结合学科特色，依托现代科技传承创新中医药。

（四）抓住问题主要矛盾

辩证唯物主义揭示事物处于永恒运动发展之中，须以动态视角认知问题。当今步入"互联网＋"时代，更需关联性、系统性思维。精准医学理念为问题认知与解决提供新范式。因此，将哲学思维融入中西医结合防治体系，对推动中西医结合耳鼻咽喉科治疗疑难病的研究具有重要的借鉴意义。

财政支持及赞助

河北省中医药管理局资助课题，项目名称：治疗上颌窦囊肿新技术应用及鼻窦消肿方防治的研究（No.2014115）。

第三章

医 案

第一节　循环系统疾病

1. 治疗心脏支架术后阴囊潮湿、大便不利医案

陈某，男，68 岁，河北邢台人，2022 年 11 月 4 日初诊。

患者 4 年前心脏置入 2 个支架，现在阴囊潮湿，大便不利，3～4 天 1 次，有胆结石。

舌脉象：舌苔下焦黄腻，脉弦。

辨证：少阳郁滞兼湿热。

拟方：小柴胡汤合四逆散加减。

方药：柴胡 15g，黄芩 10g，枳实 10g，白芍 10g，乌药 20g，小茴香 10g，薏苡仁 30g，黄柏 10g，猪苓 20g，泽泻 10g，丹参 30g。中药配方颗粒剂，14 剂，每日 1 剂，分 2 次开水冲后温服。

2022 年 11 月 21 日二诊：患者服上述药物 14 天后，大便不利症状减轻，现在基本每天 1 次，阴囊潮湿明显改善。因患者舌苔下焦黄腻减轻，将黄柏减至 8g，乌药增加至 30g，继服 14 剂。

2022 年 12 月 5 日三诊：上述症状完全消失，建议停药。

【按】

心脏支架全称冠状动脉支架，是心脏介入手术中常用的医疗器械，具有扩张动脉血管的作用。支架的主要材料为不锈钢、镍钛合金或钴铬合金。支架最早出现在 20 世纪 80 年代，经历了金属支架、药物涂层支架、生物可降解支架。

该患者 4 年前植入 2 个心脏支架，心在经络系统中归属于手少阴心经，根据中医"五行生克"关系，肝木生心火。《黄帝内经》中有"正气存内，邪不可干""邪之所凑，其气必虚"的论述。尽管患者未详述心脏疾病发作时的症状，但从植入心脏支架一事上可推测出患者术前心脏正气不足。当下患者阴囊潮湿，大便不利，舌苔下焦黄腻，脉弦，属于明显肝胆疏机不利、下焦湿热的表现。根据中医"未病先防、既病防变"的理念，肝胆不利、下焦湿热可影响手少阴心经，因此治疗肝胆，可以预防心脏病变，治疗选择小柴胡汤

（柴胡、黄芩等）合四逆散（枳实、白芍等），共奏疏肝解郁之效。患者阴囊潮湿，可选择乌药配小茴香以温肝散寒；舌苔下焦黄腻可选择薏苡仁伍黄柏清利下焦湿热，让湿热从肠道排出；猪苓协泽泻淡渗利湿，让湿热从小便排出；加丹参不仅可以起到活血化瘀的作用，还可巩固心脏功能，此即《金匮要略》"见肝之病，知肝传脾"理论之变通应用。以上治疗不仅可解决肝胆湿热之标，更可杜其传变之渐。

2. 治疗高血压、颈部疼痛医案

陈某，男，49岁，河北唐山人，2022年10月7日初诊。

患者患高血压10余年，血压波动于（170～180）/（110～120）mmHg，伴颈部疼痛、小便次数多、口干，大便偏溏，有三叉神经痛病史3年。

舌脉象：舌淡，双尺脉弱。

辨证：脾肾阳虚。

治法：温补脾肾，利水渗湿。

方药：淡附片18g，白术30g，茯苓30g，炒白芍30g，干姜3g，桂枝18g，猪苓20g，泽泻30g，川牛膝40g。中药配方颗粒剂，7剂，每日1剂，分2次开水冲服。

2022年10月21日二诊：颈部疼痛、小便次数多、口干、大便次数多等症状均恢复正常，血压仍偏高，150/98mmHg。继服上方7剂，每日1剂，分2次开水冲服。

2022年10月29日三诊：诸症悉平，血压145/90mmHg。上方将调整为白芍15g，桂枝15g，其他药物不变，继服14剂巩固疗效。

【按】

高血压概念及机制　高血压是一种以动脉压升高为特征，可伴有心脏、血管、脑和肾脏等器官功能性或器质性改变的全身性疾病，有原发性高血压和继发性高血压之分。高血压发病的原因很多，可分为遗传和环境两个方面。在未服用降压药的情况下，经多次规范测量血压高于/等于140/90mmHg的人群可诊断为高血压。患者既往有高血压史，目前正在用抗高血压药，故血压虽然低于140/90mmHg，亦应该诊断为高血压。

引起血压升高的因素有很多。其形成机制为心脏泵血能力加强（如心脏收缩力增强等），使每秒钟泵出血液增加，或大动脉弹性减退，变得僵硬。当心脏泵出血液时，动脉不能有效扩张，因此，每次心搏泵出的血流通过狭窄管腔时，会导致压力升高。动脉粥样硬化可导致动脉壁增厚和变得僵硬，这就是高血压常发生在动脉粥样硬化高发的老年人群的原因。由于神经和血液中激素的刺激，全身小动脉可暂时性收缩，而这同样也可引起血压的增高。循环中液体容量增加，常见于慢性肾脏病等，肾脏不能充分从体内排出钠盐和水分，会导致体内血容量增加，引发容量性高血压。相反，如果心脏泵血能力受限、血管扩张或过多的体液丢失，则可导致血压下降。肾脏功能和自主神经系统通过负反馈机制调控心血管功能的变化可对上述的心脏泵血能力、动脉收缩、循环中液体容量进行调控。

本医案治疗用药思路　该患者高血压10余年，舌淡、大便溏，双尺脉弱，同时伴有颈部疼痛、小便频、口干等症，是明显脾肾阳虚的表现，按中医理论，脾肾阳虚致高血压

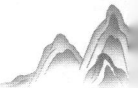

的机制在于：脾主运化，司水谷精微转输与水液代谢，并具有统血等功能。运化功能失常可影响水液代谢，导致患者出现各种水液代谢分布失调的症状。"诸湿肿满，皆属于脾"，脾的运化功能失常，可产生湿邪等病理产物，这必然影响血管运行及血管壁变化，形成高血压。肾与膀胱相表里，肾阳不足，不仅影响膀胱气化功能，还可因阳不足，致寒或痰、饮形成。湿、痰浊久则入络，导致血行瘀滞、脉道失柔，引起血压增高。

治疗选择真武汤温补肾阳、健脾利水，配合五苓散增加膀胱气化功能。小便多、口干，是膀胱气化不利的症状之一，而颈部属于膀胱经循行部位，膀胱经经气不利，可导致颈部出现疼痛。加干姜以温运脾阳，散寒化湿。川牛膝补肾活血，不仅引药下行，还可引血下行。以上就是治疗该患者的用药思路与方法。

3. 治疗天寒时恐惧症医案

关某，女，65岁，河北唐山人，2022年10月22日初诊。

主诉：心里自觉"非常害怕"1年余。

患者立秋至次年立春期间，或夜间及阴雨天气时，自觉心中惕怵不安、胸闷气短，冬季加重，夏季缓解，晨起大腿、胳膊麻木疼痛（活动后减轻）。

舌脉象：舌苔淡，双尺脉弱。

辨证：心肾阳虚。

拟方：桂枝甘草汤加减。

方药：炙甘草20g，桂枝24g，淡附片18g，白术20g，炒白芍18g，当归20g，黄芪20g，生姜6g，细辛5g。中药配方颗粒剂，7剂，每日1剂，分2次开水冲后温服。

2022年10月27日二诊：上述症状均改善，效不更方，继服7剂巩固疗效。

【按】

心主神志，患者自觉心中害怕提示心主神志功能异常，且该症状与天气冷和季节（冬天）相关，又有舌淡、双尺脉弱，说明该患者有明显的心肾阳虚。心、肾同属少阴经，经气相通，水火既济。

治疗心阳虚宜用桂枝甘草汤（桂枝、炙甘草）辛甘化阳，佐生姜既助温里，又兼散表寒，防止寒邪入里。舌淡，双尺脉弱又是肾阳虚的典型表现，治以真武汤加减温肾健脾。温肾健脾不但可以加固和增强肾阳的功能，还可以加固和增强心阳的功能，如此可治疗患者"遇冷害怕"。患者晨起肢体麻木、疼痛，活动后得缓，提示患者还有气血不足之证。活动可改善血液循环，血液循环需要气和血推动，因此，可借鉴当归补血汤的诊治思路，加当归、黄芪实现气血双补。此外细辛可温通十二经，于麻木之症尤宜，可酌情配伍。中医学认为，心主神志，也主血脉，因此，治疗心脏相关疾病，当温通并施。本案组方对主证的治疗具有针对性，同时又兼顾患者整体的需要，因此也具有整体性，这体现了中医药的特色和优势。

4. 治疗高血压、早泄医案

李某，男，39岁，河北唐山人，2022年9月30日初诊。

患者7月份体检中发现血压143/（98～99）mmHg，小便量多，大便时干时稀，自汗，

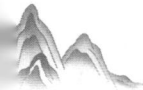

睡眠差，夜尿次数偏多，从事工厂夜班作业（每周 3 次，工作方式以电脑操作为主），近半个月出现早泄。

舌脉象：舌淡，舌体胖大，双侧尺脉弱。

辨证：阳虚水泛，肝阳偏亢。

拟方：真武汤加减

方药：淡附片 18g，牡蛎 90g，炒白术 30g，茯苓 30g，泽泻 20g，柴胡 18g，麻黄 5g，党参 20g，石膏 15g。中药配方颗粒剂，7 剂，每日 1 剂，分 2 次开水冲后温服。

2022 年 10 月 7 日二诊：患者夜尿减，自汗缓解，睡眠质量提升，血压 130/90mmHg，大便时干时稀，效不更方，继服 7 剂巩固疗效。

2022 年 10 月 14 日三诊：患者大小便恢复正常（以往 1 小时喝水 500mL，喝完水后马上去小便，且不能喝凉水，夜间小便 3 次，现在几乎不起夜），睡眠正常，早泄症状显著改善，由于血压偏高，上方加川牛膝 30g，继服 7 剂，巩固疗效。

【按】

一般来说，肝阳上亢易出现高血压。本案证属脾肾阳虚，水不涵木，虚阳浮越。治疗用淡附片以温肾阳兼温脾阳；牡蛎具有平肝、潜阳、利水和补肾阴的作用。《素问·生气通天论》载"阴平阳秘，精神乃治"，阴阳和合乃康泰之本。因此补肾阳当佐滋阴之品，以达到阴中求阳、阳中求阴的目的。炒白术、茯苓、泽泻可健脾利水；麻黄配石膏取"提壶揭盖"之喻，宣肺以利水道；伍牡蛎摄精固涩，标本兼治。柴胡升清，党参培土，共奏斡旋三焦之效。

5. 治疗胸闷、睡眠差医案

方某，女，40 岁，河北唐山人，2022 年 9 月 9 日初诊。

主诉：胸闷、睡眠差 2 个月。

舌脉象：舌淡，脉细。

辨证：心肾不足。

拟方：桂枝加龙骨牡蛎汤加减。

方药：桂枝 18g，炙甘草 12g，煅龙骨 30g，牡蛎 45g，珍珠母 20g，茯神 30g，泽泻 20g，炒酸枣仁 20g。中药配方颗粒剂，7 剂，每日 1 剂，分 2 次开水冲后温服。

2022 年 9 月 16 日二诊：上述症状明显减轻。患者劳累后偶发胸闷，该症状继发于 7 月宫内节育器置入术后，时有尿频，口苦，小便黄，予原方加柴胡 18g，黄芩 18g，疏通三焦。继服 7 剂巩固疗效。

【按】

病机及用药分析：患者胸闷，睡眠差，舌淡，脉细弱，是明显心阳虚衰的表现。心阳不足的典型表现之一就是胸闷。此外，心阳不足还会影响"心主神志"的功能，故临床上患者可出现睡眠差，法取桂枝甘草龙骨牡蛎汤。本案处方中用桂枝入心，辛温助阳；用甘草甘温益气，益气复脉，二药合用，辛甘化阳，阳生阴长，使患者得以心神安宁。配伍龙骨、牡蛎以潜镇安神。《绛雪园古方选注》曰："桂枝、甘草、龙骨、牡蛎，其义取重于

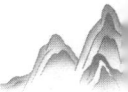

龙、牡之固涩。仍标之曰桂、甘者，盖阴钝之药，不佐阳药不灵。故龙骨、牡蛎之纯阴，必须借桂枝、甘草之清阳，然后能飞引入经，收敛浮越之火、镇固亡阳之机。"配伍珍珠母可平肝潜阳、安神、定惊明目，与龙牡构成重镇安神药组；加炒酸枣仁可补肝体，因乙癸同源，肝血充足则心有所主；配伍茯神、泽泻，不仅可健脾安神、利水渗湿，还可寓通于补、通阳化气。复诊有口苦，小便偏黄的症状，这是少阳枢机不利，胆火上炎，用柴胡、黄芩以和解少阳。

6. 治疗胸闷伴发热医案

赵某，女，52岁，2020年5月2日初诊。

主诉：胸闷，发热加重3天。

现病史：胸前区发闷，发热，咽喉不适，阵发性咳嗽，口泛咸味。

舌脉象：苔黄腻，脉滑数，左尺脉弱。

辨证：胸闷（痰热互结伴肾虚）。

治法：清热涤痰，补肾降逆。

方药：小陷胸汤加减。瓜蒌20g，姜半夏9g，柴胡6g，黄芩10g，黄连3g，川牛膝20g，沉香3g，牡蛎40g。中药配方颗粒剂，14剂，每日1剂，分2次水冲服。

2020年5月16日二诊：患者服药后诸症明显改善。原方14剂，巩固疗效。

【按】

该患者出现胸闷、发热、咳嗽等上焦证候，结合其舌苔黄腻，判断其体内有痰热壅肺，脉滑数提示体内有痰浊内蕴，故辨为痰热互结。《伤寒论》第138条言："小结胸病，正在心下，按之则痛，脉浮滑者，小陷胸汤主之。"虽病位稍异于心下，但其病机和部位与张仲景描述的病机相类，因此，选择小陷胸汤治疗本病。金代成无己《注解伤寒论》曰："心下硬痛，手不可近者，结胸也。正在心下，按之则痛，是热气犹浅，谓之小结胸。结胸脉沉紧，或寸浮关沉，今脉浮滑，知热未深结，与小陷胸汤，以除胸膈上结热也。"又言："苦以泄之，辛以散之。黄连、栝楼实，苦寒以泄热，半夏之辛以散结。"

另外，患者吃东西感觉发咸，诊其左尺脉弱，根据五脏与五味关系可知病涉及肾。《灵枢·宣明五气》曰："酸入肝，辛入肺，苦入心，咸入肾，甘入脾，是为五入。"生理上，"五味各走其所喜……谷味辛，先走肺""谷味咸，先走肾""咸生肾"，病理上，"五味入胃，各归所攻""咸先入肾""夭之由也"。《素问·金匮真言论》曰："北方黑色，入通于肾……其味咸，其类水。"张志聪注曰："如偏用其咸，则咸走肾，而水气盛矣。此用味之偏，而不调者也。凡物之五味以化生五气，味久则增气，气增则阴阳有偏胜偏绝之患矣。盖甚言其气味之不可偏用者也。"

本医案患者口咸与尺脉弱皆为肾虚之候，肾虚可致肾水上犯，如果上犯于心可见奔豚，上泛于口，可致口咸。参照"金水相生""心肾相交"等五行生克理论，以川牛膝和牡蛎引药下行，肝肾同补。川牛膝配沉香可宽胸降气，引上犯之"肾水""肾气"回归原位。柴胡、黄芩可疏通三焦。

第二节　神经系统疾病

1. 治疗下肢瘙痒医案

黄某，女，77 岁，福建人，2020 年 4 月 26 日通过手机初诊。

患者右下肢小腿瘙痒半年，搔抓后加重，局部皮肤苔藓样变，二便调。既往有冠心病。

舌脉象：舌暗红，脾肾脉弦、心脉浮细。

辨证：心肺湿热，湿热下注。

拟方：桂枝汤合麻黄连翘赤小豆汤加减。

方药：黄连 10g，桂枝 10g，炒白芍 10g，川牛膝 30g，白鲜皮 20g，柴胡 6g，连翘 30g，麻黄 3g，每日 1 剂，水煎服。

2020 年 4 月 28 日下午电话随访：患者服药 1 剂，瘙痒次数明显减轻。

2020 年 5 月 3 日电话随访：患者服药共 3 剂，瘙痒完全消失。

【按】

瘙痒部位与经络关系　本案例患者主要症状为右下肢小腿瘙痒难忍。从瘙痒部位来看，应属足太阳膀胱经，其分支从项分出下行，经肩胛内侧，从附分穴夹脊三寸，下行至髀枢，经大腿后侧至腘窝中与前一支脉会合，然后下行穿过腓肠肌，出走于足外踝后，沿足外侧缘至小趾外侧端至阴穴，交于足少阴肾经。联系脏腑属膀胱，络肾，与心、脑有密切联系。了解"痒"的部位与经络的关系，有助于定位和精准治疗。

理论与方药　瘙痒部位位于足太阳膀胱经循行路线，足太阳膀胱经与肾相表里，而心肾同属少阴，水火既济。膀胱经、手少阴心经和足少阴肾经密切相关，一经受邪，常累及同经。该患者舌暗红，提示心火亢盛，因此瘙痒可能是心火下移小肠，湿热蕴结膀胱而引起的。《素问·至真要大论》曰："诸痛痒疮，皆属于心。"心属火，主营血，主血脉而司营卫。故疮痒的发病之本属于心。王冰注曰："心寂则痛微，心躁则痛甚，百端之起，皆悉生痛痒。"这些理论提示手少阴心经与"痒"关系密切。

治疗宜用黄连清心火；桂枝、炒白芍调和营卫；川牛膝、白鲜皮可引药下行、祛风止痒；柴胡可疏通三焦，有利于心经湿热从三焦排出；麻黄、连翘通过宣肺、清热解表让心经湿热从太阳经分解。因为太阳和少阴相表里，因此促进心经湿热从三焦、太阳经排除是祛邪的"最佳通路"，可让湿热之邪尽快排出。该处方也体现了中医治疗谨守病机、方证相应的学术特色。

2. 治疗产后手指麻木、双足跟疼痛医案

李某，女，27 岁，河北广宗人，2020 年 5 月 1 日通过手机就诊。

患者剖宫产术后手麻 23 天，主要以双手中指和无名指麻木为主，睡觉时因麻木惊醒，对冷热感觉不明显，同时还有头晕、心慌、双足跟疼痛的症状，行走约 5 分钟便感疼痛，便秘，大便 3 天 1 次，乳汁分泌不足，早晨口苦。当地中医按气虚开具中药，服中药 4 剂

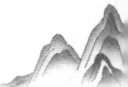

无效。2020 年 5 月 2 日在广宗县医院查肌电图提示双侧正中运动神经腕部传导速度减慢，右侧神经运动腕部传导速度减慢，右侧正中感觉神经中指未引出确定波形，提示运动神经双侧腕部受损。

舌脉象：舌淡暗、边有齿痕。

辨证：少阳厥阴合病。

拟方：柴胡桂枝汤加减

方药：柴胡 10g，黄芩 10g，桂枝 10g，白芍 10g，白术 40g，肉苁蓉 20g，山茱萸 20g，当归 20g，党参 20g，火麻仁 20g，炙甘草 30g，枳壳 15g，4 剂，每日 1 剂，水煎服。

2020 年 5 月 2 日通过电话随访：患者服 1 剂药，除手指麻木外，上述症状明显减轻。

2020 年 5 月 4 日电话二诊：除手指轻微麻木外，其余症状均缓解。

【按】

手中指和无名指与经络关系 手厥阴心包经，起于胸中，属心包经，下走络三焦，上走上肢内侧的中线，止于中指内端，有一支从掌中分出到无名指交手少阳三焦经。手少阳三焦经，起于无名指端，沿上肢外侧的中线，上至颈部，循耳后，终于目内眦，交足少阳胆经。一支自肩走入胸部，络心包络，属三焦。由此可见，手中指、无名指分别和手厥阴心包经与手少阳三焦经密切相关。

"症状－理论－方药"关系 那为什么手厥阴心包经和手少阳三焦经病可表现出患者产后的上述症状？第一，心包是心的外膜。膜上分布有络脉，为气血运行的通路，总称为心包络。《灵枢·邪客》曰："故诸邪之在于心者，皆在于心之包络。包络者，心主之脉也。"李瑞玉认为，心与心包络在临床辨证论治上，病机相通，只是程度上有轻重表里深浅的不同而已。在病理情况下，心包络病变出现异常的部位与心病时出现异常的部位是十分相近的，所以临床上常将心包络归属于"心"，而共称其为"五脏"之一的"心"。

产后多虚，气血同源，血虚则气弱。因此，本案例中，患者就因心的气血不足而表现出手麻、双足跟痛等症状。手少阴心经与足少阴肾经同属少阴，互为表里，可以互相影响。患者晨起口苦、大便秘结，这提示出现少阳经病。少阳统括三焦与胆腑。手少阳三焦经可通行元气，总司人体气化，它还是水谷运行的通路。因此，该通路出现问题，可以导致便秘。足少阳胆经，少阳者，小阳也，若三焦不通，可导致胆火上炎，所以晨起口苦。方中柴胡，黄芩，和解少阳，疏利枢机。桂枝、白芍、当归、党参，炙甘草可发挥补心之气血阴阳的作用。双足跟痛是心气血不足，肾阴阳不足所致，因此，用补肾阴、肾阳的山茱萸和肉苁蓉对证治疗。舌边有齿痕，提示患者脾虚，故采用白术、枳壳以健脾通便。

全方谨守"治病求本，三因制宜"原则，且在组方和药量上，体现了心肝脾肾同治、气血阴阳并调的学术思想。

3. 治疗糖尿病并发右脚掌麻木肿胀医案

李某，男，74 岁，云南昆明人，2022 年 4 月 14 日通过手机初诊。

患者右脚掌麻木、肿胀 2 月余。现右脚掌麻木、肿胀（以右足大趾及足二趾严重），走路活动受限，尿频（夜间小便 6～7 次）、口干、便秘、视力下降、手指麻木（以小指及无名指严重），入睡困难，睡后易醒。

舌脉象：舌红、苔黄，脉数有力。

既往史：2 型糖尿病病史 15 年，高血压病史 10 年，餐前空腹血糖波动于 8～12mmol/L，平均值在 8.5mmol/L 以上。当地西医院给予二甲双胍、硝苯地平等药物治疗。

辨证：少阳阳明合病。

拟方：半夏泻心汤加减。

方药：姜半夏 10g，黄连 20g，黄芩 10g，生姜 10g，柴胡 6g，葛根 30g，川牛膝 30g，黄芪 15g，桂枝 10g，火麻仁 20g，炙甘草 10g。中药配方颗粒剂，14 剂，每日 1 剂，分 2 次水冲服。

2022 年 4 月 27 日二诊：患者各项症状有所减轻，餐前血糖平均值降到 8.5mmol/L，最低降到 7.8mmol/L，小便次数明显减少，夜间小便减少到 4 次，便秘明显改善，且较之前顺畅。睡眠改善，较之前容易入睡，且睡眠质量明显提高，醒后感觉有精神。夜间口渴程度、右脚掌手指麻木情况均有改善。

【按】

本医案从症状上看分两点 第一，四肢麻木部位及症状分析：患者走路活动受限、右脚掌麻木肿胀，右足大趾及足二趾严重，右足大趾属足太阴脾经及足厥阴肝经循行部位，足二趾是足阳明胃经循行部位；手指麻木以小指及无名指严重，小指是手少阴心经、手太阳小肠经循行部位，无名指是手少阳三焦经循行部位。第二，患者有糖尿病病史 15 年，其血糖增高、口干、便秘、视力下降、尿频，舌红，苔黄，脉数有力，故辨证以阳明热盛、肝胆病变为主。

综合上述二组症状分析 无论是第一组局部症状、还是第二组症状，均和脾胃肝胆系统密切相关。正常情况是脾主升、胃主降；脾胃气机升降失常可致精微不布，发为消渴，症见口干、便秘、手指或脚趾麻木。视力下降是胃热影响肝热，致肝阴不足。肝开窍于目，《伤寒论》第 263 条："少阳之为病，口苦，咽干，目眩也。"因此，可出现视力下降。

现患者既有胃热，又有脾寒。脾寒既可以出现便溏，又可以出现便秘，因为脾主健运，脾健运功能失常，影响水液代谢，可以出现水液分布不均，同时还影响肝胆功能。脾胃是气机升降的枢纽，胃中有热影响胃降，脾寒影响脾升。另外，患者小便多，是由于三焦决渎失司致水液代谢紊乱。三焦功能失常，会出现气机失调，也会出现水液代谢失调，表现为小便频数或癃闭，或大便干燥。治疗选择半夏泻心汤合小柴胡汤意，生姜、半夏、黄芩、黄连合在一起辛开苦降以调中焦，加黄芪是补充上述四种药物产生作用时的消耗，同时增强中焦脾胃功能。葛根、川牛膝、一升一降，促使气血改善。桂枝、茯苓不仅增加膀胱气化功能，更寓通阳化气之功，火麻仁可缓解阳明燥热伤阴之力，有润肠通便的作用。总体来说就是气机一通，津液也就通畅了。

全方抓住主要病机、辨证用药，整体代谢改善，血糖自然系统分解，正如《伤寒论》中有"上焦得通，津液得下，胃气因和，身濈然汗出而解"的记载。

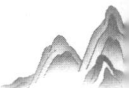

4. 治疗肩膀、背部持续疼痛医案

刘某，女，52岁，河北邢台人，2022年11月4日初诊。

主诉：肩背部持续疼4年，伴时有胸闷、气短等。

舌脉象：舌淡苔偏黄，脉弦。

辨证：太阳、少阳、阳明合病。

治法：和解少阳，疏解阳明，调和营卫。

方药：柴胡15g，桂枝10g，白芍10g，黄芩10g，姜半夏8g，党参15g，葛根30g，川牛膝30g。中药配方颗粒剂，10剂，每日1剂，分2次开水冲后温服。

2022年11月21日二诊：背部持续疼，时有胸闷、气短等症状完全消失，肩膀疼痛症状明显改善，效不更方，继服10剂，巩固疗效。

【按】

肩膀部是手少阳三焦经、手阳明大肠经所过之处，背部属足太阳膀胱经、督脉所过之处；若少阳枢机不利，阳明经气壅滞，太阳经输不利，可导致肩背部经气痹阻，出现酸胀、隐痛等症状，属三阳合病。

《伤寒论》第146条："伤寒六七日，发热，微恶寒，支节烦疼，微呕，心下支结，外证未去者，柴胡桂枝汤主之。"该方是小柴胡汤和桂枝汤合方，治疗太阳、少阳同病的方剂。用桂枝汤调和营卫，解肌散寒，以治太阳经气不利；用小柴胡汤和解少阳，畅达枢机，以解半表半里的经气不利；患者时有胸闷、气短也是少阳枢机不利导致的或然证。

加葛根不仅可解手阳明大肠经气不利，更可走背部膀胱经、督脉，治疗其经气不利，是"项背强几几"首选药物。配伍牛膝，以防葛根"升阳太过"，同时也起到补肾活血的作用，升降相因。

5. 治疗左中指红肿医案

吴某，女，48岁，福建人，2022年10月24日通过手机联系请求治疗。

主诉：左手中指无端红肿疼痛7天。

患者左手中指红肿区见可移动性皮下结节，双手手指麻木，平时眼睛干涩易流泪，口干涩，大便不畅，腹部、胁肋部憋胀，外阴部3处皮下结节，夜晚有时胸区憋闷。

舌象：舌苔白腻。

既往史：颈椎病，椎间孔狭窄、颈椎骨质增生。

辨证：湿邪阻络。

治法：祛湿通络。

方药：紫苏叶10g，苍术20g，厚朴20g，陈皮20g，柴胡10g，姜半夏10g，茯苓30g，泽泻10g，生姜10g。7剂，每日1剂，水煎服。分2次开水冲后温服。

2022年10月31日电话二次随访：患者服药2剂后，中指红肿消退明显。服药5天后，只剩指端微酸麻，眼睛干涩、口干涩、外阴结节、腹部憋胀均明显减轻。因有脱发，请求治疗脱发，近3个月来头发容易掉，近半月来小便有白沫。原方加黄芪30g，当归10g，中药配方颗粒剂，14剂，每日1剂，分2次开水冲后温服。

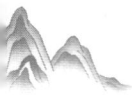

2022 年 11 月 3 日电话 3 次随访：中指红肿消退，麻木及脱发明显减轻。建议剩余药物继续服用。

【按】

中指为手厥阴心包经循行部位，该部位出现红肿与心包经的功能异常有关。查患者舌苔白且厚腻，提示寒湿内盛，三焦气机壅滞影响心包经。湿邪阻滞可致经气流通不利，经气不利则不能荣四肢、头面，以致四肢末端麻木、不温、疼痛等，还可导致面部五官孔窍干涩、耳聋耳鸣等症状。

心包经与三焦经相表里，且心包经的经气下接三焦经，三焦经脉阻滞可致经气停滞于心包经，也可引起局部红肿、结节等病症。本案以平胃散燥湿化浊，配合紫苏叶开肺、化浊、利小便而给湿邪以出路（用紫苏叶而不用解表功能更强的麻黄，是因为紫苏归肺、脾经，可兼化中焦湿浊，符合本病需要。而现代研究发现麻黄有强心的功能，且性偏燥，故在此用紫苏叶更合适），佐以生姜温胃散寒，防止寒湿中伤脾胃。

因三焦隶属于肾，肾功能正常则三焦寒湿可从膀胱排出，不至于停滞体内。本案加泽泻配合茯苓增加肾和膀胱的气化功能，促进湿浊排出，加柴胡疏肝理气，推动肝气的升发以促进三焦湿邪的快速排出，且有利于通阳。《外感温热篇》谓："通阳不在温，而在利小便。"小便通畅则湿邪排出，由此阳气可自复。阳气复则可上荣清窍，下至腹部、四肢以温煦四末。

发为血之余，患者脱发严重，但头皮并不油腻，提示为血虚风燥型脱发而不是湿热型脱发，故加黄芪、当归，采用当归补血汤的思路。血足就可以生发、固发、养发。而小便有白沫提示肾寒。"阳化气，阴成形"的理论提示，脏腑阳气足（动力足），则代谢正常，其气化作用（营养物质转化为能量）可使各种精微物质及时补充和参与到人体的生长运动过程中去，不会形成沉淀或其他病理产物，而当脏腑阳气不足（动力弱）或者阴气盛（导致动力减弱的物质、能量增多），会导致病理产物的出现和沉积。当人体内环境不足以自愈时，可以借助药物进行调节。因此用 30g 黄芪，在补气的同时可升阳，促进人体气血津液的运化，加速体内代谢，使脏腑的功能活跃起来而促进病理产物的消化和代谢。本案用多药从多个角度同时发力，最终促进脏腑功能的恢复。

现代解剖学认为，脊椎的变形、增生等病变，可导致神经压迫而引起肢体麻木和感觉异常等，这有一定的道理，但是临床上并非所有出现脊椎病变的患者都有明显的疼痛、麻木等症状，同理，也不是所有出现明显腰背麻木、疼痛的患者都伴有脊椎病变。中医学认为不通则痛、不荣则痛。西医学认为的压迫神经只是导致不通的原因之一。此外，中医学认为湿邪、瘀血、寒凝等也可以导致不通，而气血虚、阳虚等导致的"不荣而痛"在临床上也不少见，如腰肌劳损、术后创伤、经期腰痛等。以上提示中医具有整体观与辨证论治优势。

6. 治疗右臀部酸胀并向下肢放射医案

李某，男，35 岁，河北邢台人，2022 年 11 月 14 日初诊。

主诉：右臀部酸胀并向下肢放射 1 年。

舌脉象：舌苔下焦白腻，双尺脉弱。

辨证：肝肾不足。

拟方：芍药甘草汤合四妙散加减。

方药：炒白芍 60g，炙甘草 40g，薏苡仁 30g，黄柏 8g，川牛膝 30g，葛根 60g，炒白术 30g，当归 10g，菟丝子 20g。中药配方颗粒剂，7 剂，每日 1 剂，分 2 次开水冲后温服。

2022 年 11 月 16 日晚上患者来电：服 2 剂药后症状明显减轻，但大便日行 4 次，质偏稀，并无胃肠道不适。嘱咐患者，可用 5 片生姜煮水，然后用姜水趁热冲药，服药后若还有其他不适可随时联系。

2022 年 11 月 22 日二诊：右臀部酸胀并向下肢放射症状明显改善，病情基本好转。按上方将炒白芍改至 50g，继服药 7 剂巩固疗效。

【按】

患者右臀部酸胀并向下肢放射，虽然未做 CT、MRI。但初步考虑是腰椎间盘突出所致；西医学认为腰椎间盘突出症是纤维环破裂后髓核突出压迫神经根造成的以腰腿痛为主要表现的疾病。腰椎间盘属于纤维软骨联结结构，是由透明软骨板、纤维环和髓核组成，分布在腰椎骨间。腰椎间盘退行性改变或外伤所致纤维环破裂，髓核从破裂处脱出，压迫神经根，从而出现腰腿放射性疼痛。腰椎间盘突出症患者常见症状为疼痛，表现为腰背痛、坐骨神经痛。典型的坐骨神经痛表现为由臀部、大腿后侧、小腿外侧至足跟部或足背的放射痛。据临床统计，约 95% 的腰椎间盘突出症患者有不同程度的腰痛，80% 的患者有下肢痛，特别是腰痛。腰痛不仅是腰椎间盘突出最常见的症状，也是最早出现的症状之一。

就本案而言，患者双侧尺脉弱，提示肾气不足，舌苔下焦偏白腻，舌苔下焦指肝肾，表明还有"湿"，其形成原因多为"肝肾不足"，中医学认为"肝主筋""肾主骨"，腰椎间盘是骨的一部分，但腰椎有腰肌在周围，腰肌保持正常的紧张度对腰椎固定和运动起重要作用。因此，"腰肌紧张度在不该紧的时候出现紧了"，那对腰椎必然会形成不正常牵引力，这个不正常力量是形成腰椎间盘突出的重要因素。中医学认为"肝主筋"，提示不正常的腰肌紧张度和"肝阴虚"密切相关。此外，腰椎间盘突出也和自身"肾虚"有关，因此治疗该类患者时，宜肝肾并治。治肝阴虚可用芍药甘草汤，该方是治脚挛急的著名方剂，现腰肌挛急也同样可选用，因为腰肌也属筋的一部分。芍药、甘草合用，可酸甘化阴，使阴复而筋骨得其所养，如此则腰肌挛急可自伸。患者舌苔下焦白腻，选用薏苡仁、炒白术、黄柏、川牛膝是取"四妙散"之意，原方所用苍术，在此换用白术，不仅可防芍药阴柔之性，而且兼具祛湿的功效，同时也是补脾要药。"脾主肌肉及四肢"，脾健运则肌肉四肢有所养。葛根、川牛膝、当归、菟丝子，具有补肾活血的作用。另外，腰肌是膀胱经所过之处，葛根正好入此经，因此也可治疗"项背强几几"。患者服用上述组方 2 剂就有明显疗效，说明方证对应。

7. 治疗多动症、反复口腔溃疡医案

卢某，男，8 岁，河北邢台人，2022 年 11 月 9 日初诊。

患者父母代诉其嘴角不停抽动、频繁眨眼、反复口腔溃疡半年，用患者父母的话说，就是"口腔溃疡就没有好过"，就诊时嘴角持续抽动，状如咀嚼动作，同时有频繁眨眼症状。2022 年 10 月 12 日在某医院就诊，按多动障碍进行相关检查，血常规、颅脑 CT、脑电图检查均未见异常；微量元素 6 项检测值在正常范围；肝功能检查示除 γ- 谷氨酰转肽酶 7U/L（参考区间 11～50U/L）偏低外，其他指标均在正常范围内；按多动障碍给予静灵口服液、维生素 B_{12} 等药物治疗。服药近 1 个月，效果不明显。患者经其亲戚推荐至门诊求诊。

舌脉象：舌尖红、苔黄，脉细弱。

辨证：脾热肝虚。

拟方：泻黄散合芍药甘草汤加减。

方药：防风 30g，石膏 15g，炒白芍 30g，炙甘草 20g，山药 20g，茯苓 20g，天麻 15g。中药配方颗粒剂，15 剂，每日 1 剂，分 2 次开水冲后温服。

2022 年 11 月 22 日二诊：患者嘴角抽动及眨眼频率显著降低，其爷爷表示其症状痊愈将近 70%，以往口腔溃疡处逐渐愈合，未再形成新溃疡疮口。

处方在原来基础上进行加减：防风 20g，石膏 8g，炒白芍 30g，炙甘草 30g，茯苓 15g，蝉蜕 20g，柴胡 5g，枳壳 5g，天麻 5g。中药配方颗粒剂，15 剂，每日 1 剂，分 2 次开水冲后温服。

2023 年 1 月 17 日三诊：患者嘴角不停抽动、频繁眨眼症状几乎消失，仅偶尔出现，口腔溃疡创口逐渐愈合，未发生新溃疡，大便偏稀，每日 2～3 次。原方加炒白术 20g，继服 15 剂，巩固疗效。

【按】

多动症机制　患者嘴角不停抽动、频繁眨眼、反复性口腔溃疡半年，某医院按多动障碍进行相关检查，除 γ- 谷氨酰转肽酶（γ-GT）7U/L 偏低以外，未发现器质性病变，但给予药物 1 个月治疗并无效果，说明该治疗方案辨证失准。查阅相关文献可知，γ- 谷氨酰转肽酶（γ-GT）广泛分布于人体组织中，肾内最多，其次为胰和肝，胚胎期则以肝内最多，在肝内主要分布于肝细胞浆和肝内胆管上皮中，正常人血清中 γ-GT 主要来自肝脏，此酶在急性肝炎、慢性活动性肝炎及肝硬化失代偿时仅轻中度升高。但当发生阻塞性黄疸时，此酶因排泄障碍而逆流入血；当发生原发性肝癌时，此酶在肝内合成亢进，均可引起血中转肽酶显著升高，甚至达正常的 10 倍以上。酒精中毒者 γ-GT 亦明显升高，有助于诊断酒精性肝病。该指标是目前公认的反映肝功能的一项指标。但现在患者该指标低，文献一般认为无明显意义，但我们认为，其异常波动均有临床参考价值，或提示肝细胞合成功能减退，是"肝虚"的表现。

治疗思路与方法　宜从患者反复发作的口腔溃疡看多动障碍的原因，结合患者舌尖红，苔黄，脉细共同分析。脉细是气血不足的表现，而化生气血的重要脏腑就是脾胃，脾胃是气血化生之源。结合患者症状,可知是脾胃伏火导致的口腔溃疡。"脾开窍于口",故脾热可致口腔溃疡。脾热可灼伤阴津,脾阴不足可导致躁动不安,这是患者不停抽动、频繁眨眼的原因之一,治疗选择泻黄散(又名泻脾散)思路,取其方中的防风、石膏、甘草,升脾并泻热。

患者"多动"的另一个原因,要从肝脾生克关系考虑。正常情况下,木会生理性克土,以促使脾胃健运。但该患者出现脾失升清,而导致郁火上炎,伏火影响肝的功能,致肝阴虚,因此出现肝风内动而引起多动障碍。故选择治疗脚挛急的芍药甘草汤以补肝阴。脚挛急是肝阴虚造成筋脉拘挛,现在脾热伏火致肝阴虚也造成了面部肌肉的挛急,所以用炒白芍、炙甘草配合天麻酸甘化阴,共奏平肝息风之效;用山药、茯苓健脾利湿,有利于促进脾胃功能的恢复。

8. 治疗头枕部疼痛医案

王某,男,58 岁,河北唐山人,2022 年 10 月 27 日初诊。

主诉:头枕部疼痛 1 年半。

患者活动颈部疼痛加重,有 30 多年颈椎病史,平时感觉麻木疼痛。患者于 4 年前经营超市,日常工作较忙,且睡眠严重不足,经常到晚上 12 点才睡觉,有时失眠严重,彻夜难眠。此外,患者还有 20 多年的便溏症状,严重时会腹泻整夜,无法入眠。患者又补充说有时排便频作,1986 年因胃溃疡行胃大部切除术,术后长期发热,体温在 37.5℃左右,早晨加重,晚上正常,该症状持续 20 年。

2022 年 9 月 29 日在某医院检查。

影像学诊断:①右侧丘脑脑梗死。②左侧额叶及两侧顶叶白质异常信号,符合脑白质高信号,改良 Fazekas1 级(影像学的一种分级标准)。③脑萎缩。④左侧额窦、两侧筛窦及右侧蝶窦黏膜肥厚。

超声检查提示:①右侧椎动脉阻力增高;②双侧颈动脉内中膜增厚伴斑块形成。

患者就诊时,自诉头部不自主震颤多年,自称此症状是遗传,家里人都有这个症状。

舌脉象:舌苔黄腻,脉沉。

辨证:脾阳不升,血瘀阻络。

治法:升脾通络,利水。

方药:防风 30g,葛根 60g,川芎 30g,柴胡 9g,山药 30g,茯苓 30g,泽泻 20g,川牛膝 30g。中药配方颗粒剂,7 剂,每日 1 剂,分 2 次开水冲后温服。

2022 年 11 月 3 日二诊:头枕部疼痛减轻,颈部麻、痛,便稀症状明显减轻,体温在 37.3℃左右。继服 14 剂。

【按】

该患者基础病较多,虽主诉是头枕部疼痛,但和其他基础病比较,可能枕部疼痛更痛苦。综合分析,该病与患者胃大部切除术后状态有关,因脾胃为后天之本,中医学认为有胃气则生,无胃气则死,再次说明脾胃的重要性。某医院的检查虽有客观性,可为治疗提供客观依据,但根据对患者疾病的整体分析,从中医角度辨证论治,当以调治患者的脾胃为要。胃是气血生化之源，胃好则谷气充盛，气血生化有源，只有气血充足才能使血管中血液充盈且运行正常。因此，用药宜选择升脾的防风，以促进脾主升功能的健运。山药健脾，还可补肺阴、肾阴。葛根归脾、胃经，《伤寒论》在讲葛根汤时讲到"项背强几几"，提示葛根对颈部血管及血液循行有明显改善作用，因此采用大剂量的葛根、川牛膝配伍，一升一降，促进气机在人体内的升降循行。柴胡协助其疏通三焦以达到"上焦得通，津液得下，胃气因和，身濈然汗出而解"的作用；茯苓、泽泻健脾利湿，"通阳不在温，而在利小便"，故用二药使胃气和而湿浊去。

9. 治疗双上肢食指、无名指麻木医案

夏某，男，64 岁，河北唐山人，2022 年 10 月 22 日初诊。

主诉：双上肢食指、无名指麻木 8 年。

患者 8 年前曾行颈椎椎管减压术，时有咳嗽。

舌脉象：舌淡苔偏水滑、中焦偏黄，脉弦大。

辨证：太阳郁滞，膀胱气化不利。

治法：温经利水。

方药：葛根 45g，川牛膝 50g，桂枝 18g，炒白芍 20g，茯苓 30g，泽泻 20g，生姜 6g，桔梗 20g，细辛 3g，紫苏叶 20g。中药配方颗粒剂，7 剂，每日 1 剂，分 2 次开水冲后温服。

2022 年 10 月 29 日二诊：患者服药后前 5 天麻木症状未有明显改善，第 6 天时麻木明显减轻，咳嗽也明显改善。原方加紫苏叶 20g，继服 7 剂。

2022 年 11 月 5 日三诊：双上肢食指、无名指麻木，咳嗽等症基本恢复正常，但考虑病程 8 年，并有颈椎病手术史，所以，继开上方 15 剂，巩固疗效。

【按】

患者双上肢无名指、小指麻木 8 年，从经络上看属手少阳三焦经、手太阳小肠经与手少阴心经循行异常，其病机当溯本求源。第一，可能与 8 年前颈椎病手术有关，手术可影响局部血管及神经功能。第二，患者舌淡胖，苔水滑，是膀胱气化不利的表现。颈椎是足太阳膀胱经的循行部位，因此经气失和可以影响其循行部位引起相应的症状。另外，肾与膀胱相表里，心与小肠相表里，小肠经与膀胱经互通，即生理上互相联系，病理上也相互影响，因此四经又可互相联系和影响。最终，膀胱经的异常，可引起足少阴肾经、手少阴心经的异常。目前，该患者膀胱气化不利，水液代谢出现异常，导致肾阳虚水饮上泛，影响手少阴心经、手少阳三焦经。这两经受到水湿之邪的影响，引起双上肢无名指、小指的麻木。治疗此病证可选用"李氏阴阳升降散"。"李氏阴阳升降散"由等量的葛根和川牛膝组成，临床上根据患者的病情程度，可酌情增减药物用量比例，临床应用于高血压、痹证、太阳经筋拘急、血管性疾病等均取得了明显的疗效。该方采用具有解肌、温通功能，方中走足太阳膀胱经和督脉的葛根，配合川牛膝补肾活血、引药下行，具有升降相因、调理全身气机的功效。本案还配伍细辛，因其可通行十二经，促进气机的运行。桂枝、茯苓、泽泻、生姜是取五苓散增强膀胱气化之意，佐白芍和桂枝可改善局部营卫失调的状

况。用桔梗以宣肺止咳，增强肺朝百脉的作用，使经脉通畅而血液通。

10. 治疗左胁处疼痛医案

薛某，女，49 岁，河北唐山人，2022 年 10 月 28 日初诊。

患者站立、走路、用力时左胁处疼痛，疼痛时焦虑，大便不成形，至今 1 个多月，口苦无味，平时怕冷，时有便溏，血压偏高。

检查：局部检查不红不肿，无明显压痛。

舌脉象：舌中焦黄腻，双尺脉弱。

辨证：肝郁气滞。

治法：疏肝升脾。

方药：防风 30g，柴胡 18g，黄芩 9g，炒白芍 60g，炙甘草 24g，桂枝 18g，枳壳 9g，干姜 3g。中药配方颗粒剂，7 剂，每日 1 剂，分 2 次开水冲后温服。

2022 年 11 月 1 日电话随访二诊：服药 5 剂，患者自觉焦虑、疼痛减轻，但大便还是不成形，血压还是偏高，继服剩余药物。

2022 年 11 月 5 日三诊：患者站立、走路、用力时左胁处仍疼痛，但疼痛时焦虑症状明显改善，大便仍不成形，血压 145/89mmHg。因舌中焦偏黄，考虑还有胆经郁热，原方加黄芩 18g；大便不成形，考虑炒白芍 60g，又恐偏凉，影响脾的功能，故加炒白术 30g。双尺脉偏弱，血压偏高，提示肝肾不足，加川牛膝 30g，以补肾活血、引药下行。继服 7 剂。

2022 年 11 月 13 日四诊：上述症状均恢复正常，血压 138/81mmHg，继服 10 剂巩固疗效。

【按】

足少阳之脉，下胸中，贯膈、络肝属胆，循胁里。左胁处疼痛，该部位是肝胆经所过之处，伴有口苦无味，说明胆火内郁，克害胃土，提示其疼痛可能是足少阳之脉经气不利所致。治疗选用柴胡，因其气苦平，气质轻清，能疏解少阳之郁滞；黄芩苦寒味重，能清胸腹蕴热以除烦满。两药相配，可解半表半里之邪。防风、枳壳，一升一降，可促进脾胃功能健运，以保脾胃的正气充盛。大便溏除"木克土"的原因外，还有中焦虚寒的原因，因此加干姜、桂枝以温脾散寒。加白芍、甘草是采用仲景在《伤寒论》中治脚挛急用芍药甘草汤的思路。患者双侧尺脉弱，大便溏，乃"火不暖土"，故加淡附片以温脾肾之阳。该方也可简称为芍药甘草附子汤。肝郁气滞可表现胁肋胀痛，该患者活动疼痛，但压迫局部并无固定痛，这提示是肝郁气滞造成局部肌肉痉挛致气血不通而引起的疼痛。芍药酸苦微寒，可养营和血，缓解拘急；炙甘草甘温，可补中缓急。两药结合，酸甘化阴，阴复而筋有所养。小柴胡汤中柴胡、黄芩可彼此相须为用，配合芍药甘草汤使局部肌肉拘挛自伸、疼痛得缓。

11. 治疗呃逆医案

刘某，女，60 岁，河北唐山人，2022 年 10 月 7 日初诊。

患者经常呃逆，腿酸，呃逆时感到有气在流动，气流动之处特别难受，按压此处就打呃，有时气到胸中心里特别慌，发作时自觉神疲乏力，该症状已经 10 多年。中午前大便 3 次。

舌脉象：舌尖红、中焦黄腻，脉弦。

辨证：金火克木，木郁上逆。

治法：清肺疏肝。

方药：麻黄 5g，石膏 30g，桂枝 30g，柴胡 12g，枳壳 9g，炒白芍 30g，川牛膝 20g，茯苓 30g，白术 20g。中药配方颗粒剂，7 剂，每日 1 剂，分 2 次开水冲后温服。

2022 年 10 月 15 日二诊：患者服药一周后基本没有呃逆、心慌症状，继服 7 剂巩固疗效。

【按】

病机及用药分析 患者主诉呃逆，自诉气机走窜到什么地方什么地方不舒服，压迫此地方就打呃。呃逆是肝气上逆的表现，那么首先考虑是什么让肝气上逆？舌尖是心肺反射区，舌尖红，并有红点，提示肺经和心经有热，即肺热和心火影响了肝，导致呃逆。中医五行学说认为金克木，肺属金，肝属木，因此，此案例中患者肺热伤及肝阴，致使肝阳上亢而出现呃逆。肺热可用麻黄、石膏宣肺清热，石膏用量要远远大于麻黄用量。柴胡、黄芩、枳壳、炒白芍，是采用小柴胡汤和四逆散的思路。小柴胡汤用以解肝之"阳郁"和"阴郁"，以便气机的疏解和排出，给"气找出路"，让"气"从三焦疏泄以调达。四逆散思路用以解"肾郁"，解决少阴之郁热。桂枝可温经通络、降逆，采用较大量的桂枝是借鉴"桂枝加桂"之意。茯苓、白术、川牛膝，可健脾利湿，引气血下行。

12. 治疗后背疼痛、口苦、口臭医案

薛某，女，54 岁，河北唐山人，2022 年 9 月 9 日初诊。

主诉：后背疼痛、口苦、口臭 5 天。

舌脉象：舌苔中焦偏黄，双侧尺脉沉弱。

辨证：太阳少阳少阴合病。

治法：太阳少阳少阴并治。

方药：麻黄 5g，细辛 5g，淡附片 12g，葛根 60g，桂枝 18g，柴胡 18g，黄芩 18g，白芍 18g，川牛膝 40g。中药配方颗粒剂，7 剂，每日 1 剂，分 2 次开水冲后温服。

2022 年 9 月 16 日二诊：上述症状明显减轻，但患者睡觉有时侧身压迫麻木。将原方葛根加至 75g，川牛膝加至 50g，继服 7 剂。

2022 年 9 月 23 日二诊：上述症状均消失，继服上方 7 剂巩固疗效。

【按】

根据以上症状分析 ①后背疼痛，后背是足太阳膀胱经的循行部位，其经气不舒，可引起背痛。正如《伤寒论》第 31 条载"太阳病，项背强几几，无汗，恶风，葛根汤主之"。但患者又有双侧尺脉沉弱，沉主里，双侧尺脉弱是肾阳不足的表现，因此该患者既有太阳病证，又有少阴病证。治疗宜选用麻黄附子细辛汤。麻黄走太阳经，淡附片主走少阴肾经，细辛可沟通表里，因此细辛可作为太阳与少阴的"桥梁"。葛根、桂枝、白芍与上述麻黄附子细辛汤中的麻黄正是葛根汤的主要药物，同时配伍川牛膝，可与葛根"一升

"一降"，促进气血的升降，并有利于升津液、濡经脉。②口苦、口臭，舌苔中焦偏黄，是少阳枢机不利的表现，可导致脾胃升降失常而出现"郁火"。故选择小柴胡汤中主要的药物柴胡和黄芩以和解少阳。采用麻黄细辛附子汤、葛根汤和小柴胡汤三个方剂的主要药物进行合并治疗该例患者，取得了显著疗效，说明该配方思路具有合理性和准确性。

13. 治疗癫痫（额顶囊性占位性病）医案

范某，女，50岁，2019年12月26日初诊。

主诉：癫痫，乏力多日。

患者因左额顶囊性占位性病变引发癫痫，癫痫多发生于晚上，并伴有腰疼，手抖，平时"易上火"，口周水泡。

既往史：左额顶囊性占位性病变（47mm×39mm），继发性癫痫。

舌脉象：舌红苔淡黄，关脉、尺脉沉数，寸脉弱。

辨证：癫痫（痰瘀阻络）。

治法：和解清热，潜阳息风，祛痰开窍。

处方：柴胡加龙骨牡蛎汤加减。

方药：葛根40g，姜半夏10g，柴胡10g，黄芩10g，牡蛎30g，生姜5g，山药20g，川牛膝10g，炙甘草10g，桂枝10g，炒白芍15g，白术10g。共14剂，中药配方颗粒剂，每日1剂，分2次水冲服，早晚温服。

2020年1月22日二诊：患者服药后乏力减轻，仍有腰疼，以及"上火""口周水泡"的症状。

处方：去姜半夏，桂枝，炒白芍，白术，川牛膝加至20g。共14剂，以上均为中药配方颗粒剂，每日1剂，分2次水冲服，早晚温服。

后续又在上方基础上，根据患者病情变化、季节变化等进行多次调方。但基础方和治疗思路未变。

2020年5月23日回访：患者发作次数明显减轻，起居无碍。

2021年3月1日十七诊：患者癫痫未犯，无不适。遂以原方微调巩固。

【按】

脑部的占位性病变可引起患者癫痫发作，病灶多集中于颞叶、额叶或岛叶。占位病变可导致周围神经组织异常放电。目前，西医学优先考虑手术治疗。本案患者因不愿意手术，故寻求中医保守治疗。

中医药治疗该病首先要明确额顶囊性占位与相关经络的关系，特别是与督脉的关系。督脉总督一身之阳经，任脉总任一身之阴经。督脉和任脉均起于胞宫，督脉下出会阴区，向后至尾骶部的长强穴，沿脊柱上行，经项部至风府穴入络于脑，再沿头部正中线，上至颠顶百会穴，经前额下行鼻柱至鼻尖的素髎穴，过人中，至上齿龈正中的龈交穴。督脉有三个分支，其中，第三支与足太阳膀胱经同起于眼内角，上行至前额，于颠顶交会，入络于脑，再别出后项，沿肩胛骨内，循行肩胛内侧，夹脊柱两旁到达腰中，进入脊柱两侧肌肉，与肾脏相联络。督脉不仅有调理阳经气血、主生殖的生理功能，同时也可反映脑、肾及脊髓功能的强弱。督脉属脑，络肾，肾生髓，脑为髓海，故督脉与脑、肾和脊髓的关系非常密切。任脉主干循行部位：起于胞中，下出于会阴，经阴阜，沿腹部正中线上行，经咽喉部位的天突穴，到达下唇内，左右分行，环绕口唇，交会于督脉之龈交穴，再分别通过鼻翼两旁，上至眼眶下承泣穴，交于足阳明胃经。其具有调节阴经气血、调节月经和妊养胎儿等生理功能，为"阴经之海"。

中医对额顶囊性占位形成认识与治法：左额顶囊性占位性病变属于中医脑病范畴。中医学认为其形成和痰浊瘀阻、肝风上扰有关。《素问·至真要大论》云："诸风掉眩，皆属于肝。"这提示肢体动摇不定和头目眩晕的风证，多属于肝的病变。"动"是癫痫发作的典型表现。《寿世保元》曰："一切怪症，此皆痰火实盛也。"因此癫痫这类怪症的发病也和痰有关系。朱丹溪提出，百病多由痰作祟。痰浊上犯，易蒙蔽清窍，可导致精神不振、乏力等。痰浊、肝风又可与火相合，加剧癫痫等。本例患者根据辨证论治，宜选用柴胡加龙骨牡蛎汤加减，该方有和解肝胆、调理三焦、息风豁痰和定痫止痉之功。牡蛎与半夏同用，可软坚散结、燥湿祛痰，逐渐削减病灶。患者病变部位在脑，为督脉和膀胱经所络之处，采用通于此经的葛根，既可以引诸药入经，还可以疏通脑中经络，促进病变的康复。川牛膝补肝肾，强筋骨，还可引虚火下行。川牛膝和葛根一升一降，一阴一阳，可促进全身气机的运行，有利于患者疾病的治疗。山药、白术可健脾、固护中焦，脾属中焦"阴"，胃属中焦"阳"，中焦阴阳协调则水谷化生有源，可为机体提供充足的营养以祛邪。从任督二脉的角度看，督脉属"阳"，任脉属"阴"，脾经和胃经均位于腹部，因此也属"阴"，故加固脾胃，也可以增强任脉的功能。而加固督脉，可以加固一身"阳经"的功能。任督二脉的平衡意味着任督"经气"通利，"经气"通利了，引起占位病变的环境就会改变，如此则可减轻或者缓解疾病，防止其复发。桂枝、炒白芍配合可协助调节任督二脉的营卫。

14. 治疗紧张后咳嗽医案

李某，女，25 岁，在读博士研究生，2022 年 8 月 18 日初诊。

主诉：情绪紧张时咳嗽 7 年。

舌脉象：舌红，苔偏水滑，脉弦。

辨证：肝郁犯肺。

拟方：四逆散加减。

方药：柴胡 12g，枳壳 9g，炒白芍 40g，蝉蜕 18g，炙甘草 15g，杏仁 20g，党参 12g，五味子 9g，肉桂 3g。中药配方颗粒剂，14 剂，每日 1 剂，分 2 次开水冲后温服。

2022 年 8 月 22 日电话随访：患者服药 4 天后咳嗽症状明显改善，紧张次数明显减少，即使偶有紧张但未引发咳嗽症状。建议继续服用剩余药物。

2022 年 9 月 3 日二诊：情绪紧张性咳嗽症状消失。但患者说服药后大便偏稀，原方加炒山药 30g，以健脾胃、培土生金。继服 14 剂，巩固疗效。

【按】

情绪紧张与咳嗽关系 该患者 7 年内一紧张就咳嗽，舌红、苔偏水滑，脉弦。咳嗽

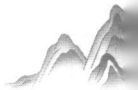

是肺气不利的一种典型表现，脉弦则是肝郁的表现。那么肝郁为什么会引起肺气不利的咳嗽？肝主疏泄，即肝脏维持着全身气机的疏泄和畅达。疏泄包含疏通与发散双重含义。肝的畅达，是指其调畅气机的功能。气的运动形式是升降出入。气化是指气机的动态变化，以及营养等精微物质与功能代谢间的相互转化，是需要通过脏腑的活动来实现的。

肺主气，主呼吸之气、一身之气。肺主呼吸，可吸入自然界的清气，呼出体内的浊气，进行气体交换。肺还主宣发肃降，宣发指肺把气和水谷精微布散于全身，内至脏腑，外至皮毛。肺可布散卫气，调节腠理开合，保持肺气通达等。肺在五行属金，清肃是金的属性之一，故有"金气清肃"之说，清肃指肺具有清除废浊之物的作用。肺居于上焦，藏象理论认为肺为五脏六腑之华盖，位置至高，故其气以降为顺。肺主肃降是指肺气具有向下通降的特点。肝主升发，肺主肃降，"肝升肺降"可使气机调畅，气血流行和顺，脏腑相安。当气机升降失常或者气血运行不畅时可产生病理产物或相关症状。就案而言，患者主要出现咳嗽的症状。

肝与肺的关系及本医案分析 《素问·刺禁论》中"肝生于左，肺藏于右"对于维持人体气机升降及指导气机失常病变的治疗具有重要的意义。肝使气机从左升，肺使气机从右降，肝肺相合，共同维持人体内环境及各脏腑、经络、气血、营卫的气机平衡。生理上，肝气升，则气机畅达，血行畅通；肺气降，则水津下布，浊气下达，"肝从左而升，肺从右而降，升降得宜，则气机舒展"。

临床上肝肺气机升降失常，常见于两种情况：一是肝升太过，"气有余便是火"，致使肺降不及，即"左升太过，右降无权"。临床上患者可出现口苦、目赤、胁痛、易怒，及咳嗽、咯血等症状。二是肺金之气太过，过分克制肝木，导致肺病及肝，临床上可见患者在咳嗽、鼻塞的同时，伴有口苦咽干、头目眩晕等症状，治疗宜宣肺清肝。

根据"五行相侮"的规律，肺和肝的关系，就是"金"和"木"的关系。"金"正常情况下可以适度"克木"，但当"木"偏亢盛时，"金"不仅不能克"木"，反会被"木"所克制，最终使"金"也受到影响，中医称此为"木火刑金"。本案就是由于患者情绪紧张，影响肝的疏泄，导致肺的宣发肃降功能受到影响而出现咳嗽。《伤寒论》第318条曰："少阴病，四逆，其人或咳，或悸，或小便不利，或腹中痛，或泄利下重者，四逆散主之。"四逆散由柴胡、枳壳、炒白芍、炙甘草组成，方中柴胡既可疏解肝郁，又可升清阳以使郁热外透，为君药；芍药养血敛阴，与柴胡相配，一升一敛，使郁热透解而不伤阴，为臣药；佐以枳实或枳壳行气散结，以增强疏畅气机之效；炙甘草缓急和中，又能调和诸药为使。因肝之火克肺，故用蝉蜕，其可宣肺、发散风热，同时祛风止痉。杏仁宣肺止咳，五味子敛肺止咳、生津敛汗，诸药相合，上能敛肺气而止咳，下滋肾阴而涩精。配合肉桂，可使肺肾"金水相生"。党参可补益中气，同时对肝、肺和肾功能起到补益作用。

第三节　呼吸系统疾病

1. 治疗新型冠状病毒感染医案

潘某，女，27岁，2022年12月5日初诊。

2022年12月4日患者在室外排队做检查，回家后恶寒发热，体温37.5℃，咽喉干，饮水不解。今晨早起发烧38.2℃，咽喉有黄白痰，喉干，微咳，自行服用4片连花清咳片（成分：麻黄、石膏、连翘、黄芩、桑白皮、炒苦杏仁、前胡、清半夏、陈皮、浙贝母、牛蒡子、金银花、大黄、桔梗、甘草），咳嗽稍轻，但高热不退。中午体温升高至38.6℃，咽喉干痛，声音沙哑，眼睛干热，脸发热，额头和太阳穴两侧紧微痛，腰酸，肩背肌肉酸，时有恶心，食欲不振。下午发热无汗、身热睡不着，头脑昏沉。2天无大便，小便黄。

辨证：风寒束表，卫阳闭遏。

治法：解表散寒，和解表里。

方药：麻黄5g，杏仁15g，石膏40g，桂枝10g，柴胡15g，黄芩10g，炙甘草6g。中药配方颗粒剂，4剂，每日1剂，分2次水冲服。

患者服药半剂后，自觉面部、眼睛和胸中发热感消失，头部发紧消失，咳嗽、恶寒减轻，但依旧无汗，体温38.5℃。恐次日发热不退，故当晚饭后又服1剂。12月6日晨起，体温37.3℃，无发热症状，腰酸、肩背肌肉酸、时有恶心症状均消失，精神状态良好，仅喉咙干痛、有白痰。早饭过后，服用半剂中药，顺利返家，居家隔离。6日晚，于山西的家中测体温37.8℃，面部又觉得发热，当晚饭后服半剂中药。7日晨起体温37.3℃，无发烧症状，但咳嗽、喉中多白泡沫样痰、黏痰，鼻偶流清涕、鼻干痛，抗原自测阳性，饭后服药半剂。服用4剂药后，无发热、头部不适、恶寒、肌肉酸痛及其他不适。仅咽喉部有白痰，鼻干。请求服药巩固疗效。

巩固方药：麻黄5g，杏仁15g，石膏30g，桔梗15g，红景天10g，山药20g，石斛10g，桂枝10g，姜半夏10g，甘草10g，党参10g。中药配方颗粒剂，4剂，每日1剂，分2次水冲服。服药后，鼻干恢复、白痰明显减少。12月10日核酸检测阴性，12月11日抗原自测阴性。

【按】

冠状病毒是一个大型病毒家族，已知可引起感冒及中东呼吸综合征（MERS）和严重急性呼吸综合征（SARS）等较严重的疾病。新型冠状病毒感染是以前从未在人体中发现的冠状病毒新毒株感染病。人感染了冠状病毒后常见体征有发热、咳嗽、气促和呼吸困难等。在病情较严重的病例中，感染可导致肺炎、严重急性呼吸综合征、肾衰竭，甚至死亡。

本病仍以《伤寒论》中太阳病进行辨证治疗。患者有发热恶寒、头痛、腰背酸痛、恶心、大便不通等症状。其发热恶寒乃因外感寒邪遏制卫阳，腠理闭塞，营阴郁滞；无汗也是因寒性收引，玄府郁闭，腠理不开；咳嗽是因肺合皮毛，而皮毛闭塞，导致肺气不宣；

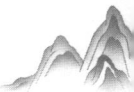

头痛身痛为经气不利，营阴郁滞所致。大便不通是因为"肺与大肠相表里"，肺气郁闭影响了大肠的通调作用。眼睛干热是寒邪入肺化热而影响了肝阴所致。五行学说认为"金克木"，在此是肺热引起了肝热，肝开窍于目，所以眼睛干热。

本案治疗思路为宣肺、清热、平喘和疏通三焦并举。用药以麻黄汤、麻杏石甘汤、小柴胡汤为主，结合后续临床情况酌加桔梗汤及健脾补气之药等。方中麻黄汤正合《伤寒论》第35条："太阳病，头痛、发热、身疼、腰痛、骨节疼痛、恶风、无汗而喘者，麻黄汤主之。"麻杏石甘汤临床上用于解表散寒、宣肺平喘，可清气分、营分之热，使表里之热得解。红景天归心、肺经，可益气活血、通脉平喘。石斛归胃、肾经，可益胃生津、滋阴清热，加山药同补肺、脾、肾三脏之阴。桂枝解表散寒、温通经脉、温化肺中之寒痰，与甘草配伍，可辛甘化阳。恶心、食欲差是邪犯少阳和脾气受困的表现，故用柴胡、黄芩疏通三焦，调理肝脾，同时有利于病邪从三焦排出。舌苔白厚腻，是中焦被湿浊阻滞，脾胃升清降浊失司所致，故加姜半夏燥湿健脾。用党参不仅可补气，还有扶正祛邪之力。

2. 治疗小儿哮喘医案

张某，女，5岁，河北邢台人，2022年10月18日初诊。

患者母亲代诉：患者于2021年6月因荨麻疹后咳嗽伴喘促，每月发作≥1次，每次持续6～10天，用布地奈德雾化等药物治疗可缓解，平素伴口臭、便秘，当地医院诊断为哮喘。

舌脉象：舌尖红，苔稍腻，脉数。

辨证：太阴阳明合病。

治法：宣肺清热，通腑泻热。

方药：麻黄3g，杏仁10g，柴胡10g，黄芩10g，枳实8g，白芍10g，桂枝8g，甘草10g，炒桃仁10g，山茱萸10g，生石膏30g。中药配方颗粒剂，7剂，每日1剂，水冲服。

2022年10月26日二诊：患者服药7天，咳嗽、咳喘没有出现。效不更方，继用15天。

【按】

中医学认为，人体正常处于阴平阳秘的状态。该患者1年前因荨麻疹后诱发咳喘，并有口臭、便秘症状，舌尖红，脉数，提示该患者荨麻疹后因机体正气亏虚，肺热导致咳喘，阳明经有热引起口臭、便秘，因"肺与大肠相表里"，二者可互相影响。治疗以麻黄、石膏和杏仁宣肺清热，以柴胡、黄芩、白芍清泄三焦郁热，此乃"见肺之病，知肺传肝，当先实肝"的治疗思路。配桂枝可协助麻黄调节表卫功能；加山茱萸可和麻黄金水相生。另外，小儿体质本身偏肾阴不足，加山茱萸也可补肾阴。考虑"久病必瘀"，加桃仁活血通便。佐甘草可调和诸药、清热解毒。

3. 治疗大叶性肺炎医案

张某，男，9岁，河北唐山人。

2022年11月9日早晨7时15分，患者发热，体温42℃，在某医院住院治疗，被诊断为大叶性肺炎、双侧肺不张、胸腔积液。医生给予抗生素、激素输液治疗，患者体温降至 38.5℃，但还是持续发热。患者在唐山治疗进展不大，托朋友询问是否可以给予中药治疗。患者因新型冠状病毒感染无法亲自就诊，故通过手机沟通其症状。2022 年 11 月 11 日上午，患者发热、咳嗽、小便次数多，好几天未有大便，舌苔照片显示舌尖红，舌苔暗紫红。

辨证：邪热壅肺。

拟方：麻杏石甘汤加减。

方药：麻黄 5g，杏仁 20g，石膏 60g，炒桃仁 10g，柴胡 15g，黄芩 10g，大黄 5g，甘草 10g。中药配方颗粒，2 剂，每日 1 剂，分 2 次开水冲后温服。

2022 年 11 月 12 日 8 时回复消息：服药后昨夜未发烧，周身微汗，故嘱继服余药。

2022 年 11 月 13 日早晨 7 时 59 分再次回复消息：服药后连续 2 天没有发热，"昨天晚上 11 点出了一身汗，解溏便 1 次"。至此，患者大小便正常。舌苔图片和前天比较，暗紫红色基本消失，舌苔偏白腻，舌尖红明显减轻。

调方如下：桔梗 20g，杏仁 20g，薏苡仁 40g，山药 40g，柴胡 15g，黄芩 10g，党参 6g。2 剂，每日 1 剂，分 2 次开水冲后温服。

2022 年 11 月 16 日：患者上述症状消失，身体基本恢复正常，建议按上方服药 2 剂，考虑出院。

【按】

从症状来看，该患儿高热已 4 天，入院诊断为大叶性肺炎。虽经输液治疗后体温降至 38.5℃，但仍持续发热不退。伴有咳嗽，舌苔呈现暗紫红色，舌尖红，提示已出现邪热入营血的表现。患儿并不出汗，提示外闭内热，因此治疗当"打开外门、清泻里热"，即清宣肺热，宜麻黄配石膏，且石膏用量要重于麻黄几倍，方可宣肺平喘而不温燥，清泄肺热而不凉滞，使麻黄之性为辛凉之用。杏仁宣降肺气，协助麻黄以助平喘；甘草清热解毒、和中缓急，还可调和诸药。此时加大黄可起到通腑泄热的作用。大黄入血分，可清血中热，还可通过泄腑热把肺热从大肠导出。肺与大肠相表里，患者本身"几天不大便"，说明阳明也有郁热，大黄恰好可泻火存阴。柴胡、黄芩是小柴胡汤的主要药物，也是和解少阳的主药，不仅可和解少阳，也可以和解体表的营卫，在此也起到促进"上焦得通，津液得下，胃气因和，身然濈然汗出而解"的作用。第 2 次的处方，通过症状和舌苔可知患者的邪热已祛除大半，因此主要用杏仁、桔梗促进肺升降功能的恢复。薏苡仁、山药、党参可祛湿健脾、补气，不仅可直接补肺气，还可培土生金，间接补肺气。此外，在临床中，薏苡仁配桔梗是一组很好的祛湿化痰药，有类似抗生素的作用。

4. 治疗鼻干、咽喉干医案

魏某，女，59 岁，河北唐山人，2022 年 8 月 25 日初诊。

主诉：鼻干、咽干 1 年余，伴晨起感觉"舌头发硬"。

舌脉象：舌淡、中间无苔伴裂纹，双侧尺脉弱。

辨证：脾肾不足。

治法：健脾补肾。

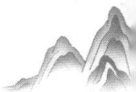

方药：防风 30g，石膏 15g，生地黄 20g，山茱萸 30g，山药 30g，党参 20g，白术 20g，淡竹叶 20g，生姜 6g，肉桂 6g。中药配方颗粒剂，7 剂，每日 1 剂，分 2 次开水冲后温服。

2020 年 9 月 15 日二诊：患者上述症状明显减轻，将山药增加至 40g，白术 30g，生姜和肉桂均减至 3g，继服 7 剂。

2020 年 9 月 23 日三诊：患者鼻干、咽干，晨起感觉"舌头发硬"症状基本消失，继服 15 剂巩固疗效。

【按】

病机及用药分析 "肺开窍于鼻"，鼻与肺关系密切，故肺热或肺阴虚可导致鼻干。又因"脾开窍于唇"，且从舌苔、脉象分析，舌中间属于脾胃的反射区，此处有裂纹，提示脾的功能不足或胃阴不足，而这可引起口干。患者双侧尺脉弱，提示可能存在肾阴不足。综上分析，该患者病位涉及肺、脾、胃和肾。

"正气存内，邪不可干"，治疗以扶正为主。组方采用培土生金的思路，方中防风可升脾，山药可入肺、脾、肾，补三脏之阴。白术、党参健脾益气，达到补土生金之目的。石膏、生地黄，可清胃热，养胃阴，配合生姜可佐二药寒凉之性。山茱萸、肉桂，可阴阳双补，实现"肾有水而金不干"。从药量上看，本方以补肾阴为主，中医提倡"善补阴者，于阳中求阴"，因此在山茱萸中加入少量肉桂。淡竹叶可清心火，导热下行，以防"火克金"。以上便是治疗本案患者的用药思路与方法。

5. 治疗咳嗽医案

张某，男，58 岁，河北广宗人，2022 年 7 月 19 日通过手机初诊。

患者咳嗽 15 天余，夜间咳嗽尤甚，时有疼痛，不得平卧，无痰。在当地自行服药，疗效不明显，自觉平时易上火。

辨证：肺阴亏虚。

治法：宣肺补阴。

方药：紫苏叶 10g，杏仁 15g，桔梗 10g，蝉蜕 10g，姜半夏 10g，炒白芍 20g，甘草 15g，5 剂，每日 1 剂，分 2 次水煎服。

2022 年 7 月 20 日患者来电：患者服药半剂后，咳嗽明显改善，咽喉疼痛缓解。嘱患者喝完余药，巩固疗效。

2022 年 7 月 26 日电话随访：患者服用 5 剂药后咳嗽、咽喉疼痛已完全恢复。

【按】

"咳"与"嗽"的鉴别诊断及病因病机 咳嗽是指肺气上逆，失于肃降，咯吐痰涎，为肺系病证的主要症状之一。"肺系"的说法，出自《灵枢·经脉》，其解剖范围包括肺、气管、咽、喉、鼻等，相当于现代医学的呼吸系统。咳与嗽有别，有声无痰曰咳，有痰无声曰嗽，但临床上常痰声并作，故合称咳嗽。病因可分为外感和内伤。然无论外感内伤，主要病位皆责之于肺，且与肝、脾、肾密切相关。病机多为外邪袭肺或脏腑功能失调致肺失宣降，肺气上逆而发为咳、嗽，或咳嗽并见。

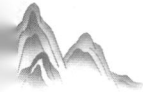

本案时令病机与组方析义 本案患者发病适逢长夏，暑季主火，火邪最易刑金。该患者夜晚咳嗽更甚，夜晚属阴，肺阴不足则虚火灼金。方中紫苏叶辛温宣散，配伍桔梗、杏仁宣降相因以复肺气宣肃，杏仁质润兼能止咳，蝉蜕轻清透邪，配伍姜半夏可降逆止咳，佐制白芍、甘草酸甘化阴。诸药相伍，方证对应，疗效确切。

6. 治疗咳嗽、肩膀疼痛医案

徐某，男，36 岁，河北唐山人，2021 年 7 月 8 日初诊。

主诉：咳嗽、肩膀疼痛、大便不成形 1 个月。

患者在当地服用西药治疗无明显疗效。

舌脉象：舌尖红、中焦黄腻，尺脉弱。

辨证：肺肾不足。

治法：温阳宣肺。

方药：淡附片 18g，肉桂 3g，桂枝 18g，炒白芍 20g，桔梗 20g，杏仁 20g，紫苏叶 18g，蝉蜕 20g，葛根 45g，甘草 9g。7 剂，每日 1 剂，水煎服。

2022 年 7 月 15 日二诊：服药 1 周，患者自诉咳嗽、肩膀疼痛、大便不成形明显减轻，效不更方，将淡附片加至 24g，其他药物剂量不变。

2022 年 7 月 24 日三诊：上述症状均恢复正常。效不更方，继服 7 剂巩固疗效。

【按】

患者舌尖红是肺经郁热，用紫苏叶、蝉蜕以宣肺、疏风散热；桔梗、杏仁一升一降，配伍甘草化痰止咳。尺脉弱、出现大便不成形，提示患者肾阳不足。肾经主干的循行路从肾脏分出，通过肝和膈肌，进入肺中，沿咽喉，到达舌根两旁。当肾阳不足时，可引起肾经循行不畅而出现咳嗽、大便不成形，治疗可采用淡附片、肉桂温肾经、散肾寒，进而"引水归元"（阴阳理论是中医理论重要的组成部分，有阴就有阳，否则中医阴阳就不成立。肾脏包括真阴和真阳，肾阴虚可引起相火偏旺，而导致虚火上炎，治疗时宜引火归原。本案肾阳不足，出现肾寒的症状，用淡附片、肉桂温散解寒，使肺肾金水相生，是李瑞玉提出的"引水归元"理论假说的实践）。马蒔云："肩属手之三阳，项属手足六阳及督脉经，今肩项不便，是阳盛阴虚也。"张志聪曰："太阳为诸阳主气，肩项中不便，阳气伤也。"这提示阳经的经气不利可导致肩膀及颈项疼痛。患者舌苔中焦黄腻，说明金水相生功能不足影响了中焦气机的升降，采用葛根以升阳，祛除中焦湿热，同时配伍桂枝、炒白芍，可调节太阳经营卫不和引起的肩膀疼痛。

7. 治疗痰堵胸闷医案

李某，女，38 岁，河北唐山人，2022 年 7 月 30 日初诊。

患者 2 个月前外感风寒后出现胸中痰堵感，憋闷，痰不易咳出，每日发作十余次。在某医院住院接受抗生素静脉滴注，采取中西医结合治疗方案，效果未显，症状持续加重，伴见口干、大便不调、溏结交替，遂慕名求诊。诊脉过程中，患者突发胸闷窒塞，自觉痰气上冲咽喉，不能静坐，家属急予拍背，几分钟后症状略有缓解。

舌脉象：舌淡、苔白，脉浮滑无力。

辨证：痰阻胸阳。

拟方（治法）：法当涌吐痰涎，方选瓜蒂散。但当地中药房暂缺瓜蒂。因此重新考虑处方，采用宣肺化痰的治疗思路。

方药：瓜蒌 30g，姜半夏 20g，桔梗 20g，杏仁 20g，麻黄 6g，厚朴 30g，柴胡 12g，桂枝 18g，甘草 12g。中药配方颗粒剂，7 剂，每日 1 剂，分 2 次水冲服。

2022 年 8 月 6 日二诊：服药 7 天后，患者自觉痰可以咳出，痰堵感觉明显改善，仍见口干、咽喉干，时有心慌，气息短促，脉浮滑无力，考虑为肺气郁闭未彻，心阳失于温煦。

方药：瓜蒌 40g，姜半夏 20g，桔梗 20g，杏仁 20g，麻黄 6g，桂枝 24g，甘草 15g，山药 40g。中药配方颗粒剂，7 剂，每日 1 剂，分 2 次，水冲服。

2022 年 8 月 13 日三诊：患者上述症状基本消失。守方续进，巩固疗效。

【按】

"中寒"痰阻胸阳 感冒，属于中医的"中寒"，本案患者是中寒入胸，导致胸阳不振而出现上述症状。"胸为阳位似天空"，胸中乃宗气之海，气海是气汇聚的地方，胸中有寒而致痰邪凝聚，会阻碍胸阳之气，出现口干、咽喉干，也可能出现相关表证。

寒与痰的关系 《伤寒论》第 166 条曰："病如桂枝证，头不痛，项不强，寸脉微浮，胸中痞硬，气上冲咽喉，不得息者，此为胸中有寒也，当吐之，宜瓜蒂散。"文中说的有寒，就是有痰，《刘渡舟伤寒论讲稿》中谈到，这个寒，古人有广义和狭义的理解，广义的"寒"就当"邪"讲，"此胸中有寒也"就是"胸中有邪也"，古人"寒"和"邪"通用。狭义的"寒"就当"痰"字讲，痰，吐痰的"痰""此为胸有寒也"就是"胸有痰"。这个痰是实性的物质，也是病理产物，又可作为致病因素引起其他病症。

随证选择用药 "胸中有痰堵的感觉、憋闷、时有心慌、上不了气"，均是"胸中痞硬，气上冲咽喉，不得息"的表现。当然，痰气上逆也可表现为想吐又吐不出来的感觉。胸中有寒痰，脉浮滑无力，这提示痰邪上越，治疗当因势利导，"病在上者，因而越之；病在表者，汗而发之"，因此首选瓜蒂散，但因药房没有此药。因此采用分消宣肺化痰的思路。

用药思路与方法 首先选择麻黄和杏仁增强肺的功能；瓜蒌、姜半夏是小陷胸汤的主要药物，因为患者舌苔不黄，提示胸中没有热，故在此未用黄连。桔梗、杏仁一升一降可以协助麻黄增强肺的功能；桂枝、杏仁和厚朴三味药是借鉴桂枝加厚朴杏子汤的思路。柴胡枢转少阳，斡旋三焦气机，同时起到"见肺之病，知肺传肝，当先实肝"的作用。桂枝和甘草是取桂枝甘草汤的意思，因为患者寸脉弱，提示不仅肺气虚，也有心气虚，故选择桂枝甘草汤补心阳，强心气。复诊根据病情变化，保留宣肺化痰的思路，增加桂枝、甘草的用量不仅为治肺，也为强心；患者口干，酌情增加山药以滋阴，同补肺、脾、肾三脏。

第四节　消化系统疾病

1. 治疗营卫不和、脾肾阳虚腹痛医案

李某，女，40岁，2020年4月26日初诊。

主诉：遇风则腹部胀痛半年余。

患者：平素怕冷，怕风，触冒风邪则脘腹胀痛，大便溏薄，舌淡，脉沉。

舌脉象：舌淡，脉沉。

辨证：脾肾阳虚，营卫不和证。

治法：温阳固本，调和营卫，疏风止痛。

方药：桂枝10g，炒白芍10g，柴胡6g，黄芩10g，淡附片10g，干姜5g，炙甘草6g，人参5g，山药20g。中药配方颗粒剂，7剂，每日1剂，分2次水冲服。

2020年5月10日二诊：患者诉服上药后，诸症悉除。原方7剂巩固疗效。

【按】

营卫和脾肾关系　恶风自汗乃营卫失和、卫外不固之征；便溏、舌淡、脉沉细俱为脾肾阳衰之候。治疗以调和营卫、温脾肾阳为原则。营卫和脾肾有密切关系。《灵枢·营卫生会》中载"营出于中焦，卫出于下焦"。"营出中焦"的立论有二，一从营气的化源来看，营气源于中焦化生的水谷精微；二从营气的运行来看，营气始于手太阴肺经，而手太阴肺经起于中焦。"卫出下焦"的立论也有二，一是卫气根于肾中阳气；二是卫气的运行，自白昼起，始于足太阳膀胱经而行于阳分，夜晚始于足少阴肾经而行于阴分，其经气自下焦肾和膀胱而出。另外，还有人提出"卫出上焦"的观点。《灵枢集注》云："下当作上。"其指出"卫者，阳明水谷之悍气，从上焦而出，卫于表阳，故曰卫出上焦"，并引《灵枢·决气》等篇内容作证。

治疗营卫和脾肾理论依据　桂枝汤见《伤寒论》第13条："太阳病，头痛，发热，汗出，恶风，桂枝汤主之。"《伤寒论》第323条："少阴病，脉沉者，急温之，宜四逆汤。"从上述患者症状来看，表里均虚，且偏阳虚，治疗宜"加固其表，而温其理"，固表可用桂枝汤，温理可用四逆汤。

治疗营卫和温补脾肾方药依据　从治疗方药看，桂枝汤的主药为桂枝和炒白芍，四逆汤的主药为淡附片和干姜，小柴胡汤的主药为柴胡和黄芩。方中加人参、桂枝、炒白芍和炙甘草又借鉴了小建中汤之意。山药和淡附片可健脾温肾。桂枝汤和四逆汤、小建中汤合用体现了营卫和脾肾关系密切。该患者少阳证虽不典型，但仍用小柴胡汤中柴胡、黄芩和解三焦，因为病有隐性、显性之分，调畅三焦可使调和营卫、温脾肾阳的作用更加顺畅。

2. 治疗严重头晕医案

陈某，男，83岁，河北唐山人，2022年10月28日初诊。

患者严重头晕4个多月，站立不稳，多次摔倒，如坐舟车，且逐渐加重，需倚物而行。大便干燥，平时4天大便1次，需依赖芦荟胶囊辅助通便，配合开塞露灌肠，仍便质干结，每次排大便需如厕 4～5 次，用时 2～3 小时，有时还要加用开塞露。伴见小便细弱、排尿无力、余沥不尽及矢气频作。

舌脉象：舌尖红、苔黄腻，脉弦大。

辨证：太阴阳明合病。

治法：清热通腑。

方药：麻黄 5g，石膏 45g，火麻仁 30g，大黄 12g，柴胡 6g，枳实 20g，白芍 30g，杏仁 30g，黄芩 20g，白术 40g。中药配方颗粒剂，7 剂，每日 1 剂，分 2 次开水冲后温服。

2022 年 11 月 5 日二诊：患者上述症状均明显改善，继服 7 剂，巩固疗效。

【按】

患者舌尖红提示上焦有热，主要以肺热为主，舌苔黄腻、脉弦大，提示"阳明有热、有湿"。那么为什么肺热和阳明热会导致患者严重头晕？"肺与大肠相表里"，相表里的意思是说肺热可以引起肠热，反过来讲肠热也可以引起肺热，二者可相互影响。该患者头晕严重，提示肺热和肠热共同引起了人体清气和浊气的升降出入异常。手足阳明经分别是大肠和胃，二者与大便的通利均有密切关系。又"阳明主面"，肠胃中的"热性浊气"可上走头面清窍而导致头晕。治疗肺热可选用麻黄、石膏、杏仁清上焦肺热；治疗肠热可用大黄、枳实、火麻仁泄热通腑。脉弦说明肝郁，可用小柴胡汤中柴胡、黄芩疏肝解郁；考虑患者年龄偏大，通腑的过程中也影响正气，因此加白术，和枳实可配成枳术丸，去邪不伤正；再加白芍，以保"肝阴"，可起到"见脾之病，知脾伤肝，当先保肝"的作用。白芍与上方柴胡、枳实相配，具有四逆散的功效。四逆散具有开解肝郁而解肾郁的作用。综合分析，本案在治疗肺、肝和脾胃病的同时，又考虑到了疾病对肾的影响，该组方的治疗思路是在个体化患者的身上，运用了中医整体性的辨证思路。

3. 治疗胃胀气、手脚凉医案

杜某，女，27 岁，河北邢台人，2022 年 11 月 1 日初诊。

患者脘痞嗳气、肠鸣矢气 1 个月，有时自觉气逆冲咽，有时呃逆，有时欲呃不得，四肢逆冷 3 年，大便偏干，空腹血糖 6.24mmol/L，谷丙转氨酶 46U/L。

舌脉象：舌淡苔白，双尺脉弱。

辨证：脾肾虚寒。

治法：温脾补肾。

方药：桂枝 20g，干姜 6g，当归 10g，肉苁蓉 30g，姜半夏 10g，党参 20g，厚朴 20g，山药 20g，防风 15g。中药配方颗粒剂，14 剂，每日 1 剂，分 2 次开水冲后温服。

2022 年 11 月 15 日二诊：患者服药后脘痞嗳气、肠鸣矢气等症状消失，四肢逆冷、大便偏干明显减轻。因有备孕需求，续求中药调摄。

舌脉象：舌淡、双尺脉弱。

辨证：脾肾阳虚。

治法：温脾补肾，温经通阳。

方药：当归 10g，黄芪 30g，桂枝 20g，干姜 6g，肉苁蓉 30g，党参 20g，山药 20g，

乌药 15g。中药配方颗粒剂，14 剂，每日 1 剂，分 2 次开水冲后温服。

2022 年 12 月 2 日三诊：诸症悉除。舌淡、双尺脉弱比上次明显改善，精神良好。继按上方服用 15 剂，巩固疗效。

【按】

患者脾胃虚寒的症状明显。治疗脾胃虚胀的有效方剂在《伤寒论》第 66 条有相关记载："发汗后，腹胀满者，厚朴生姜半夏甘草人参汤主之。"本患者的治疗参照此思路，采用厚朴、姜半夏、党参、山药宽胸消满，降逆开结，补益脾气而助运化；加防风、干姜，不仅可升脾，还可温脾。脾胃虚寒时，可引起寒气上逆而出现胃气上冲的症状，因此重用桂枝温通降逆。

另患者还有四肢逆冷、大便偏干、双尺脉弱的表现，提示肾阳虚。肾阳不化阴故大便偏干；肾阳不足不能温通四肢，故四肢逆冷，选择《景岳全书》中济川煎的两味主药——肉苁蓉和当归进行治疗。肉苁蓉补肾阳、益精血、润肠燥；当归补血和血，润燥滑肠；再配伍上述的桂枝、干姜，可温里达表，增强治疗四肢逆冷的作用。

4. 治疗脐周痛医案

何某，男，68 岁，河北邢台人，2022 年 11 月 8 日初诊。

患者脐周痛 2 个月，脘腹胀满，食后尤甚。外院住院期间予抗病毒及护肝治疗，因近 2 个月患者出现带状疱疹，住院期间医生按肝经湿热辨证治疗，但脐周痛症状仍无明显变化，大便秘结；有 2 型糖尿病病史 5 年，口服多种降糖药物效果欠佳。

舌脉象：舌苔白腻，脉弦。

辨证：太阴少阴并病。

拟方：桂枝加大黄汤合四逆散化裁。

方药：柴胡 15g，白芍 30g，枳壳 15g，桂枝 20g，鸡血藤 40g，丹参 30g，大黄 5g，山药 20g，炙甘草 20g。中药配方颗粒剂，14 剂，每日 1 剂，分 2 次开水冲后温服。

2022 年 11 月 9 日上午电话随访：患者服药 1 剂，便质转溏，腹痛未已，但疼痛程度减轻，建议继续服药。

2022 年 11 月 23 日二诊：患者脐周痛消失，但服药后大便溏薄，排便次数每日 2～3 次。其他症状均正常。建议暂停服药。

【按】

脐周疼痛病机探析　该患者脐周疼痛 2 月余，该区域属足太阴脾经所过之处。《伤寒论》第 273 条言："太阴之为病，腹满而吐，食不下，自利益甚，时腹自痛"。太阴病多因中焦虚寒，脾失健运，寒湿困阻，气机逆乱所致。中阳不振，寒滞经脉，故见腹满时痛。然本案未见呕逆，提示病位在经。太阴经脉气血不利，血不利可导致腹痛。现该患者既有腹胀又有腹痛，提示气血均不利，以血不利为甚。

治法方药析义　《伤寒论》第 279 条言："本太阳病，医反下之，因尔腹满时痛者，属太阴也，桂枝加芍药汤主之。"该条文为治疗提供了重要指导，桂枝加芍药汤说明"邪气下之后"出现腹满痛，可选择此方；桂枝加芍药汤，取桂枝、甘草配伍，可辛甘化阳，发挥通阳的作用，倍芍药与甘草为伍，可酸甘化阴，具有和脾通络、缓急止痛的功效。但《伤寒论》原文又补充"大实痛"，提示腹痛更重，则该患者本身可能有便秘，具有一定程度的阳明证，因此加大黄可泻实通腑，解决患者便秘的情况，另外，大黄入血分，还具有活血化瘀的作用，与本方的鸡血藤、丹参配伍可共同加强养血活血、通经活络、止痛的作用。山药可补充和加强脾的功能，中医学认为"邪之所凑，其气必虚"，因此治疗的不仅要祛邪，还要扶正。那么为什么此方又有四逆散思路？因患者还有脉弦，为防木郁克土，采用四逆散理气疏肝。

5. 治疗胃脘痞满、月经每月 2 次医案

滑某，女，33 岁，河北邢台人，2022 年 11 月 8 日初诊。

患者胃脘痞满 2 年，月经半个月 1 次，而且每次经血量少，但持续 10 天，睡眠差。

舌脉象：舌暗红、苔黄，右尺脉弱。

辨证：脾胃瘀热，心肾不交。

拟方：通幽汤合小陷胸汤加减。

方药：熟地黄 30g，生地黄 20g，红花 10g，半夏 10g，瓜蒌 15g，黄连 10g，石膏 10g，山药 20g，党参 15g，淡竹叶 10g，猪苓 15g，阿胶 4g，肉苁蓉 20g。中药配方颗粒剂，14 剂，每日 1 剂，分 2 次开水冲后温服。

2022 年 11 月 23 日二诊：患者胃脘痞满、睡眠质量明显改善，月经近半个月未来，继开 14 剂，巩固疗效。

【按】

该患者舌暗红提示有瘀，苔黄提示有热，因此，其胃脘痞满为"瘀、热、痞"，根据《脾胃论》"脾胃虚则九窍不通""胃虚脏腑经络皆无所受气而俱病"的理论，选择通幽汤进行治疗。通幽汤可治瘀血内停、血燥津枯、幽门不通之证，有养血润燥、活血通幽之功。本案选择生地黄、熟地黄、红花进行治疗。生地黄滋阴血以达于上，熟地黄坚肾水以守于下，而安下焦命门之火。红花辛甘苦，功专润燥行血、去瘀生新，具有养胃阴、通胃络的功效。患者胃脘痞，痞就是不通，胃脘就是"心下"，苔黄提示胃有热，选择小陷胸汤中的黄连、半夏、瓜蒌，因黄连可泻心下之热，半夏可辛温散结，瓜蒌甘寒滑润，可清热涤痰，三药合用，具有辛开苦降、清热化痰散结的作用。另外，半夏也可防止生地黄、熟地黄的滋腻。山药、党参健脾益气，可辅助以上药物促进脾胃功能的健运。参照中医对胃、肾的认识和相关理论，肾主生殖也包括主月经。而胃热、胃瘀均可导致月经提前或经量过多等，患者可因瘀而导致月经量少，可因热而导致月经提前，所以，治疗宜加重清胃热的石膏的用量；配伍淡竹叶、猪苓、阿胶，可导热下行，育阴清热。阿胶与黄连配伍可促进患者心肾相交，进而改善睡眠。除此之外，右尺脉弱是肾虚的表现，故酌情增加肉苁蓉。以上组方思路是充分分析患者"证"与"症"的具体情况而得来的。它符合系统性、个体化方证对应的中医辨证治疗的要求。

6. 治疗腹泻、腹痛医案

耿某，男，79 岁，河北唐山人，2022 年 10 月 13 日初诊。

患者腹泻 5 年，日行 4～5 次，时有"肚子冒泡"的感觉，有时腹痛特别严重，痛甚即泻。

舌脉象：舌苔偏黄腻，右关脉弱、左关脉强。

辨证：脾虚肝旺。

治法：补脾泻肝。

方药：防风 30g，炒白芍 30g，陈皮 18g，白术 30g，茯苓 30g，柴胡 9g，黄芩 20g，泽泻 20g，干姜 6g。中药配方颗粒剂，14 剂，每日 1 剂，分 2 次开水冲后温服。

2022 年 10 月 27 日二诊：服药 14 天，患者自诉服药后 5 天腹泻、腹痛明显改善，身体基本恢复正常。但患者诉胃中嘈杂泛酸，故加龙胆草 20g，继服 14 剂巩固疗效。

【按】

患者腹泻、腹痛 5 年，舌苔黄腻，说明体内有湿热，左关脉强乃肝气横逆之象，右关脉弱提示"脾弱"。治疗采用泻肝补脾法。以防风、白术升脾健脾；以陈皮、白芍健脾燥湿，泻肝以制肝的疏泄太过；柴胡、黄芩可疏通三焦；茯苓、泽泻可健脾利湿，以达到利小便实大便的目的。干姜在此主要是温脾，祛脾胃之寒。二诊因患者胃中嘈杂泛酸，因此增加龙胆草以清肝胆之火，防止木火旺而克脾。

7. 治疗中午胃胀医案

朱某，女，66 岁，河北唐山人，2022 年 10 月 21 日初诊。

患者中午胃胀，既往有糖尿病病史 10 载。

舌脉象：舌中黄腻，脉弦。

辨证：少阳郁滞，寒热错杂。

拟方：半夏泻心汤加减。

方药：柴胡 18g，黄芩 18g，姜半夏 9g，生姜 12g，党参 12g，黄连 12g，防风 20g，枳壳 20g。中药配方颗粒剂，7 剂，每日 1 剂，分 2 次开水冲后温服。

2022 年 10 月 28 日二诊：患者上述症状均改善，效不更方，继服 7 剂，巩固疗效。

【按】

患者胃胀在中午明显，午时乃阳气隆盛、阴气始生之时。小柴胡汤是和解少阳的方剂，亦为调节少阳枢机之要方，因此取小柴胡汤主药柴胡、黄芩、半夏、人参，以疏利少阳枢机。患者舌苔中焦黄，提示脾胃有热，因此加黄连，此配伍暗合小柴胡汤与半夏泻心汤合方之义，既可和解少阳，还可治疗寒热错杂之心下痞。那么加防风和枳壳又是什么意思？因患者发病时胃胀，脾胃相为表里，故取防风升发脾阳，配枳壳降泄胃浊，如此可促进脾胃的升降功能，助中焦运化复常。

8. 治疗肠热脾寒矢气频作医案

张某，男，52 岁，河北广宗人，2022 年 9 月 21 日初诊。

患者矢气频作，晨起 4～5 次，晚上加重，该症状已经持续 2 个月，近 1 周加重，夜间腹部憋胀，且在矢气频作时，会夹带大便以及血液，因此患者特别害怕，故专程来就诊。

舌脉象：舌苔黄腻，脉弦大。

辨证：肠热脾寒。

治法：清肠热，温脾阳。

方药：葛根 30g，黄芩 10g，黄连 6g，干姜 6g，柴胡 10g，滑石 15g，杏仁 10g，泽泻 10g。中药配方颗粒剂，7 剂，每日 1 剂，分 2 次开水冲后温服。

2022 年 9 月 28 日电话二诊：患者自诉症状明显减轻，建议效不更方，继续服 1 周。

2022 年 10 月 6 日电话三诊：患者上述症状基本恢复正常，按上方继续服 10 天巩固。

【按】

患者舌苔黄腻，脉弦大，从舌苔和脉象分析属于阳明湿热之证。一般情况下，阳明有湿热会出现下利。那该患者阳明湿热为什么会出现矢气频作的情况？这是因为该患者下利与矢气频作的病机不但有阳明湿热还有脾寒，二者轻重有别，故证候表现殊异，综合分析认为该患者是寒热错杂之证。大肠属阳明，治疗宜选择葛根、黄芩、黄连以清阳明湿热；再加杏仁可宣发肺气，因肺与大肠相表里，临床上可通过加强肺的功能来增强肠的功能，也可使邪热从下而解。柴胡可疏利三焦，助湿热分消；而下焦用滑石、泽泻可促进湿热从小便排出。配伍干姜可以温脾，恢复脾的功能。

9. 治疗便秘医案

王某，女，36 岁，河北邢台人，2022 年 8 月 29 日因便秘初诊。

主诉：便秘伴怕冷 10 年余。

舌脉象：舌淡有齿痕，脉沉细。

辨证：脾肾阳虚。

拟方：四逆散、真武汤、济川煎加减。

方药：淡附片 10g，当归 15g，肉苁蓉 20g，柴胡 10g，枳实 15g，白芍 30g，白术 50g，黄芩 10g，炙甘草 20g。中药配方颗粒剂，7 剂，每日 1 剂，分 2 次开水冲，待温后服。

2022 年 9 月 5 日二诊：患者服药 7 天后，便秘、怕冷明显改善，偶有心慌气短，原方加桂枝 15g，7 剂，每日 1 剂，分 2 次水冲服。

2022 年 9 月 14 日三诊：患者服药 7 天后，上述症状均消失。效不更方，7 剂，每日 1 剂，巩固疗效。

【按】

便秘概念及起因现代认识 便秘属中医病名，也称"便闭""便结"，指大便不通利的症状。其病因涉及饮食不节、情志失调、年老体虚等。伴随症状有宿便不下、眩晕、头痛、恶心、呕吐、腹部膨满等。便秘一般分为功能性便秘和器质性便秘。

本案便秘的治疗思路 本案患者便秘十年余，怕冷、舌淡、有齿痕，提示脾肾阳虚。沉脉主里证，细脉主气血两虚。故用淡附片、肉苁蓉温肾阳，配伍当归养血活血通络，加白芍、白术和枳实，全方借鉴真武汤治疗脾肾阳虚，济川煎治疗精津不足，枳术丸治疗脾胃虚弱、食积气滞的思路。

方中白芍和炙甘草可酸甘化阴，柴胡、黄芩和炙甘草取小柴胡汤之意。患者虽脾肾的症状较为显著，但脾肾与三焦的关系密切，因此，采用和解少阳的小柴胡汤疏通三焦、协调升降，可使机体气机上下调达、内外宣通、气机和畅。本案处方体现了整体辨证、系统分析的中医特色。最终也因方证对应，治愈了患者多年便秘，实现了疗效满意、患者满意、医生满意的共赢结局。

10. 治疗胃痛医案

王某，女，82岁，河北唐山人，2021年10月29日初诊。

主诉：胃痛5年，加重1个月。

现病史：胃痛，呃逆，口干，饮用凉水后腹胀气、纳差、二便可。

舌脉象：舌红暗少苔、舌干燥有裂纹，脉弦细。

辨证：胃阴虚兼血瘀证。

治法：滋阴养胃，活血。

拟方：一贯煎加减。

方药：沙参20g，生地黄30g，川楝子20g，当归20g，桃仁20g，枸杞子10g，柴胡12g，山药30g，麦冬20g，炙甘草15g，炒白芍20g，党参20g，陈皮12g。中药配方颗粒剂，7剂，每日1剂，水冲服。

2021年11月5日二诊：患者自诉呃逆好转，次数较前减少，口干好转，但咽部疼痛，反酸，活动后加重，仍有胃胀，舌红暗少苔、干燥有裂纹，脉弦细，调整处方为一贯煎加通幽汤加减。

【按】

胃痛又称"胃脘痛"，古又称"心痛"，但应和"真心痛"相区别。本病因以胃阴虚兼血瘀为主要病机，胃阴亏虚则络脉失濡，虚热扰中，故发胃痛呃逆；阴津亏耗则口干、舌红暗少苔、舌干燥有裂纹、脉弦细。《伤寒论》第265条载："伤寒，脉弦细，头痛发热者，属少阳。少阳不可发汗，发汗则谵语，此属胃。胃和则愈，胃不和，则烦而悸。"弦脉主肝郁，细脉示阴伤，故佐柴胡疏达木郁。方中生地黄滋肾水以济胃阴，为君药，辅沙参、麦冬养肺胃之阴，枸杞滋肝肾之精，合当归养血和营。配伍川楝子，其虽具苦燥之性，得甘寒滋液之品相制，则燥性得缓，独存疏肝之效，令木不横犯中土。本方主要采用滋水清金培土法。

患者复诊时加用通幽汤者，因舌质暗红乃瘀血阻络之征。通幽汤出自《脾胃论》，由桃仁、红花、生地黄、熟地黄、当归、炙甘草和升麻等组成，主治"幽门不通，上冲吸门"。"幽门不通"是由血瘀引起的，本例证属阴虚血瘀相兼，胃阴虚可致胃的营血不足，法当滋阴活血并行，桃仁、红花破血行瘀，通利脉络以复气血周流。通幽汤已有生地黄、当归，故在此把熟地黄改为山药，因山药甘平，滋而不滞，不仅可补肺、健脾、纳气，还可起到金水相生的作用。胃为肾之关，胃津亏则肾精乏源，《素问·水热穴论》云："肾者，胃之关也。"此谓肾气司二阴之启闭，肾阳温煦则中州得运，脾胃健运则先天得养，山药可肺脾肾同补；去升麻而留柴胡者，取其疏肝达郁之功，更兼宣畅三焦之效。

本案诊治经验表明，临证贵在病机、方药丝丝入扣，辨证精准与配伍得宜乃取效之关键。

11. 治疗宫颈癌放化疗后腹痛、腹泻医案

崔某，女，55 岁，河北唐山人，2021 年 4 月 21 日初诊。

患者因腹胀、饮食及睡眠差，体重减轻 2kg 住院，于肿瘤介入科接受治疗，入院记录显示患者 1 年前无明显诱因出现阴道不规则出血，经量中等，色鲜红，伴阴道分泌物增多，无发热，当时未现腹胀，未予重视。患者 1 个月来腰骶部疼痛，行宫颈活检，病理学显示为腺癌，部分区域分化较低。建议行免疫组化检查，并请病理专家会诊。后于肿瘤介入科行选择行子宫动脉化疗栓塞术。2021 年 4 月 22 日行经皮穿刺盆腔病灶碘 –125 离子植入术，植入粒子 40 粒，CT 随访示粒子在肿瘤内分布均匀。影像示盆腔不规则异常密度影，体表见定位标志，制订穿刺计划，扫描显示金属针影按预定方案穿入病灶，植入后局部可见高密度金属离子影。住院期间给予对症支持治疗，患者恢复好，病情稳定，于 2021 年 4 月 24 日办理出院。

2021 年 9 月 26 日，患者诉放化疗后出现腹胀、疼痛、大便时干时稀、肛门疼痛、天冷时小腹部疼痛更明显。

舌脉象：舌偏淡、中下焦偏黄，双侧尺脉弱。

辨证：脾肾阳虚，寒湿腹痛。

拟方：真武汤加减。

方药：淡附片 12g，茯苓 30g，桂枝 18g，白术 10g，柴胡 18g，乌药 20g，石膏 15g，泽泻 20g。中药配方颗粒剂，14 剂，每日 1 剂，水冲服。

2021 年 10 月 12 日二诊：患者服上述中药 14 剂后，除天冷时小腹部稍有疼痛外，其他上述症状均消失，嘱服药巩固疗效。

方药：淡附片 12g，桂枝 27g，白术 20g，柴胡 18g，乌药 20g，石膏 15g，泽泻 20g，党参 20g。中药配方颗粒剂，14 剂，每日 1 剂，水冲服。

【按】

经络与部位关系 宫颈位于下腹部，是足厥阴肝经和足太阴脾经的循行部位，因此首先考虑脾经和肝经功能出现异常。该宫颈癌患者进行选择性子宫动脉化疗栓塞术。行经皮穿刺盆腔病灶碘 –125 离子植入术，这是目前治疗宫颈癌的可行办法之一。

宫颈癌发病原因与治疗相关性的初步分析 正气存内，邪不可干；邪之所凑，其气必虚。宫颈癌患者前期存在局部功能的虚弱，西医的积极治疗对恢复必然产生了一定程度的影响，任何事物都有其双重性。治疗后患者出现腹胀、疼痛、大便时干时稀、肛门疼痛等，都提示患者出现了脾肾阳虚证。

真武汤加减治疗宫颈癌放化疗后腹痛、腹泻的依据 真武汤出自张仲景《伤寒论》第 316 条："少阴病，二三日不已，至四五日，腹痛，小便不利，四肢沉重疼痛，自下利者，此为有水气。其人或咳，或小便利，或下利，或呕者，真武汤主之。"本案患者出现了脾肾阳虚，寒湿腹痛的症状，因此用淡附片、白术、茯苓和泽泻温肾健脾利水；配伍柴胡、乌药和桂枝疏肝暖肝、温经散寒（根据归经理论配伍）；配伍石膏（根据胃肾相关理论）防止淡附片温肾阳的同时影响胃阴。另外，患者中下焦舌苔偏黄，提示患者的脾胃和下焦有一定湿热，所以石膏既清中焦郁热，又制附子燥烈之性。复诊去掉茯苓、增加党参是为了保胃之津液，并扶正气。患者的机体在发挥疏肝、温肾阳和健脾的功能时，也会消耗能量，因此也需要提供能量支持。党参补气、补阴、补营养而又不滋腻，是理想的扶正药，可有效补充能量以帮助机体抗邪。以上就是治疗该患者的综合思路与方法。

12. 治疗胃疼痛医案

逯某，男，17岁，河北平乡人，2022年3月28日初诊。

患者因腹痛1天就诊，查体示上腹压痛明显，大便偏溏。肝胆胰脾肾超声未见异常。2020年9月16日凌晨3点55分，患者自诉1小时前无明显诱因突发腹部疼痛入住某医院，诊断为十二指肠球部溃疡伴穿孔，并行十二指肠球部溃疡伴穿孔修补术。1年前患者因大便如黑色球状，在某医院诊断为幽门螺杆菌感染并进行西医治疗。2020年9月27日患者身体基本正常出院。2021年3月29日9点18分患者又因在半小时前突发性上腹部剧烈疼痛，就诊某医院急诊科，经胃肠减压、消炎、补钾等对症处理后症状缓解。

舌脉象：舌尖红、苔偏黄腻，脉弦。

辨证：太阴虚寒证。

拟方：桂枝芍药甘草汤加减。

方药：桂枝12g，炒白芍48g，炙甘草30g。中药配方颗粒剂，2剂，每日1剂，分2次水冲服。

2022年3月29日电话回访：患者28日服上述1剂中药1个小时左右腹痛症状消失。晚上大便比较多，颜色黑。嘱患者可以把第2剂药常规口服巩固疗效。

【按】

桂枝加芍药汤，出自《伤寒论》第279条："本太阳病，医反下之，因而腹满时痛者，属太阴也，桂枝加芍药汤主之；大实痛者，桂枝加大黄汤主之。"该方主要药物包括桂枝、芍药、炙甘草。其中芍药和炙甘草组成的芍药甘草汤在《伤寒论》第29条中提到："伤寒，脉浮，自汗出，小便数，心烦，微恶寒，脚挛急。"脚挛急，就是指小腿抽筋。目前该患者胃痉挛，即胃抽筋，也可以采用该方治疗。

本案例用芍药甘草汤治疗胃痉挛，疗效甚好。芍药和甘草可酸甘化阴，桂枝和芍药可辛甘化阳，桂枝加芍药汤具有通养脾胃、缓急止痛的疗效。同时，李瑞玉还意外发现桂枝加芍药汤具有明显的通便作用，可能与该患者曾做过肠穿孔修补手术，容易造成脾虚寒湿内盛有关。脾虚寒湿内盛者容易产生胃痉挛，但好在患者年轻，服用桂枝加芍药汤很快便可解除胃抽筋症状，缓解疼痛，且脾胃功能也可及时恢复。

13. 治疗便秘医案

刘某，女，58岁，2020年12月17日初诊。

患者便秘、小便多、失眠已1个月。素有高血压、糖尿病、高脂血症，服用西药酒石酸美托洛尔片。偶发室性期前收缩，神志正常。

舌脉象：舌淡无苔，口黏。

辨证：便秘（脾虚便秘）。

治法：通调气机，健脾润肠通便。

拟方：宜枳术丸合麻子仁丸、小柴胡汤加减。

方药：白术 60g，枳实 15g，白芍 30g，炒苦杏仁 20g，肉苁蓉 20g，当归 20g，火麻仁 30g，柴胡 10g，黄芩 10g，炙甘草 30g。中药配方颗粒剂，7剂，每日1剂，分2次水冲服。

二诊：患者自诉便秘症状明显减轻，失眠症状好转，间歇次数明显减少，以前无舌苔，现在舌苔淡薄，口黏减轻。继续服药 14 剂巩固治疗。

【按】

患者的症状以便秘为主。把所有症状整合分析可得：便秘、小便多是一组症状；失眠、期前收缩是一组症状；舌淡无苔、口黏是一组症状。可以看出便秘是脾胃的症状；失眠、期前收缩是心脏的症状；舌淡无苔、口黏又是脾虚的表现。三组有两组症状与脾胃密切相关，就是说脾胃可能影响心脏的功能。

那么脾胃不好为什么会影响心脏功能而导致期前收缩？《灵枢·营卫生会》曰："谷气入胃，以传于肺，五脏六腑皆以受气，其清者为营……营周不休。"营气的功能为化生血液、推动血液的运行，故称血中之气。营气可随血液运行周身，营养脏腑组织，因此它又携带着营养物质。该患者"脾"转"营"的功能下降，则营气化生血液不足，而心主血脉，营阴不足可导致血脉不足，因此患者可出现期前收缩。同时心主神志，心血、心阴不足也会引起失眠，而失眠是神志病变。

脾胃功能失调为什么出现便秘、小便多？脾主升，胃主降，是气机升降之枢，当脾虚主升的作用降低时，胃主降的功能也就随之降低，可出现胃气不降或胃降气的功能减弱。本例患者脾胃功能不平衡时，出现了胃强脾弱的表现，就是便秘，这是一定程度的脾约证。脾约就是脾的运化的功能被胃过强所约束，脾被约束容易导致脾气郁，郁可以化热。脾与胃相表里，阳明胃热过盛可伤及津液，导致脾阴不足，而影响脾运化津液的功能，脾不能将津液均匀布散全身，尤其表现在不能转运到肠道，却使津液偏渗到膀胱中，则出现"小便数、大便硬"的症状，大便越干，小便则越多。《伤寒论》中的"不更衣十日，无所苦"也指的就是此意。

组方思路 枳术丸出自李东垣《脾胃论》，方中白术为君，重在健脾益气，以助脾之运化，"白术者，本意不取其食速化，但令人胃气强，不复伤也"，这句话意思是白术增强脾作用的同时也强胃气，但脾的受益仍大于胃的受益。枳实为臣，可破气化滞、消痞除满。脾的功能强大，其运化津液的作用就强，便秘、小便多就可改善。根据五行生克制化关系，"水生木""木生火""木克土"。从小的范围看，"阴土"脾与"阳土"胃相互影响、相互制约。从大的范围看，脾胃功能可以与肝胆功能相互影响、相互制约。当脾胃和肝胆功能失调时，患者可出现少阳三焦枢机不利或少阴枢机不利。因此治疗脾胃的同时，可选用小柴胡汤的主要药物柴胡、黄芩等，柴胡、枳实和白芍是四逆散的主要药物，所以合方应用，可以把少阳、少阴枢机不利的问题均解决掉。另外，本案因肠胃燥热不明显，故应用麻子仁丸（散）时，去掉厚朴、大黄二味药。白芍、炙甘草可酸甘化阴，养脾阴的同时养肝阴，达到肝脾并治的效果。肉苁蓉、当归可温肾阳、补肝血，肝肾并治。此外，本案方药中还包含济川煎的思路。

通过对本案患者的个体化分析用药，可以体现出好的中医在处方用药上，既用了不同方剂里交叉的药物，又取不同方剂的治疗路径，融会贯通。故有效且高水平的中药处方往往可以一方之中包含多方的思路，并且可体现出"药与药""药与方"在发挥作用时"你中有我""我中有你"的合作思想。

14. 治疗头晕、口苦、便溏医案

郭某，女，40 岁，现就职于某医院，2023 年 5 月 1 日初诊。

主诉：头晕、口干、口苦，并有大便稀溏 1 周。

舌脉象：舌尖红，舌苔稍黄腻、有少量红点，脉弦。

辨证：肺热脾寒。

拟方：麻杏石甘汤、小柴胡汤、四逆散加减。

方药：紫苏叶 10g，石膏 30g，杏仁 15g，柴胡 15g，枳壳 10g，炒白芍 10g，黄芩 10g，薄荷 10g，干姜 5g。7 剂，每日 1 剂，分 2 次开水冲温服。

2023 年 5 月 2 日患者电话回复："吃 1 剂药后头晕基本好了，吃 2 剂药后眼睛没那么难受了，我自己都没有辨证出来是上焦有火。"

2023 年 5 月 8 日：患者服完 7 剂药后，上述症状均消失。

【按】

治疗思路分析　患者舌尖红，提示上焦有热，口干、口苦，提示少阳胆火上炎。那为什么患者出现上述症状？

上焦肺热，中医学认为正常情况下金克木，金为肺金，木为肝木。当患者肺金有热时，肺就会传热于肝木导致肝热，而胆和肝又互为表里，因此肝热又可引起胆热。肝开窍于目，所以肝胆的热易引起视物模糊。那为什么还引起头晕？

中医学认为肝主疏泄，肺热可传给肝胆导致肝胆有热，肝胆有热又会导致气机枢机不利而产生郁火，郁火循经上扰清窍导致患者出现头晕。另外，根据五行生克关系，木生火，即肝是心的母脏，现在患者肝胆郁热，这可导致母病及子，从而影响到心。心五行属火，而肝胆郁热又传给了心，这会造成火势更炽的现象，进而引起心火上炎，加重头晕。

另外，患者还出现大便溏泻的症状，这提示该患者除肝胆之火亢盛影响了脾胃功能外，平时还有脾阳不足的体质。总体来说，该患者的身体处于"肺热 - 肝胆热 - 心热 - 脾寒"的内环境状态，这样的小系统环境也可以认为是患者当时的病机。

用药思路　患者肺热，宜用麻杏石甘汤，但发病时已过立夏，天气较为辛燥，因此将麻黄改为紫苏叶，这样也可以开宣肺气、清肺热。麻杏石甘汤本为辛凉解表之剂，再加薄荷可促进宣肺清热达表之效。肺热传至肝胆导致郁热，可用柴胡、黄芩疏肝清胆；另外柴胡配炒白芍、枳壳又可发挥四逆散之力，中医学认为"肝肾同源""肾水生肝木""子病可即母"，因此采用四逆散的思路，有"见肝知病，知肝传肾，当先实肾"的道理。四逆散以"疏"代"补"，同样起到实肾的作用。另外，四逆散实肾的同时，也促进了肺肾的金水相生，有利于疾病尽快康复。患者平时胆热脾寒，故加干姜以温化脾寒。本案患者的治疗体现了"清中有温，温中有清"的中医整体辨证论治特色。通过该患者的疗效，也验证了该思路的有效性和可行性。

15. 治疗小儿肠系膜淋巴结炎医案

李某，女，3岁，河北广宗人，患者母亲于2022年5月15日通过手机初诊。

患者母亲代诉，现腹部胀满，肚脐上和偏右的地方疼痛2天，肠鸣音亢进。在当地行超声检查发现肠系膜淋巴结肿大，诊断为肠系膜淋巴结炎。患者曾在15天前有感冒发热的症状。目前感冒发热症状已消失。

舌象：舌苔图片显示患者舌的前半部分红，少苔。

辨证：太阳阳明合病。

拟方：麻杏石甘汤和桂枝汤加减。

方药：桂枝10g，炒白芍10g，山药10g，干姜5g，紫苏叶8g，杏仁10g，石膏10g，防风6g，柴胡10g。2剂，水煎服。每剂分2天服。

2022年5月16日电话随访：家属表示患者服上述中药半服后，当天上午腹部没有出现疼痛，以往是全天疼痛，但中午肚子着凉，晚上又感觉疼痛，建议患者腹部保暖，把剩下的半剂药温服。

2022年5月17日电话随访：服上述中药后，患者当日全天肚子胀、疼痛，肠鸣音亢进等症状全部消失。

【按】

肠系膜淋巴结炎现代认识　急性肠系膜淋巴结炎多见于7岁以下小儿，好发于冬春季节。常继发于感冒或肠道炎症，有腹痛、发热、恶心、呕吐、排便异常的症状。病变常累及回肠末端的一组淋巴结，故腹痛发生于脐周或右下腹，并有固定压痛点，无腹膜刺激征。偶可于右下腹扪及小结节样压痛肿块，为肿大的肠系膜淋巴结。全身中毒症状不明显，白细胞轻度升高。本病应与急性阑尾炎鉴别，通常无须手术，保守治疗后病情可缓解、治愈。其病因一般被认为是由柯萨奇病毒B组感染引起，有人将病变淋巴结进行细菌培养，偶有链球菌、葡萄球菌、沙门菌或大肠杆菌生长，但很难确定为本病的致病菌。常规超声检查在多数情况下是本病首选的检查手段。无症状儿童超声检查也可发现正常淋巴结，所以只有当有腹痛症状的儿童腹腔淋巴结超过1.0cm并且排除其他导致腹腔淋巴结肿大的疾病时，才考虑为肠系膜淋巴结炎。

治疗思路与方法　本案患者的典型症状是腹痛，并有发热感冒病史，经超声诊断为肠系膜淋巴结炎。舌尖红少苔，提示肺经仍有热。《素问·灵兰秘典论》曰："肺者，相傅之官，治节出焉。"肺主治节，具有治理和调节的作用。张景岳曰："肺主气，气调则营卫脏腑无所不治，故曰治节出焉。"高士宗曰："受朝百脉，故治节由之出焉。"肺与大肠相表里，寒邪入里化热，病邪可随经下传至肠腑，肠系膜有阻止外邪的屏障——肠系膜淋巴组织，因此，饮食冷热刺激均可能引起腹胀和腹痛。治疗宜宣肺清热，用麻杏石甘汤。因时处夏天，气候偏燥，故将麻黄换成紫苏叶，减少其燥性，但思路还是麻杏石甘汤的思路。肠鸣音亢进是因脾胃虚寒，酌加干姜温补脾胃，同时可把桂枝和芍药带到肠系膜处，调节肠系膜的营卫失调，干姜不仅走表，还走里，具有温经止痛的作用。防风在此主要用于升发脾阳。脾主升，可促进其功能的健运。山药走肺、脾和肾，具有健脾、滋阴和保护脾胃防止阴液耗伤的作用。另外，中医学认为三焦司决渎，人体的整个水液代谢过程都离不开三焦。现代有研究认为三焦包含现代解剖学所说的淋巴循环系统，加柴胡也可协助三焦保持气机调达。

16. 治疗溃疡性结肠炎医案

徐某，男，69岁，河北广宗人，2022年6月6日初诊。

患者每天大便10多次，"放屁、基本上每次放屁时会带大便"，这个症状持续6年有余，曾在广州某医院诊断为溃疡性结肠炎，口服1年多的中药，基本无效。患者十分痛苦。该患者经人介绍前来求诊。

舌脉象：舌淡，脉偏弦。

辨证：脾肾气虚。

治法：健脾补气。

方药：麻黄5g，炒白术60g，干姜10g，党参20g，茯苓60g，泽泻20g，山药30g，黄芪30g，当归10g，柴胡6g，炒白芍20g，黄连8g。中药配方颗粒剂，7剂，每日1剂，分2次水冲服。

2022年6月13日二诊：患者自诉服药1周后，上述症状基本上没有什么变化。再次辨证，认为药证相符。

方药：茯苓60g，泽泻30g，山药30g，黄芪50g，葛根60g，党参20g，干姜15g，北柴胡20g，炒白芍10g，紫苏叶10g，炒苦杏仁6g。中药配方颗粒剂，7剂，每日1剂，分2次水冲服。

2022年6月20日患者回电：自诉服此次药5剂，放屁次数明显减少，每次放屁时"带大便"的症状未再出现。

2022年6月23日三诊：患者放屁次数明显减少，约比以前少一半，基本上每次放屁时"带大便"的症状未再出现，效不更方，继服14剂巩固疗效。

【按】

溃疡性结肠炎现代研究及可能病因、临床表现　溃疡性结肠炎是一种结肠和直肠慢性非特异性炎症性疾病，病变局限于大肠黏膜及黏膜下层。病变多位于乙状结肠和直肠，也可延伸至降结肠，甚至整个结肠。本病病程漫长，常反复发作。本病可见于任何年龄，但20～30岁最多见。溃疡性结肠炎的病因至今仍不明，目前认为可能和基因、心理因素、免疫缺陷等有关。溃疡性结肠炎的早期可有多种表现形式，如血性腹泻是其最常见的早期症状，其他症状有腹痛、便血、体重减轻、里急后重、呕吐等，偶尔也可表现为关节炎、虹膜睫状体炎、肝功能障碍和皮肤病变等。发热相对来说并不常见，大多数患者在本病中的症状表现为慢性，少数患者可呈急性。急性患者表现为频繁血性粪便，可多达 30 次 / 天，伴随高热、腹痛。

体征与病期和临床表现直接相关，患者常有体重减轻和面色苍白症状。疾病活动期行腹部检查在结肠部位常有触痛。患者也可能有急腹症征象伴发热和肠鸣音减弱，特别是在急性发作或暴发期更显著。中毒性巨结肠患者可有腹胀、发热和急腹症征象。由于频繁腹泻，患者肛周皮肤可出现擦伤、剥脱、肛周炎、肛裂、肛瘘，且直肠指检时感到疼痛。

中医药治疗本病思路与方法　溃疡性结肠炎属中医"泄泻"范畴。泄泻是指大便次数增多、粪便稀薄（或溏软而不成条，或稀薄如水）的病证。以大便溏薄，病势缓者为泄；大便清稀如水，直下者为泻。两者虽有轻重，但临床上无明显区别，故统称泄泻。

溃疡性结肠炎属中医"濡泻""洞泄""飧泄""注泄""溏泻""鹜溏"等范畴。其病因如《素问·阴阳应象大论》所言"清气在下，则生飧泄"，"湿胜则濡泄"。《素问·举痛论》云："寒气客于小肠，小肠不得成聚，故后泄腹痛矣。"又云："百病生于气也……怒则气逆，甚则呕血及飧泄，故气矣。"《素问·风论》曰："食则泄泻。"这些记载都证明了古人对本病早有研究，且已意识到本病主要由于正气内虚，感受外邪，伤于饮食或情志所致。《医宗必读》一书中记载了治疗本病的八法：淡渗、升提、清凉、疏利、甘缓、酸收、燥脾、温肾、固涩。对治疗泄泻具有重要的指导和启示作用。

本案患者"放屁多"是脾阳不足的表现，放屁时"带大便"是中气下陷的表现，结合舌淡、体偏大，可辨为脾气虚。脉偏弦提示是气虚枢机不利。治疗原则为补中气、升脾阳、健脾利湿、宣肺等。患者开始服药治疗 1 周后症状没有明显改善，复诊辨证认为所用之药无误，那为什么效果不明显？第一，该患者病程较长，已经 6 年多。第二，健脾用白术没有错，但患者脾虚已久，健脾用大剂量白术可能是虚不受补，并且大剂量的白术也有通便作用。第三，采用麻黄的思路也没有错，只是麻黄辛燥，且正值夏天，因此用紫苏叶代麻黄为宜。因此对处方的药量进行了一定的调整：黄芪由原来 30g 增加为 50g，加葛根 60g，配合党参提高补气升阳的作用；突出茯苓的用量 60g，泽泻 30g，干姜 15g，把原来的白术 60g 改为山药 30g，其目的是增强健脾、利水、温脾、肾阳的作用，通过把肠道的水"改道"，以实现利小便以实大便的目标。再将麻黄改为紫苏叶，并加炒苦杏仁。用北柴胡可疏通三焦，把肺与肠道的"桥梁"连接好。以更好发挥肺通调水道功能。炒白芍可协助柴胡预防疏肝时伤阴，同时也可制约干姜的燥性伤肝阴。

总之，中医药治疗这样复杂的慢性疾患，一定抓住其病机，通过治疗病机本质达到治疗临床症状的目的，再根据病机变化"观其脉证，知犯何逆，随证治之"。

17. 治疗肠梗阻医案

杜某，男，69 岁，是李瑞玉徒弟的父亲。徒弟于 2023 年 2 月 18 日通过电话告诉李瑞玉，她父亲因肠梗阻入院于某医院急诊科，已治疗 2 天但病情加重，舌苔照片显示患者舌苔白腻，中焦偏黄。

患者于 2023 年 2 月 14 日因腹痛、恶心、呕吐等症状住某医院急诊科，诊断为肠梗阻。2月14日始未解大便，16日之前偶尔排气，17日至今未排气。医嘱禁食禁水，每日静脉输液、灌肠等待通便。主治医生说过十几天大便不通就需要手术。血糖浓度为7.4mmol/L。

CT医学影像学检查见：肝脏外缘光滑，肝叶比例适宜，肝裂无增宽，肝实质内未见异常密度影，肝内、外胆管无扩张，胆囊不大，壁不厚，可见阳性结石。脾不大，形态及密度正常。胰腺形态、大小及密度未见异常改变，边缘清晰，胰管无扩张。胰周未见明确液体影。双侧肾上腺形态及密度可，双侧肾实质未见异常密度影，双侧肾盂、肾盏及输尿管未见明确扩张。腹腔内及腹膜后未见肿大淋巴结。结肠及部分小肠扩张积气、肠内容物增多。膀胱充盈正常，壁不厚，前列腺大小形态正常，实质可见钙斑，精囊腺大小形态尚可，实质密度均匀，直肠及周围脂肪间隙清晰，盆腔内未见肿大淋巴结。

诊断意见：①结肠及部分小肠扩张积气、肠内容物增多，请结合临床。②胆囊结石。③前列腺钙斑。

辨证：脾虚湿阻。

拟方：枳术丸加减。

方药：枳实10g，白术30g，柴胡15g，炒白芍30g，炙甘草20g，大黄10g，芒硝10g（去滓，再入芒硝）。2剂，每服水煎后分4次温服。

2023年2月19日患者电话回复："昨晚9点左右服用了1次中药，大概30mL（煎出的总量约700mL），服后1小时开始排气，又过半小时开始排便了！11点20分左右又喝了60mL左右，今早5点多再次排便，小腹不胀不疼了，胃里也不反酸了！昨晚排出便量约500g，今早也正常，排出物多是石蜡油和小肠内容物。"嘱患者再服1剂。

2023年2月20日电话随访：患者一切正常，可以进食半流食。准备出院。

【按】

各种原因所引起的肠腔内容物通过障碍，称之为肠梗阻。主要临床表现为四大症状：腹痛、呕吐、腹胀、排便排气停止。肠梗阻是临床常见的急症，病情复杂多变。该患者无论是症状还是影像学检查均符合"肠梗阻"的诊断。但入院治疗后疗效并不理想。

本次选用枳术汤、芍药甘草汤和调胃承气汤加减治疗该病。枳术汤出自《金匮要略·水气病脉证并治》，其曰："心下坚，大如盘，边如旋盘，水饮所作，枳术汤主之。"枳实苦、辛、酸，微寒，归脾、胃经，主治积滞内停、痞满胀痛、大便秘结。白术可健脾燥湿。本案是"肠梗阻"，怎么考虑用枳术汤治疗？因为尽管"梗阻"原因很多，但本案患者舌苔白腻，提示肠胃有湿邪，舌苔中间偏黄提示湿中还有热。脾虚可致肠虚，因为脾胃相表里，胃与大肠同属阳明经，因此湿热之邪可阻滞肠胃运转而致肠梗阻。治疗通过健脾燥湿、祛除湿邪，可改善胃肠传导功能；芍药甘草汤是治疗脚挛急的效方，现在患者患肠梗阻，可出现肠道局部痉挛，因此用芍药、甘草酸甘化阴，可有效缓急止痛。也可以说通过补肝阴养胃和肠道之阴。调胃承气汤能调和肠胃，承顺胃气，祛除肠胃积热，使胃气得和，气机相接，从而诸证蠲除。柴胡可协助三焦经的水液和气的代谢，促进肠胃功能。因此诸方协同使用。

总之，治疗该类疾病，可采用枳术汤去除肠胃湿热之邪，芍药甘草汤缓急止痛，调胃承气汤调胃疏通腑气，通泄肠胃之湿邪。

第五节 血液系统疾病

治疗漏下兼贫血（免疫性血小板减少性紫癜）医案

郄某，女，汉族，26岁，河北邢台人。

2019年5月20日，患者于某医院血液科就诊，当时主诉为血小板减少1个月。1个月前患者孕检时查血常规示血小板偏低（具体不详），无鼻出血、牙龈出血及肉眼血尿，无头晕、乏力及活动后胸闷气短，无发热、咳嗽，无腹痛、腹泻，无皮疹、口腔溃疡、光敏感、关节肿痛，未诊治。后多次检查血常规，发现血小板仍偏低。血常规示白细胞计数（WBC）$8.15×10^9$/L，红细胞计数（RBC）$4.56×10^{12}$/L，血红蛋白（HGB）127g/L，血小板计数（PLT）$6×10^9$/L。自发病以来，患者饮食、精神、睡眠欠佳，大小便正常，体重无变化。

既往史：既往体健，无肝炎史、结核史等传染病史。无高血压、冠心病、糖尿病、手术、外伤、输血、药物、食物过敏史。预防接种史不详。月经规律、经量正常，无痛经史，白带量及性状正常。当时孕17周。体温37.4℃，脉搏98次/分，呼吸20次/分，血压136/98mmHg。无贫血貌，皮肤未见出血点及瘀斑，周身浅表淋巴结未触及肿大，咽部无充血，双肺呼吸音清，腹部膨隆，符合孕周，无压痛，肝脾未触及，肠鸣音正常，双下肢无水肿。其他检查均无异常。患者因免疫性血小板减少性紫癜住院，其依据为骨髓象示巨噬细胞成熟障碍。入院后给予人免疫球蛋白静注提升血小板等方法治疗，患者血常规示血小板较前明显上升。2019年5月21日出院诊断为免疫性血小板减少性紫癜，宫内孕17周。

2020年7月27日患者前来就诊。

主诉：月经漏下1年。

患者无汗、怕冷、乏力、大便不成形。既往有免疫性血小板减少性紫癜病史1年。服用地塞米松片后腹痛。

舌脉象：舌边红、苔白厚腻，尺脉弱。

辨证：漏下（脾肾不固，湿浊中阻）。

拟方：真武汤、小柴胡汤、五苓散、补中益气汤加减化裁。

方药：淡附片30g，黄柏10g，炒白术30g，黄芪30g，陈皮15g，茯苓20g，泽泻20g，骨碎补20g，升麻3g，桂枝20g，柴胡10g，黄芩10g，生姜10g。中药配方颗粒剂，7剂，1天1剂，水冲服。

2020年8月3日二诊：患者服药后乏力、大便不成形、怕冷明显减轻，出汗少减轻，月经漏下恢复正常。舌淡红，苔白腻微厚。原方7剂巩固。

2020年8月10日三诊：患者服药后，大便不成形恢复。现微微出汗，诸症皆愈，起居无碍。

2020 年 8 月 24 日四诊：患者服药后，上述症状均缓解，继服 14 剂，1 天 1 剂，水冲服，巩固疗效。

【按】

免疫性血小板减少性紫癜现代研究及可能病因　紫癜是临床上比较常见的症状，常因血小板数量减少引起，故泛称血小板减少性紫癜。其中以免疫性血小板减少性紫癜最为常见，血栓性血小板减少性紫癜虽发病率较低，但死亡率却较高。特发性血小板减少性紫癜过去一直被认为是原因不明的出血性疾病，近年来的大量研究已证实本病与免疫反应有关，故应称其为自身免疫性血小板减少性紫癜（亦简称 ITP）。本病的血液学特点是外周血中血小板减少，血小板表面结合有抗血小板抗体，血小板寿命缩短，骨髓巨核细胞可代偿性增多而致血小板生成障碍。

本病确切的发病原因尚未完全阐明，可能是由多种因素综合导致的，现分述如下。

（1）免疫因素：血小板减少的直接原因是血小板破坏增加，即血小板存活时间显著缩短。原因是患者血浆中存在抗血小板抗体，这种抗体对同种和自身血小板均有破坏作用。

（2）血管因素：临床发现有些患者的出血程度与血小板数量的减少不成比例，这可能是因为本病的出血与毛细血管功能障碍也有关系。例如脾切除后，虽然部分病例血小板数并未上升，但出血现象可改善；用肾上腺糖皮质激素治疗后，血小板数量不一定增加，但毛细血管脆性试验转为阴性，出血也可减轻。凡此足以说明毛细血管缺陷对本病出血的重要意义。

（3）脾脏因素：经研究发现脾脏可能是产生抗血小板抗体的重要部位之一。当脾脏产生大量抗血小板抗体时，正常血小板经过脾脏与抗血小板抗体结合而致敏，致敏的血小板极易被吞噬细胞所吞噬，因此患者周围血中血小板计数明显减少。

（4）遗传因素：据研究表明，患者及其直系健康的家属中都存在不同程度的免疫缺陷，提示此病可能与遗传有很大关系。

本案在某医院骨髓象示巨噬细胞成熟障碍，诊断明确。

中医治疗本病的思路与方法　中医治疗疾病是通过辨其证，抓其病机。该患者出现漏下、无汗、怕冷、乏力、大便不成形等明显脾肾阳虚兼气虚的临床表现。治疗脾肾阳虚宜采用真武汤，取其主要药物淡附片、炒白术、茯苓。方中附子辛热温阳，可使肾阳复而肾水有所主。白术健脾燥湿，可促进脾土健而使水有所制。生姜宣散水气，用之以佐附子助阳，是于主水中有散水之意。茯苓淡渗利水，配伍白术健脾，是于制水中有利水之用。患者舌苔白腻，说明体内有寒湿，因此，去掉芍药，以防其阴寒之性助体内之湿。气虚用补中益气汤的黄芪、白术、陈皮、升麻以健脾升阳；茯苓、泽泻、桂枝、白术是借鉴五苓散思路，可加强膀胱气化功能，有利于湿邪从小便排出，这有利于治疗脾虚大便不成形，借鉴的是"利小便实大便"的思路。另外，肾与膀胱相表里，肾阳虚也会影响膀胱气化功能。小柴胡汤中柴胡、黄芩加黄柏、骨碎补在于疏通三焦、增强补肾降浊作用。

总之，肾为先天之本，"先天生后天，后天养先天"。《诸病源候论·虚劳精血出候》曰："肾藏精，精者，血之所成也。"脾肾阳虚不能温煦中焦，使得脾胃功能失常，清气不升，浊气不降。湿浊中阻，而脾喜燥恶湿，湿邪困脾可导致水谷精微之气无以布散，更不能奉赤化血，久则脾虚失其固摄，导致脾不摄血，经水或崩或漏，在本案患者则表现为漏下。真武汤可温脾肾之阳，黄芪、白术可升阳健脾补气，使脾气健运以摄血止漏下。五苓散、小柴胡汤加减共奏温阳利水、疏通三焦之功。

第六节　泌尿生殖系统疾病

1. 治疗尿潴留伴大便不通医案

张某，男，55岁，河北邢台人，2021年9月6日初诊。

主诉：小便不通4个小时。

患者于1周前因吹空调后头疼、身体疼痛，在当地村卫生所就诊，诊断为"感冒"，予安乃近等药物治疗（具体不详），服药2天后自觉症状改善，于2021年9月6日早晨突然出现小便不下，偶有点滴尿液，下腹部憋胀明显，大便不通，急去某医院泌尿外科置导尿管导尿，导尿后症状稍缓解，但仍大便不通，心烦、稍有口渴，医生建议转上级医院，经朋友介绍来我院就诊。

刻下症：感觉痛苦、烦躁，坐卧不安，尿道置有导尿管，导尿管袋中有约200mL尿液，患者诉有便意但排便困难，下腹部压痛。

舌脉象：舌质稍暗，苔微黄腻，寸脉浮数。

辨证：膀胱蓄血证、膀胱蓄水证。

拟方：桃仁承气汤合五苓散加减。

方药：炒桃仁20g，桂枝8g，玄明粉8g，大黄6g，柴胡10g，麻黄5g，石膏30g，茯苓20g，猪苓20g，泽泻15g。2剂，中药配方颗粒，开水冲服，分2次服。

服药后变化：患者服上药半剂后，约4小时内大便3~4次，拔掉导尿管后可以自行排尿，之后将剩下的中药服下。第二天患者继服上方1剂，症状全部改善。

【按】

患者1周前有外感病史，就诊时除小便不下、偶有点滴尿液及下腹部憋胀明显、大便不通、口渴等症状外，还有寸脉浮数，提示表证未清。表证即为太阳病，太阳病表邪传入下焦，入血分可见蓄血证，入水则可见蓄水证。

本病属于表里同病，主要病机是太阳表邪传入下焦，与血结于少腹，引起少腹急结和下腹部压痛；与水互结，影响膀胱气化，导致水道失调。心烦是由"血热"与瘀血相结，血热上扰心神所致，这是蓄血证的典型表现。本案患者同时出现蓄血证和蓄水证，因此蓄血、蓄水证同治，用桃核承气汤合五苓散加减治疗。桃核承气汤泄热逐瘀，五苓散化气行水，兼解外邪以治疗蓄水证。再配伍麻黄、石膏，可起到通调水道、宣肺兼清里热的作用。

2. 治疗输卵管不通医案

李某，女，37岁，河北唐山人，2022年9月11日初诊。

主诉：输卵管通液术后下腹下坠、月经量少4月余。

患者于今年5月在某医院先后进行2次输卵管通液术，术后下腹部常有下坠感，月经量少，经期常推迟10天左右，大便稀溏。患者育有一女，现14岁，计划二胎。本次主要想解决输卵管不通的问题，彩色超声提示子宫内膜厚约0.5cm。

舌脉象：舌淡，双侧尺脉弱。

辨证：脾肾不足。

治法：补脾益肾。

方药：淡附片18g，白术20g，桂枝18g，当归20g，细辛15g，柴胡9g，乌药40g，小茴香20g，黄芪30g，川芎20g。中药配方颗粒剂，14剂，每日1剂，分2次水冲服。

2022年10月9日二诊：患者服用上方14剂后，下腹部下坠感、大便稀溏症状明显改善，按原方又服7剂。在某医院做彩色超声检查后结果显示：子宫大小、形态正常、肌层回声均匀，内膜居中，厚约0.9cm，双附件区结构未见明显异常。目前不适症状全部消失。但舌质仍偏淡、双侧尺脉弱，上方加菟丝子20g，继服14剂。

2022年10月23日三诊：上述症状已恢复正常，于当地中医院检查，检查结果显示输卵管通畅。上方加党参20g，继服15剂，可以考虑计划二胎。

【按】

对输卵管阻塞的认识　输卵管阻塞是临床妇科常见的疾病之一，也是导致女性不孕的主要因素之一。据统计，在导致女性不孕的病因中，输卵管阻塞可占1/3以上。国内调查显示，因输卵管阻塞所导致的不孕占不孕症的20.0%～32.8%。近年来，由于检查技术的进步以及国民医疗意识的提高，输卵管阻塞检出率增加，其患病率有增加趋势。由于输卵管连接盆腔与子宫，并经阴道与外界相通，多种因素均可导致输卵管阻塞。妇科炎症、人工流产、不洁性生活、长期阴道出血、子宫内膜异位症、子宫肌瘤以及宫腔、腹腔手术等都是导致输卵管阻塞的主要病因。输卵管通液术、子宫输卵管造影术、输卵管镜以及腹腔镜检查等手段可对输卵管阻塞进行明确诊断。输卵管是摄取卵子、运送精子以及受精和输送受精卵的主要部位，输卵管阻塞患者一般没有典型的临床症状，患者多以不孕就诊。

本案治疗思路与用药　本案患者以输卵管不通就诊，考虑到其已有14岁大女儿，表明其输卵管功能曾正常，近几年想要二胎一直未怀孕，经检查发现输卵管阻塞。患者曾接受过2次输卵管通液术治疗，但疗效不明显，故寻求中医治疗。根据中医辨证，患者舌淡，月经量少且推迟，大便稀溏，提示其气虚和脾肾虚寒。中医学认为虚寒易导致凝聚不通，因此选择淡附片和白术以温肾阳、健脾胃，"先天之本"和"后天之本"同治。同时，根据"气行则血行，气滞则血瘀"的理论，患者伴有气虚，用黄芪、当归，补气兼顾补血。小腹部是肝经循行的部位，用柴胡、桂枝、乌药、小茴香、细辛和川芎以舒肝、温经、活血。该方案既实现了全身治疗，又兼顾了局部治疗。

3. 治疗早泄医案

逯某，男，30岁，河北邢台人，2022年9月13日初诊。

主诉：结婚1年因早泄影响正常夫妻生活。

逯某母亲诉，因该病症致夫妻关系恶化，现处离婚协商阶段，特来寻求中医诊疗干预。鉴于病情涉及患者隐私且门诊候诊人数较多，遂引导患者至独立备用诊室进行详细问诊。患者自诉本次为第2次婚姻危机，离婚主因仍系同房功能障碍，第1段婚姻也因同样的问题而离婚。现症为阴茎虽可勃起，但交即泄精，伴小便次数多、大便溏，近半月新增骶尾部汗出、怕热、不怕冷，每夜可维持5～6个小时的睡眠，睡眠质量尚可。患者5年前曾有手淫史，当地医院精液常规检查未见异常。几年来经多处中西医治疗，效果均不明显。

舌脉象：舌偏红，中焦偏黄，脉偏弦数、双侧尺弱。

辨证：肝郁，脾肾虚弱。

治法：疏肝，补脾肾。

方药：麻黄6g，柴胡20g，枳壳10g，炒白芍20g，黄芩8g，牡蛎150g，桂枝20g，炙甘草12g，茯苓20g，泽泻20g，炒白术15g，龙骨20g，地黄10g。中药配方颗粒剂，10剂，每日1剂，分2次开水冲后温服。

2022年9月26日二诊：患者小便次数多的症状明显缓解，大便仍溏，骶尾部汗出已止，服药后感觉有精神了，自觉早泄症状已缓解。原方将麻黄加至10g，其他药物不变。20剂，每日1剂，分2次水冲服。

2022年10月19日三诊：上述症状消失，继服15天巩固疗效。

【按】

关于"早泄"的认识 早泄（Premature Ejaculation，PE）是常见的男性性功能障碍疾病，严重影响患者及伴侣的生活质量，发病率为20%～30%，主要表现为阴道内射精潜伏期短，总是或几乎不能控制射精，甚至造成焦虑、苦恼、沮丧等消极的身心影响。现代医学认为PE病因复杂，主要的治疗包括磷酸二酯酶5抑制剂、抗抑郁药物、局部麻醉、心理或行为干预等，有一定疗效，但离满意还有一定距离。

中医学对"早泄"的认识在相关著作中已有记载，《沈氏尊生书》曰："未交即泄，或乍交即泄。"《秘本种子金丹》云："男子玉茎包皮柔嫩，少一挨，痒不可当，故每次交合，阳精已泄，阴精未流，名曰鸡精。"《辨证录·种嗣门》记载："男子有精滑之极，一到妇女之门即便泄精，欲勉强图欢不得，且泄精甚薄。"从经络循行路径来看，足厥阴肝经环络阴器，经别"结于茎"；足少阴肾经循阴股而结于阴器。从脏腑功能角度看，肾主前阴二窍，司尿与精液之排泄；肝主藏血疏泄，可濡养外肾，维持正常性功能活动。

本案治疗思路与用药 将患者的症状进行分组分析显示：①小便次数多、骶尾部汗出均属于膀胱经经气不利。②大便溏属于脾虚表现。③舌偏红提示阴虚，舌苔中焦偏黄提示脾胃有湿热。④脉偏弦数说明肝郁化热，双侧尺脉弱提示肾虚，但患者怕热、不怕冷，提示患者偏肾阴虚。综合上述分析可知本病的病位涉及肝、脾、肾及其相关脏腑，这些脏腑功能的异常是早泄的主要病因，故予以疏肝、补脾肾的方药。方中柴胡、枳壳、炒白芍和黄芩是四逆散和小柴胡汤合方加减而成，可和解肝肾，起到解"阴郁"和"阳郁"的作用；桂枝、茯苓、泽泻和炒白术是取五苓散的治疗思路，可解决小便次数多、骶尾部汗出的症状，同时对大便溏有"利小便以实大便"的治疗效果；龙骨、牡蛎、桂枝和炙甘草与柴胡、枳壳、炒白芍和黄芩配伍，是柴胡加龙骨牡蛎汤合桂枝甘草龙骨牡蛎汤思路的整合；麻黄具有扩张血管的作用，对于阳痿、早泄类患者，具有"壮阳"作用，该药配伍地黄可"金水相生"。故该方采用麻黄和地黄配伍不仅可协助解决膀胱经气不利，还可增强性功能。

4. 治疗胡桃夹综合征医案

患者沈某，男，18岁，河北滦州人，现为大一在校生。2022年9月3日初诊。

主诉：体检发现尿潜血（++）8月余，复检未愈。

患者因有参军想法，故于2022年1月在当地医院做了初步体检，检查结果：尿潜血（++）。患者当时无不适症状，所以未行治疗。今年8月7日，患者参加当兵体检，检查结论为不合格，原因仍是尿潜血（++）。2022年8月21日，患者在唐山工人医院做超声检查（"胡桃夹"综合征筛查），检查可见：腹主动脉与肠系膜上动脉之间的夹角约26°，两者间左肾静脉前后径0.18cm，彩色多普勒血流成像（CDFI）显示血流束变细，收缩期峰值流速（PSV）：81cm/s；左肾静脉远心端前后径0.75cm，CDFI显示血流充盈良好，PSV：20cm/s，检查结果提示：腹主动脉前方左肾静脉受压变细，符合胡桃夹综合征超声表现，请结合临床。医生建议：根据病情发展，建议手术治疗，目前无特殊药物治疗。患者当日还在唐山市工人医院做尿液检查，检查结果示，尿红细胞27.80μL，红细胞（高倍视野）5.0HPF，尿潜血（++）。

舌脉象：舌淡，苔薄白，右脉大弦。

辨证：肝肾郁滞，心肾不交。

治法：疏肝解郁，交通心肾。

方药：柴胡18g，炒白芍40g，枳壳9g，黄芩18g，阿胶10g（因当时药房没有阿胶，遂改为山茱萸30g），黄连6g，猪苓20g，地黄20g，甘草6g。中药配方颗粒剂，7剂，每日1剂，分2次水冲服。

2022年9月10日二诊：治疗后第7天，患者于2022年9月9日在滦州市人民医院做尿液检查，检查结果示尿潜血（+），红细胞23.1μL。

2022年9月24日三诊：患者在滦州市东安各庄镇卫生院查尿常规，结果提示尿潜血（±），其他项目均在正常范围。按上方继服14剂巩固疗效。

【按】

胡桃夹综合征的现代认识 胡桃夹综合征（nutcracker phenomenon）即左肾静脉压迫综合征，又称胡桃夹现象，好发于青春期至40岁左右的男性，儿童发病年龄分布在4~7岁，多发年龄见于13~16岁。正常情况下左肾静脉经过腹主动脉与肠系膜上动脉之间的夹角，跨过腹主动脉前方注入下腔静脉。此夹角约为45°~60°，被肠系膜脂肪、淋巴结、腹膜和神经纤维丛等填充，使左肾静脉不致受压。而胡桃夹现象／胡桃夹综合征患者此夹角一般小于 16°。胡桃夹综合征患者多以血尿伴／不伴腰痛就诊，大部分患者为体型瘦长的青少年，临床表现为直立性蛋白尿，常见男性左侧精索静脉曲张。部分中老年妇女患者可表现为血尿和盆腔淤血综合征。

胡桃夹综合征的临床诊断 该病的诊断是排除性诊断，即典型的临床症状和辅助检查能够证明存在"胡桃夹"结构，同时排除其他可能引起临床症状的病因（如肿瘤、结石、感染、畸形和肾小球疾病等）。目前较为公认的诊断指标有以下几点：

①尿红细胞形态为非肾小球源性（即尿中红细胞形态正常比例＞90%）。

②尿中钙排泄量比正常（Ca/Cr［钙／肌酐］＜0.20）。

③膀胱镜检查为左侧输尿管喷血（肉眼血尿发作时）。

④肾活检正常或轻微病变。

⑤腹部 B 超、CT 和 MRI 表现为左肾静脉受压、扩张。

⑥下腔静脉和左肾静脉测压证实左肾回流障碍，左肾静脉压与下腔静脉压力差在 4mmHg 以上（也有报道压力差为 5mmHg）。

⑦排除其他可能引起血尿的病因。

本案治疗胡桃夹综合征思路 从部位上分析，病变位于足厥阴肝经的循行路线上。足厥阴肝经起于足大趾末节外侧，趾甲根角侧后方 0.1 寸的大敦穴，循行至内踝前 2 寸处（中封穴），上行至小腿内侧，与足太阴脾经交会于三阴交穴（内踝尖上 3 寸），至内踝上 8 寸处交出足太阴脾经的后面，至膝腘内侧（曲泉穴）沿大腿内侧中线上行，进入会阴部，环绕阴器，上达小腹，夹胃两旁，属肝络胆。其支脉向上通过横膈，分布于胁肋部，沿喉咙之后，向上进入鼻咽部，连接目系（眼球后的脉络），内连于脑，上经前额，到达颠顶与督脉交会于百会穴。因"肝肾同源"，故该病也和足少阴肾经密切相关。从循行部位看，足少阴肾经主干的循行路径起源于足底，上行通过脊柱，属肾，络膀胱，其分支从肾脏分出，通过肝和膈肌，进入肺中，沿咽喉，到达舌根两旁。本病病因是该患者腹主动脉前方左肾静脉受压变细，从中医经络学角度看，与肝经和肾经的功能异常有密切关系，因此治疗时，可侧重从健运肝肾的角度入手。

相关理论分析 左肾静脉受压会导致此处血液通行受阻，中医学认为这是"逆"的表现，"逆"是"郁"表现形式之一。《伤寒论》第 318 条："少阴病，四逆，其人或咳，或悸，或小便不利，或腹中痛，或泄利下重者，四逆散主之"。我们认为"少阴病，四逆"和本病病机有一定的相似性，"腹主动脉前方左肾静脉受压变细"属于"或然证"，即主证的延伸和扩展症状。该情况也是"四逆"的临床表现之一，因此，治疗也可参考"四逆散"的思路。

如果将血管按"阴阳"区分，则动脉属"阳"，静脉属"阴"。结合前文病机分析，"少阴病，四逆"指"肾阳郁证"，治疗可用四逆散，四逆散可通过疏肝解肾的"阳郁"。从中医的角度看，左肾静脉受压就是"肾阴脉受阻"。本案采用"四逆散"治疗。四逆散不仅可解"肾阳郁"，还可解"肾阴郁"。四逆散方中柴胡疏肝解郁，调畅气机，既透达

"郁阳"，也透达"郁阴"；枳实可行气散结，防止"气郁"，就本医案而言，散结可理解为"解压"，即改善和缓解左肾静脉受压变细；芍药可柔肝和营，既调和肝脾，又调和肝肾，即芍药不仅可"自调"，还可以"调他"；甘草和中缓急。诸药配伍，具有同调肝、脾、肾的作用。肝气调达，"阳郁""阴郁"可得伸，则受压血管就可以得到改善了。

组方中采用芍药、甘草，正是源于芍药甘草汤的思路。芍药甘草汤在《伤寒论》中用于治疗脚挛急，即脚抽筋。既然脚抽筋可以治，那么肾静脉受阻而出现的挛急应该也可以用此方缓解。本方由柴胡"带领"，加黄芩，采用的是小柴胡汤的思路。因此，本方综合多种经方思路，不仅采用四逆散思路治疗"阴郁"，还采用了小柴胡汤的思路治疗"阳郁"，诸药配伍，达到了治"阴"解决"阳"的问题，治"阳"解决"阴"的问题。阿胶（山茱萸）、黄连、黄芩、芍药采用的是黄连阿胶汤的思路。第一使患者"心肾相交"，第二防止患者"心火下移小肠过甚"。"心火下移过甚"易逼迫血液外泄，出现"血尿"。采用地黄补肝肾，肝属木、肾属水，用地黄去协调肝的升发功能，使其"升发不亢"；肾水充足，使其"主水而不燥"；猪苓和阿胶（山茱萸）不仅可利水育阴，还可将左肾静脉受压变细导致的瘀堵产物，通过强肾利水的作用从小便排出，以达到祛瘀生新的目的。

5. 治疗闭经医案

患者潘某，女，22岁，未婚，河北滦州人，2021年11月12日在其母亲陪同下初诊。

主诉：闭经4个月，伴面部红痘。

舌脉象：舌尖红，苔偏黄腻，脉滑浮偏数，尺脉沉。

辨证：肺热郁闭。

拟方：麻杏石甘汤加减。

方药：麻黄5g，杏仁20g，石膏15g，连翘30g，赤小豆30g，柴胡18g，黄芩10g，山茱萸20g，当归10g。中药配方颗粒剂，7剂，每日1剂，水冲服。

2021年12月24日二诊：服药后第4天出现月经，色暗，量正常，面部红痘基本没有了。舌尖红，苔偏黄腻，脉滑浮偏数，症状明显改善，继服上方7剂巩固疗效。

【按】

肺有通调水道的功能，通调水道对上下窍有重要影响，包括口鼻、二便的排泄通道，以及妇女的月经等。本案患者出现肺热郁闭症状，可致肺热熏蒸肺脏而引起肺失肃降，肺通调水道的功能异常。肺位于上焦，肺热闭郁导致水道的上口淤堵，不利于"开闸放水"，导致患者出现闭经。

麻杏石甘汤是《伤寒论》著名的清泄肺热之方。方中麻黄配石膏，清宣肺热，且石膏用量倍于麻黄，这能保证麻黄宣肺而不温燥，清泄肺热而不凉滞。加杏仁可协助麻黄宣肺降气，且杏仁还可润肺。配伍连翘、赤小豆，是借鉴麻黄连翘赤小豆汤证的思路，因患者面部有红痘，提示热郁于面，故用连翘、赤小豆，二者苦寒可清热，配伍麻黄，可表里双解。柴胡、黄芩疏通三焦，有利于水道通行。中医五行生克理论认为"金克木"，即"肺金"可克"肝木"，故肺热易伤肝血。山茱萸可补肾阴，补肾阴即补肾水，补肾水就是增加月经量，又因肝肾同源，故以山茱萸配伍当归，意在补肝血，肝肾并治。

6. 治疗腹股沟疝气医案

患者王某，男，42岁，河北邢台人，2022年1月6日初诊。

主诉：下腹部肿胀、发凉、憋胀1天。

患者3年前曾接受腹腔镜下左侧腹股沟疝气修补术，现因1天前搬水桶后出现下腹部肿胀、发凉、憋胀来就诊。检查左腹股沟有约大枣大小样肿块，触及稍疼痛，超声检查显示：于左侧腹股沟区可探及软组织回声团块（似肠管回声），大小5.9cm×2.9cm，与腹腔相通，交通口内径约0.55cm，探查过程中随腹压增高可见软组织团块位置略有滑动，软组织团块未进入阴囊内。左侧腹股沟区软组织团块内可见星点样血流信号。右侧腹股沟区未见明显异常回声。超声提示：左侧腹股沟区软组织团块（考虑为斜疝，内容物可能为肠管）。西医诊断为左侧腹股沟疝。

舌脉象：舌淡，脉象弦。

辨证：肝气不疏。

拟方：四逆散加减。

方药：柴胡15g，白芍30g，枳壳10g，小茴香15g，延胡索20g，黄芪30g，炒苦杏仁10g，白术30g，酸枣仁10g，炙甘草10g。中药配方颗粒剂，7剂，每日1剂，水冲服。同时让患者平躺放松，用手法将内容物慢慢回纳。嘱患者保持大便通畅，忌剧烈活动和搬重物品。

2022年1月10日二诊：下腹部肿块、憋胀感没有出现，将黄芪增加60g，白术50g，党参20g，继服20剂，巩固疗效。

【按】

腹股沟疝是指腹腔内脏器通过腹股沟的缺损向体表突出所形成的疝，俗称"疝气"。腹股沟疝又分为斜疝和直疝。其中斜疝多发于儿童及青壮年男性，直疝多发于老年男性。腹股沟斜疝在发病率中占绝大多数。本案患者西医诊断为左侧腹股沟疝，中医辨证为肝气不疏证。那么，诊断为肝气不疏的依据是什么？左侧腹股沟疝和肝气不疏存在何种关联？为什么选择四逆散治疗？

左侧腹股沟属于肝经的循行部位，下腹部发凉，提示肝经阳气内郁，气机失调，以致阴阳气不相顺接而"厥"。《伤寒论》第318条中载"少阴病，四逆，其人或渴，或悸，或腹中痛，或泄利下重者，四逆散主之"。四逆散由柴胡、芍药、枳实、炙甘草组成，具有疏肝解郁、透达郁阳的作用。方中加入小茴香、延胡索、黄芪、白术，以暖肝止痛、补气健脾、升阳。酸枣仁在此的主要作用是补肝血，肝血调和，则肝气升降出入正常。如此则可改善局部气机运行障碍，从而降低腹股沟疝复发风险。

7. 治疗子宫切除后贫血医案

患者张某，女，50岁，2020年5月3日初诊。

主诉：贫血7个月，伴四肢无力。

患者去年10月行子宫切除术后出现贫血，伴四肢无力，症状持续未缓解。人乳头瘤病毒（HPV）检测示54型阳性。

舌脉象：舌淡，双侧尺脉弱。

辨证：血虚证。

拟方：柴胡桂枝汤加减。

方药：淡附片 12g，桂枝 12g，柴胡 6g，黄芩 10g，山茱萸 20g，炒白芍 20g，泽泻 10g，人参 9g，肉桂 3g，黄芪 20g，炙甘草 6g。中药配方颗粒剂，7 剂，每日 1 剂，分 2 次水冲服。

2020 年 5 月 17 日二诊：患者服药后 HPV 值恢复正常，贫血症状明显改善。舌淡，双侧尺脉弱。

方药：淡附片 12g，桂枝 12g，柴胡 6g，黄芩 10g，炒白芍 20g，黄芪 20g，泽泻 12g，党参 20g，女贞子 20g，当归 10g，炙甘草 6g。中药配方颗粒剂，14 剂，每日 1 剂，分 2 次水冲服。巩固疗效。

【按】

对贫血的定义及认识 贫血（Anemia）是由于各种原因导致的外周血红细胞容量低于正常情况的临床综合征，其诊断标准为在一定容积的循环血液内红细胞计数、血红蛋白浓度及红细胞压积均低于正常值。其中，血红蛋白浓度是主要诊断指标。中国血液病学家认为，在中国海平面地区，贫血的诊断标准为成年男性 Hb 少于 120g/L（12.0g/dL），成年女性（非妊娠）Hb 少于 110g/L（11.0/dL），孕妇 Hb 少于 120g/L。贫血作为临床常见症状之一，不是一种独立疾病，而是某些基础疾病或复杂疾病的主要临床表现。临床发现贫血必须查明其发生原因。

因红细胞容量测定复杂，临床常以血红蛋白浓度（Hb）、红细胞计数（RBC）、血细胞压积（Hct）等指标替代，这就可能造成假性贫血误诊或贫血漏诊。如血容量增加导致血液稀释，使 Hb、RBC、Hct 等浓度指标下降，可见于妊娠、充血性心力衰竭、脾大、低白蛋白血症、巨球蛋白血症等。而漏诊贫血，可发生于贫血伴血液浓缩，Hb、RBC、Hct 等浓度指标下降幅度不及红细胞容量减少时，这可见于急性失血性贫血早期等。

中医对贫血认识及辨证原则 贫血，属中医虚劳证中"血虚"范畴。血虚指血液亏虚，脏腑、经络、形体失养，以面色淡白或萎黄，唇舌爪甲色淡，头晕眼花，心悸多梦，手足发麻，妇女月经量少、色淡、月经后期或经闭，脉细等为常见症状。可因饮食不调、劳倦过度、情志不遂、失血过多、久病不愈或素体虚弱所致。

本案患者子宫切除术后出现贫血，子宫属于中医的"胞宫"，那"胞宫"切除与贫血有什么关系？中医学认为"一源三岐"，即冲脉、任脉和督脉均起于胞宫，胞宫伤则冲、任、督脉皆损。三者中，冲脉乃十二经之海，又为血海，冲脉损则气血亏虚。肾主生殖，其功能在女性的主要解剖定位为胞宫，同时肾还主一身之元阴元阳，司生长、生殖和发育。可见胞宫与肾紧密相关。胞宫伤，则肾与之俱损。因此，欲救"胞宫"，必护肾之阴阳。本案用山茱萸、炒白芍、女贞子、甘草"酸甘化阴"；用桂枝、淡附片"辛甘化阳"；中医学认为"有形之血不能速生，无形之气首当其固"，补血当先补气，故借鉴当归补血汤加人参的思路，以当归、黄芪、人参（党参）补血补气。"胞宫"切除可影响肾的功能，

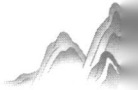

而肾与膀胱相表里，因此"胞宫"切除对肾和膀胱的功能均有影响。方中加泽泻、桂枝，既可以增强膀胱的气化功能，又能推动津血之间的相互转化。加柴胡、黄芩可和解少阳，盖中医理论认为肝肾同源，且"脏病多虚，腑病多实"，肝胆互为表里，肝宜补宜疏，胆腑宜和解。如此，既能疏通三焦气机，又可防母病及子（肾病损肝）。

8. 治疗下颌长痘、反复性阴道炎医案

患者刘某，女，31岁，2020年11月7日初诊。

主诉：下颌长痘，平时易得阴道炎。

患者既往有阴道干、白带少的症状，一着急上火就易患阴道炎，或症状更明显。

舌脉象：舌尖微红，脉沉有力。

辨证：肝胃郁热。

拟方：小柴胡汤加减。

方药：柴胡12g，黄芩12g，栀子6g，生地黄20g，淡竹叶20g，桂枝12g，泽泻20g，麻黄6g，连翘20g。中药配方颗粒剂，14剂，每日1剂，分2次水冲服。

2020年12月5日二诊：患者自诉下颌痘变少，阴道炎症状改善明显。服完药后未及时复诊。

调整后药方：麻黄6g，连翘20g，赤小豆20g，石膏15g，生地黄20g，淡竹叶20g，栀子6g，柴胡12g，黄芩12g，桂枝12g，泽泻20g。中药配方颗粒剂，14剂，每日1剂，分2次水冲服。

2020年12月20日三诊：上述症状完全消失。

【按】

面部下颌是足阳明胃经循行路线，此处有痘提示足阳明胃经有热。患者舌尖红，脉沉有力，提示上焦心肺有热。在五行生克理论中，肺属金，肝属木，心属火，三者之间的五行生克关系为金克木，木生火，火克金。那么，为什么心火可以引起阴道炎？

心火不仅灼伤肺阴，还可以下移小肠。心与小肠相表里，心火旺盛可导致女子下焦湿热，从而诱发小便短赤和阴道炎等症。治疗可用生地黄、栀子、淡竹叶，三药清心火、养阴清热、引火下行，可使心火导入小肠，进而通过小便排出。另外，肺经湿热，可选择麻黄连翘赤小豆汤，此方有开肺的作用，通过宣肺解表以清除表邪。邪在里，可清热利湿、清除里热以排邪；邪在表，可宣肺解表、疏风散热以排邪。临床上该思路常用于治疗湿热蕴郁所致的荨麻疹和其他皮肤瘙痒性疾病等。

患者一着急上述症状就严重，提示肝郁化火。故配伍黄芩、柴胡，取小柴胡汤之意，通过肝的疏泄作用来和解少阳，疏通三焦，调畅少阳及三焦的气机。配伍桂枝、泽泻是宗五苓散之法，利用膀胱的气化功能，使邪从小便排出。阳明主面，二诊时加入石膏，是通过清阳明热来减轻面部起痘症状；加入赤小豆，则是借鉴麻黄连翘赤小豆汤的思路，此处不再赘述。

9. 治疗精子成活率低医案

患者李某，男，23岁，河北滦州人，2022年7月16日初诊。

主诉：精子数量少，伴自觉乏力。

患者在滦州市人民医院做精液检查，结果显示：精子成活率30%，精子数量少。配偶生育功能检查未发现异常。自觉身体无力，无其他不适。

舌脉象：舌淡，左寸脉弱，右侧脉大于左侧脉。

辨证：肺脾肾不足。

治法：宣肺、健脾、补肾。

方药：紫苏叶12g，杏仁18g，菟丝子30g，桂枝20g，炒白芍20g，白术30g，山药30g，黄芪30g，柴胡18g，党参20g。中药配方颗粒剂，7剂，每日1剂，分2次开水冲后温服。

2022年7月23日二诊：患者服药7天，自觉身体轻松，有力气了，效不更方，继开14剂，每日1剂，分2次开水冲后温服。

2022年8月6日三诊：患者服药7天，乏力症状消失，无其他不适，继开14剂，每日1剂，分2次开水冲后温服。

2022年8月20日四诊：患者于2022年8月19日再次在滦州市人民医院做精液检查，结果示精液量、Ph、总活力、前向运动力、精子浓度、精子总数均正常。继予原方14剂，每日1剂，分2次开水冲后温服巩固。

【按】

精子数量少的认识　中医学认为"精"有先天之精和后天之精的差别。本案患者精子数量少，指的是后天之精。精子的产生有赖于血的化生，因此有精血同源说法。而血的化生又来自脾胃。正如医家程杏轩在《程杏轩医案》中所言："肾者主水，受五脏六腑之精而藏之，是精藏于肾，非精生于肾。譬诸钱粮，虽储库中，然非库中出，须补脾胃化源。"

"精血同源"内涵　①精血同源一般指肝肾同源，"肝肾同源"理论源于《内经》。"肝肾同源"是指肝肾的结构和功能虽有差异，但其起源相同，生理病理密切相关，临床上可采用"肝肾同治"的法则共同治疗肝肾相关的疾病。②肝藏血，肾藏精，精血相互滋生。在正常生理状态下，肝血依赖肾精的滋养，肾精又依赖肝血的不断补充，肝血与肾精相互资生和转化。精与血都化源于脾胃消化的水谷精微物质，因此称"精血同源"。

本案治疗思路　本案患者精子成活率30%，身体无力，舌淡提示肺、脾、肾均不足，治疗采用黄芪、白术、山药、党参补气健脾。通过健脾补气，使气血充足，化精有源。"肺朝百脉"，肺可把脾胃化生的精微物质均衡地布散到全身，发挥营养的作用，因此配伍紫苏叶、杏仁宣发肺气。菟丝子可增强肾气，配伍紫苏叶、杏仁又能"金水相生"。患者右侧脉大于左侧脉，提示营卫不和，故加桂枝、白芍调和营卫、疏通三焦，有利于上、中、下气机通畅和发挥整体效应。

10. 治疗精子成活率低医案

患者王某，男，23岁，河北玉田人，2022年7月17日初诊。

主诉：计划生育1年未能成功。

患者与配偶备孕1年未能成功，配偶经医院检查未发现生育异常。患者于2022年5

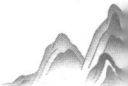

月 8 日在玉田县中医医院行精液检查，示精子成活率 60%（正常＞70%），并伴右肋下时有疼痛，超声检查示胆囊有 0.5cm 结石，大便不成形，小便时有烧灼感。

舌脉象：舌苔黄腻，脉弦。

辨证：肝脾湿热。

治法：疏肝、健脾、祛湿。

方药：柴胡 10g，枳壳 10g，炒白芍 10g，炒白术 15g，茯苓 30g，苍术 10g，黄柏 8g，泽泻 15g，黄芩 20g，菟丝子 10g。中药配方颗粒剂，15 剂，每日 1 剂，分 2 次开水冲后温服。

2022 年 7 月 31 日二诊：患者服药 15 天，右肋下仍时有疼痛，但疼痛次数明显减少，小便时有烧灼感症状消失，脉弦改善，舌苔仍旧有些黄腻，右侧尺脉较弱，在上述用药基础上，适当增加了补肾、温脾的药物。

方药：柴胡 10g，枳壳 10g，炒白芍 10g，炒白术 10g，桂枝 10g，茯苓 25g，泽泻 15g，黄芩 20g，黄柏 10g，菟丝子 10g，干姜 5g。中药配方颗粒剂，15 剂，每日 1 剂，分 2 次开水冲后温服。

2022 年 8 月 14 日三诊：上述症状除大便稍有不成形外，其他症状均恢复正常。在玉田县中医医院行精液检查。检查结果示精子成活率 75%（正常＞70%）。

予以方药继续巩固：柴胡 10g，枳壳 10g，炒白芍 10g，炒白术 10g，桂枝 10g，茯苓 25g，泽泻 15g，黄芩 10g，菟丝子 10g，干姜 5g。中药配方颗粒剂，15 剂，每日 1 剂，分 2 次开水冲后温服。

【按】

关于精子成活率的认识 精子成活率是指精液中活精子的比例。正常精子成活率为 70%～90%，能定向运动，爬高 5cm，畸形精子比例小于 20%。其基本含义为男子生育能力与精子数目、精子活力成正比，与畸形精子数成反比。当精液检测结果显示精液量少于 2mL，精子数少于 6000 万 /mL，或正常精子形态比例低于 60%，精子成活率低于 60%，精子活动力为 Ⅱ级及以下时，可能对生育产生直接影响。目前医学界认为，影响精子成活率的因素可能有如下几个。

（1）炎症：如附睾、精囊及前列腺有炎症时可引起精浆变异，其酸碱度、供氧、营养、代谢等均不利于精子活动和存活。

（2）精液量不足：精子活动余地不多。

（3）精索静脉曲张：睾丸局部因静脉血液回流障碍而缺氧，另外，静脉血中前列腺素及 5- 羟色胺水平增高，也可引起精子活动力降低。

（4）产生抗体：体内产生抗精子抗体，使精子凝集或制动。

（5）睾丸发育受阻：如睾丸生精上皮不完全成熟或受损变薄，精子质量差，活力减弱。

（6）微量元素缺乏：特别是锌缺乏时可影响精子活动力。

（7）支原体感染：支原体黏附于精子尾巴，可影响精子活动力。

研究发现，微量元素锌、硒等，对于精子成活率有一定的影响。男性若缺乏这两种元素，那么就会影响到精子的活动力及生命力。情绪状态也会对精子产生影响，低落的情绪会使人体分泌抑制精子成长的激素，导致精子生命力下降。抽烟、酗酒等行为也会对精子的生命力产生显著影响。另外，如果男性睾丸长期处在高温下，也会造成精子生命力降低。

本案治疗思路　中医注重辨证论治，该案患者右肋时有疼痛，超声检查胆囊有 0.5cm 结石，大便不成形，小便时有烧灼感，舌苔黄腻，脉弦，辨为肝脾湿热证，治以四逆散加减：柴胡、枳壳、炒白芍疏肝解郁，柴胡、黄芩清泄肝热。郁证缓解，则小便时有烧灼感、大便不成形的症状就会缓解。

为什么肝脾湿热证会引起精子成活率低？因为肝肾同源，肾主生殖，少阳枢机不利可致气化失司，少阴枢机郁滞可致湿热下注精室。本案方中桂枝、炒白芍可协助少阳、少阴运转枢机，调和营卫；炒白术、茯苓、泽泻可健脾利湿，有利于湿邪从小便排出，也可以"利小便实大便"，解决该患者大便不成形的问题。黄柏归下焦，增加本方清下焦肾湿热的能力。菟丝子、干姜可补肾温脾，巩固脾肾的功能。此方证对应关系经临床验证，疗效可靠。

11. 治疗子宫肌瘤、宫颈囊肿医案

患者吕某，女，45 岁，邢台市巨鹿县人，2022 年 5 月 24 日初诊。

主诉：左下腹疼痛 3～4 年。

患者左下腹疼痛 3～4 年，曾在当地医院就诊，医院诊为结肠炎，给予消炎药治疗，症状改善。2020 年 11 月患者左下腹疼痛加重，月经提前 5 天左右，量大，自诉 2 天用 3 卷卫生纸。有时便溏，有时便秘，大便如球状，怕风，平时常手脚凉、口干，特别爱吃冰棍，舌淡苔稍黄腻，脉弦有力。患者于 2021 年 7 月 7 日在外院行超声检查，结果示子宫体前位，大小约 57mm×51mm×54mm，外形欠平滑，宫壁回声不均匀，后壁肌壁间探及大小约 31mm×30mm 低回声，包块形态规则，边界清，内膜受压，内膜厚约 8mm，欠均匀，宫颈长约 31mm，宫颈内可见多个暗区，较大者直径约 12mm。目前宫旁未探及明显异常包块回声及液性暗区。检查结果提示：子宫肌瘤，子宫囊肿。患者之后进行复查，检查结果提示：子宫肌瘤，子宫囊肿。医生建议其手术治疗。患者不愿意手术，经人介绍，前来就诊。

辨证：脾虚湿盛。

拟方：四逆散加减。

方药：柴胡 15g，白术 40g，栀子 10g，淡豆豉 8g，炒桃仁 15g，枳壳 10g，桂枝 10g，炒白芍 10g，昆布 15g，牡蛎 30g，海藻 20g。中药配方颗粒剂，21 剂，每日 1 剂，分 2 次水冲服。

2022 年 7 月 10 日复诊：患者服药后，症状全部消失。予其原方 7 剂巩固。

【按】

西医学认为，子宫肌瘤是起源于子宫平滑肌组织的良性肿瘤，属于女性生殖系统常见疾病，主要影响 30 至 50 岁女性，其中多数患者无明显症状，多在体检时偶然发现。根据肌瘤与子宫壁的解剖关系，可将其分为肌壁间肌瘤、浆膜下肌瘤和黏膜下肌瘤。部分患者会出现月经异常、白带增多、下腹坠胀或腹部肿块等症状，当肌瘤压迫膀胱、直肠时，还会导致尿频、排尿困难、排便疼痛及便秘等。其病因尚未明确，可能与遗传易感性、性激素水平和干细胞功能失调相关，生育期性激素分泌旺盛的女性患病率更高，治疗上，症状较轻者可采用药物改善症状、缩小肌瘤体积，症状严重影响生活质量者则需手术治疗。

从中医角度来看，患者出现左下腹疼痛 3～4 年，因该区域属足厥阴肝经循行范围，患者肝郁，可影响脾胃功能，致脾失健运，引发便秘，水液代谢失常，出现口渴、嗜食冷饮，肝阳郁遏则手脚凉，肝郁还可导致该部位气血不通，形成肌瘤、囊肿。患者辨证为肝郁脾虚，兼夹湿热瘀滞；治疗上采用疏肝理气、健脾祛湿、清热化瘀、软坚散结之法，以四逆散中的柴胡、枳壳、白芍疏肝解郁，炒桃仁、桂枝、昆布、牡蛎、海藻活血温通、软坚散结，栀子豆豉汤（栀子、淡豆豉）清三焦郁热、解胸中之郁，白术健脾益气、固摄血液，通过多药配伍，综合调理症状，治疗子宫肌瘤和宫颈囊肿。

第七节　免疫系统疾病

1. 治疗尿蛋白医案

患者赵某，男，47 岁，2022 年 11 月 5 日初诊。

主诉：慢性肾炎 5 年。

患者查 24 小时蛋白尿为 1.09～1.49g/24h，一直接受中西医治疗，最近 2 年不间断地在北京东直门医院进行中医药干预，2022 年 11 月 5 日检查 24 小时蛋白尿，结果为 1.09g/24h，伴口渴、想喝水、小便多等症状。

舌脉象：舌苔稍黄腻白，脉弦。

辨证：太阳、少阳并病。

拟方：柴胡桂枝汤加减。

方药：柴胡 15g，黄芩 10g，桂枝 10g，炒白芍 10g，白术 30g，防风 20g，黄芪 30g，葛根 30g，猪苓 15g，茯苓 20g，泽泻 15g，枳壳 8g。中药配方颗粒剂，14 剂，每日 1 剂，分 2 次开水冲后温服。

2022 年 12 月 12 日复诊：服完药后，口渴、想喝水、小便多的症状基本消失。后由于疫情，未按时复诊。本次查 24 小时蛋白尿，结果显示 0.64g/24h，与 2022 年 11 月 5 日的检查结果相比，明显降低。效不更方，继续服用 10 剂，每日 1 剂，分 2 次开水冲后温服。

【按】

该患者慢性肾炎 5 年，中西医药治疗几乎没有间断，但 24 小时蛋白尿大都不在正常范围内。治疗本例患者，主要从两个方面考虑：一是舌苔稍黄腻、脉弦属于少阳证表现，二是口渴、想喝水、小便多属于太阳病膀胱腑证症状。该病主要涉及太阳、少阳功能失调。

本病选用柴胡桂枝汤合四逆散进行治疗，思路如下：其一，小柴胡汤可和解少阳，是治疗少阳郁滞的有效方剂。少阳经包括足少阳胆经、手少阳三焦经。三焦经是水液和气运行的通道，《内经》云："三焦者，决渎之官，水道出焉。"如果三焦的功能出现异常，则可导致水液代谢的功能失调，不仅会出现水肿，还会出现蛋白尿等症状。桂枝汤可治疗太阳病的营卫不和。太阳经包括足太阳膀胱经、手太阳小肠经，二者均与水液代谢有着密切关系，尤其是膀胱功能出现失调，也会出现水肿及蛋白尿等。本病用四逆散治疗，因为"少阴病，四逆，其人或咳，或悸，或小便不利，或腹中痛，或泄利下重者，四逆散主之"。肾经为足少阴经，肾和膀胱相表里，当少阴出现阳郁证时，可引起水液代谢功能障碍而出现上述症状。中医讲究"阴平阳秘"，所以治疗该病不仅要解决"少阳郁"还需解决"少阴郁"，以求水液代谢的阴阳平衡。

2. 治疗不明原因右耳红肿、手指关节肿痛医案

患者施某，女，48 岁，河北广宗县人，2022 年 10 月 14 日初诊。

主诉：右耳红肿、手指关节肿痛 4 天。

患者于 4 天前无明显诱因，出现右耳郭内侧、耳尖部位红肿疼痛、局部光亮高出皮肤，内有明显水液，双上肢手指关节肿痛、大便黏。既往有系统性红斑狼疮病史。

舌脉象：舌苔中焦白腻、舌尖红。

辨证：肺热脾湿。

拟方：麻杏石甘汤和五苓散加减。

方药：麻黄 4g，石膏 30g，杏仁 10g，柴胡 10g，茯苓 30g，猪苓 20g，泽泻 20g，白术 15g。6 剂，每日 1 剂，水煎，分 2 次温服。

2022 年 10 月 23 日二诊：患者耳朵红肿明显改善，手指关节肿消失，但还有疼痛感，舌苔中焦白腻、舌尖红减轻，上方将石膏减至 20g，增加苍术 15g，生姜 15g，继服 7 剂。

2022 年 11 月 30 日三诊：患者耳朵红肿消失，表面稍有脱皮，手指关节肿痛消失，舌苔中焦白腻明显改善，舌尖红明显减轻，偶有肠鸣。

调整处方：麻黄 5g，石膏 15g，白术 30g，柴胡 10g，桂枝 20g，炒白芍 20g，防风 30g，陈皮 15g。干姜 5g。7 剂，每日 1 剂，水煎，分 2 次温服。

2023 年 1 月 9 日四诊：患者耳朵红肿症状复发，因有系统性红斑狼疮病史，实验室检查示红细胞沉降率 38mm/h。

调整处方：麻黄 5g，石膏 30g，白术 40g，桂枝 10g，柴胡 15g，枳壳 15g，茯苓 30g，泽泻 20g，炒白芍 30g，炙甘草 20g。14 剂，每日 1 剂，水煎，分 2 次温服。

2023 年 2 月 3 日五诊：患者在邢台市人民医院风湿免疫科门诊（南院区）复查红细胞沉降率，结果示 25mm/h，和上次相比明显降低，目前大便正常，但自诉夜间 2 点容易醒，头部易出汗，考虑为心肾不交，予上方加黄连 10g，阿胶 9g，继服 14 剂，巩固疗效。

【按】

患者舌尖红表明上焦有热，上焦包括心、肺。虽然"心主神志"，但患者尚未出现神志症状，仅以肺热为主。舌苔中焦白腻，舌中部多反映脾胃的病变，该舌象提示脾胃有湿浊。那么，肺热和脾胃湿浊与耳朵红肿疼痛有什么联系？

首先需要了解耳与脏腑经络的关系。

耳与经络的关系 《内经》对耳与经脉、经别、经筋的关系均有详细阐述。手太阳、手足少阳、手阳明等经脉、经别都循行至耳中，足阳明、足太阳的经脉则分别经过上耳前，至耳上角。六阴经虽不直接入耳，但都通过经别与阳经相合，进而与耳相联系。因此，十二经脉都直接或间接上络于耳。《灵枢·口问》称："耳者，宗脉之所聚也。"

耳与脏腑关系 《灵枢·脉度》云："肾气通耳，肾和则耳能闻五音矣。"《难经·四十难》云："肺主声，令耳闻声。"后世医家也有论述，《证治准绳》言："肾为耳窍之主，心为耳窍之客。"《厘正按摩要述》云："耳珠属肾，耳叶属脾，耳上轮属心，耳皮肉属肺，耳背玉楼属肝。"提示耳与脏腑在生理功能上紧密相关。因此，临床上可通过耳郭的变化，判断脏腑生理、病理的变化。

就本案而言，肺热和脾胃湿浊是导致的耳朵红肿主要原因。"肺朝百脉"的功能也包括对耳部脉络的影响。本案患者不仅有肺热，还兼有脾湿，脾主运化，又主水谷精气的化生，水谷精气由脾上输于肺，与自然界清气结合而化生"宗气"，宗气又是一身之气的主要物质基础。

治疗该病，首先以麻黄、杏仁、石膏清肺热，再用五苓散的主药茯苓、猪苓、泽泻、白术健脾胃，祛湿浊，让湿浊从小便排出。柴胡可疏通三焦，有利于促进肺脾肾的水液的疏通。从另一个角度看，麻黄、白术、杏仁是麻黄加术汤的主要药物，麻黄加术汤是在麻黄汤的基础上加白术，具有解表发汗、健脾燥湿的作用。《张氏医通》云："用麻黄汤开发肌表，不得白术健运脾气，则湿热虽以汗泄，而水谷之气依然复为痰湿，流薄中外矣。然，白术必生用，若经炒焙，则只有健脾之能而无祛湿之力矣。"

第八节 内分泌系统疾病

1. 治疗下肢浮肿、出汗医案

患者田某，女，50岁，河北滦州小马庄人，2022年7月30日初诊。

主诉：左下肢浮肿1年，加重10天。

患者有左下肢浮肿1年，近10天出现下肢浮肿加重，伴有心烦、出汗等症状。

舌脉象：舌暗红、苔白、水滑，双尺脉弱。

辨证：脾肾阳虚。

治法：健脾利水、温补脾阳。

方药：紫苏叶18g，柴胡18g，黄芩10g，白术20g，茯苓30g，泽泻20g，淡附片20g，猪苓20g，酸枣仁20g。中药配方颗粒剂，14剂，每日1剂，分2次开水冲后温服。

2022年8月10日二诊：患者提前4天复诊，自诉服药10天后心烦、出汗、右下肢浮肿等症状基本消失，但近几天有些累，左下肢还有轻度浮肿。适当调理原方用量，紫苏叶30g，柴胡18g，黄芩10g，白术40g，茯苓40g，生姜12g，泽泻20g，猪苓20g，淡附

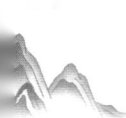

片 40g，黄芪 30g，酸枣仁 20g。14 剂，每日 1 剂，分 2 次开水冲后温服。巩固疗效。

2022 年 8 月 30 日三诊：患者上述症状均消失。2022 年 11 月 6 日随访无复发。

【按】

患者脾失健运，肾阳不固，致阴液失摄，所以下肢浮肿、出汗，这是典型的脾肾阳虚症状；足少阴肾经和手少阴心经均属少阴，二者经气互通。肾阳不足，不能制水，不仅可出现下肢浮肿，还可因肾阳不能制约肾阴而导致肾水上犯，影响心经，故见心烦症状。"温阳不在通，而在于利小便"。该病治疗宜用紫苏叶宣通上焦；柴胡、黄芩疏通三焦；淡附片、白术健脾温肾；茯苓、猪苓、泽泻利水渗湿、通利小便。加酸枣仁，一则可安神，治疗心烦，二则滋养肝血，肝肾乙癸同源，养肝以实肾，可防子病及母。

2. 治疗头晕、尿蛋白医案

患者窦某，男，38 岁，河北滦州人，2022 年 9 月 30 日初诊。

主诉：晨起口干、口苦、尿蛋白（+++）持续 3 年。

患者早晨口干、口苦、尿蛋白（+++）持续 3 年，伴时有头晕、睡眠质量差、小便次数多，兼有外痔且时有出血。

舌脉象：舌红少苔，舌苔中焦偏黄，脉弦。

辨证：少阳郁滞。

治法：和解少阳。

方药：柴胡 18g，黄芩 18g，天花粉 20g，白芍 45g，枳壳 18g，石膏 15g，葛根 45g，赤小豆 30g。中药配方颗粒剂，7 剂，每日 1 剂，分 2 次开水冲后温服。

2022 年 10 月 7 日二诊：患者睡眠恢复正常，外痔时有出血症状消失，头晕，晨起口干、口苦明显改善，予原方去天花粉，加龙胆草 18g，甘草 9g，继服 7 剂。

2022 年 10 月 14 日三诊：上述症状均改善，效不更方，继服 7 剂，巩固疗效。

2022 年 10 月 22 日四诊：上述症状均明显改善，尿蛋白（±），原方加桂枝 10g，宣肺温通，可助肺通调水道，继续服上方 15 剂，巩固疗效。

【按】

早晨是少阳主令时刻，因此早晨口干、口苦，提示可能少阳舒机不利、胆火上炎。胆火上炎可用小柴胡汤（和解剂，其主要药物包括柴胡、黄芩）加天花粉，正如《伤寒论》所述，小柴胡汤证伴口渴者加天花粉。临床治疗中发现，不仅少阳郁热可以出现尿蛋白（+++）。此外，"少阴病，四逆"也可以出现类似情况。无论阳明热还是少阴郁热，均可能下移至下焦而引起郁热，导致肾功能受损，从而使尿中出现蛋白尿或红细胞。因此，在解决少阳证的同时，宜加枳实、白芍以解少阴郁证。另外，加石膏、葛根、赤小豆，可清阳明热，使郁热通过利小便而排出。该病主要的治疗思路是在清少阳、解少阴的同时，也要"见肝知病，知肝传脾"。

3. 治疗高尿酸、口臭、头油医案

患者郎某，男，51 岁，河北滦州人。2022 年 10 月 6 日初诊。

主诉：反复尿酸高 6 年。

患者平时不吃海鲜，无饮酒史。下肢踝关节痛，伴有口臭、头油多，大便不成形。

舌脉象：舌苔黄腻、双尺脉弱。

辨证：阳明热盛、上热下寒。

治法：清阳明热、温肾利水。

方药：麻黄 5g，石膏 15g，黄连 12g，淡附片 18g，桂枝 18g，柴胡 18g，黄芩 20g，茯苓 30g，泽泻 20g，山药 30g，葛根 45g，猪苓 20g。中药配方颗粒剂，7 剂，每日 1 剂，分 2 次开水冲后温服。

2022 年 10 月 20 日二诊：患者服药后下肢关节疼痛消失，口臭、头油多等症状明显改善。效不更方，继服 14 剂。

2022 年 11 月 4 日三诊：患者下肢关节疼痛消失，口臭、头油多等症状基本消失，自诉在当地医院复查尿酸结果正常，继服 14 剂，巩固疗效。

【按】

高尿酸血症是临床上较常见的疾病。本案患者口臭、头油多、舌苔黄腻，提示阳明热盛。阳明经循行经过膝关节、踝关节和足背，故阳明经功能异常可导致下肢关节疼痛。治疗用麻黄、石膏、黄连、葛根，解表宣肺，并清太阳和阳明之湿热。尺脉弱提示肾阳虚，肾阳虚可导致温化寒饮功能被削弱。阳明经热郁结在中焦，肾中寒凝聚于下焦，都可导致经络不通而出现关节痛。那么，阳明和肾有什么关系？《素问·水热穴论》："肾者，胃之关也，关门不利，故聚水而从其类也。"

治疗本病不仅要清阳明之热，还要疏通三焦，温下焦肾阳之寒。三焦经是沟通上中下三焦的重要通道，用柴胡、黄芩等药物，可以和解少阳并疏通三焦，清肝胆之热；采用五苓散（桂枝、茯苓、猪苓、泽泻、山药）治疗，因白术以健脾为主，但较为黏腻，患者舌苔本身就黄腻，因此不宜使用，去白术换山药，因山药不仅可健脾，补肺脾肾三脏，且性平不腻；淡附片可温肾阳利水，同时配合五苓散体现"温阳不在通，而在利小便"之旨，让湿邪导致的高尿酸通过解表和利小便排出体外。

4. 治疗高尿酸医案

患者万某，男，33 岁，河北唐山人，2022 年 8 月 27 日初诊。

主诉：高尿酸血症、便溏。

患者于 2022 年 8 月 26 日在玉田某门诊部检验血清，异常指标：尿酸 585.2μmol/L（参考范围：155.0～416.0）。

舌脉象：舌淡、中焦偏黄腻，脉弦。

辨证：少阴阳明并病。

治法：疏肝解郁、清热利水。

方药：柴胡 18g，枳壳 10g，炒白芍 20g，麻黄 6g，石膏 20g，茯苓 30g，猪苓 20g，泽泻 30g。中药配方颗粒剂，10 剂，每日 1 剂，分 2 次开水冲后温服。

2022 年 9 月 14 日电话二诊：患者服药 10 天，便溏症状缓解，于 2022 年 9 月 14 日再次在玉田某门诊部做检查，检查结果：尿酸 228.5μmol/L。

【按】

高尿酸血症是一种人体内嘌呤代谢紊乱，致使血液中尿酸含量增多的代谢性疾病。临床上，男性尿酸正常值：149～416μmol/L。女性尿酸正常值：89～357μmol/L。高于参考值上限即可诊断为高尿酸血症。

本案治疗思路 本案患者尿酸高，提示出现肾脏代谢功能障碍，可以理解为少阴病，《伤寒论》中指出："少阴病，四逆，其人或咳，或悸，或小便不利，或腹中痛，或泄利下重者，四逆散主之。"其中"逆"意为不通，可以理解为"代谢差"，因此可采用四逆散进行治疗。方中配伍茯苓、猪苓、泽泻，是借鉴五苓散的思路，促进湿邪从小便排出，同时可通过"利小便以实大便"改善便溏症状。加入麻黄和石膏可宣肺，发挥"肺朝百脉"和"通调水道"的作用，促进尿酸的代谢和排出。

5. 治疗高血糖、胆红素高医案

患者周某，男，48岁，河北滦州人，2023年2月25日初诊。

主诉：口干，发现血糖升高2年。

患者检验结果示血糖7.841mmol/L，总胆汁12.5μmol/L，总胆红素25.9μmol/L，直接胆红素10.0μmol/L，间接胆红素15.9μmol/L，二便正常。

舌脉象：舌红少苔，有裂纹，脉弦。

辨证：肝胃阴虚。

拟方：白虎加人参汤加减。

方药：石膏45g，知母10g，党参30g，山药40g，粳米12g，黄芩10g。中药配方颗粒剂，7剂，每日1剂，分2次水冲服。

2023年3月10日二诊：患者自诉喝完第1次药后，口干症状明显改善。总胆红素9.7μmol/L，其他指标有明显改善，舌苔焦黑逐渐脱落。效不更方，继服7剂，每日1剂，分2次水冲服。

【按】

患者口干，舌少苔，有裂痕，提示有肝胃阴虚证。胃阴虚，可选用白虎加人参汤，方中石膏，知母清胃热，滋肾阴；党参，山药补气养阴，养胃阴兼滋肝阴，肝木乘脾，反过来脾胃之阴也可影响肝胆之阴，体现肝脾同调之法；加入黄芩，不仅可清热，也可以通过其苦味制约糖尿病之甘性。胆红素高提示肝阴虚，致肝胆代谢失常，出现了所谓"血黏"的症状，这时还可以用柴胡疏肝，配伍莪术、三棱活血而改善胆红素的代谢。上述治疗思路符合"方证对应"原则，因此使患者的检测指标和症状得到明显的改善。

第九节　五官疾病

1. 治疗右眼皮和面部红肿医案

患者卢某，男，57岁，河北邢台隆尧人，2022年11月9日初诊。

主诉：右眼皮和面部红肿2年。

患者 2 年前去浇地，因当时天气炎热，故用凉水浸湿毛巾后敷脸，导致右眼皮和面部红肿至今。先后在人民医院皮肤科接受外用药和口服西药等治疗（具体不详），用药后症状可短暂缓解，一旦停药则症状加重。患者现在自觉"脸皮都是硬的"，右眼皮肿胀，去河北省眼科医院就诊，予眼药水治疗无效。大便正常，小便尿不尽，自诉患有前列腺炎。

舌脉象：舌尖红，苔黄腻，脉弦用力。

辨证：太阴阳明郁热。

拟方：麻黄连翘赤小豆汤合麻杏石甘汤加减。

方药：麻黄 5g，连翘 30g，金银花 30g，赤小豆 30g，杏仁 10g，桔梗 10g，石膏 50g，桂枝 15g，炒白芍 15g，肉桂 3g。中药配方颗粒剂，10 剂，每日 1 剂，分 2 次水冲服。

2022 年 11 月 16 日患者来电告知：服药已 1 周，目前右眼皮及面部红肿均有明显改善，建议继续服剩余药物。

2022 年 11 月 17 日二诊：服药 9 天后，患者右眼皮及面部红肿均有明显改善，自诉以往"脸皮都是硬的"，现在基本"不硬了"。面部红肿明显消退，出现了"皱纹"。效不更方，继服 7 剂。

【按】

患者 2 年前在盛夏用冰毛巾敷脸，以达到降温目的，殊不知"热与出汗"是正常生理调节反应。机体处于炎热环境下时，给予局部快速降温可导致热郁滞于皮下，皮肤毛窍遇寒则闭，使热在皮下发散出不来，出现局部皮肤及皮下"内郁外闭"的局面，形成长期局部热伏。患者舌尖红提示肺经有热，苔黄腻提示体内不仅有热还有湿，脉弦提示肺经湿热导致肝脏疏泄不利。

从肺主皮毛的角度看，面部也是皮毛一部分。《伤寒论》第 262 条有云："伤寒瘀热在里，身必黄，麻黄连翘赤小豆汤主之。"《医宗金鉴》云："湿热加黄，无表里证，热盛者清之，小便不利者利之，里实者下之，表实者汗之，皆无非为病求去路也。"本案患者"右眼皮和面部红肿"就是里有热导致的，治疗宜给热邪以出路。麻黄连翘赤小豆汤的相关条文虽然说"伤寒瘀热在里，身必黄"，但这只是举例而已，并非所有该方证的患者都有身黄症状，临床上应灵活掌握其病机，才是治疗的关键。

本案患者的治疗采用麻黄、连翘和赤小豆宣肺、透热并利水。因病情日久，加金银花和连翘增强透热效果，此二药也是常用的"对药"。杏仁和桔梗，一升一降，在宣肺的同时还可润肺，可起到缓和麻黄辛燥的作用。加石膏不仅可清肺热还可清脾胃热，脾胃属阳明，而面部是阳明经循行所过之处，且中医学认为"阳明主面"，清脾胃之热可利面疾。

肺热可致胃热，所以治疗肺热也应兼顾清透胃热。虽然清透有泻热之意，但根据《内经》的理论，若合乎脏腑顺逆之机，"泻和清"即为"顺"、即为"补"。因此，用石膏清胃热也可以视作"补"，暗含"培土生金"之意，即补脾益肺，清胃热而利皮肤。配伍等量桂枝、白芍是取法桂枝汤，二者在石膏的带领下，可至面部红肿部位调和皮肤的"营卫不和"。肉桂在此不仅可燥湿止痒，还可将湿热之火向下引，起到分消热邪的效果。至于出现眼皮肿的缘由，是因为足阳明胃经、足太阳膀胱经所过之处，经气被肺胃湿热所遏制而导致气机不利，郁而化火，火郁不散又可加剧经气壅滞，导致病情迁延不愈。

2. 治疗头痛、口腔溃疡医案

患者曾某，女，46岁，河北滦州人，2022年9月8日初诊。

主诉：头疼半月、口腔溃疡反复发作20多年。

患者就诊时口腔内有多处溃疡，进食冷热刺激性食物时疼痛加剧。患者还有甲状腺功能减退症及便秘病史，小便量少、下肢易浮肿。患者自诉从事电脑操作工作，办公时容易因犯困、精神不集中导致工作失误。

舌脉象：舌淡、舌苔中焦偏黄，脉细、尺脉弱。

辨证：肝郁肾虚、脾热。

拟方：小柴胡汤合泻黄散加减。

方药：柴胡18g，黄芩9g，川芎30g，防风30g，石膏15g，葛根60g，当归20g，肉苁蓉20g，川牛膝20g，淡附片18g，黄芪30g，白术30g。中药配方颗粒剂，10剂，每日1剂，分2次水冲服。

2022年9月15日二诊：患者服药后7天，头痛基本消失、口腔溃疡痊愈，便秘、小便量少、没有精神等症状明显改善，效不更方，继服上方7剂。方法同上。

【按】

本案患者头痛，舌苔中焦偏黄，提示足少阳胆热上扰清窍。口腔溃疡是因脾虚失运，肝胆之火横逆乘脾所致。脾开窍于口，肝胆乘脾导致脾经郁热上炎，形成口腔溃疡。治疗采用柴胡、黄芩疏肝利胆，配伍川芎散风止痛。防风、葛根升发脾阳，石膏可清阳明之热，三药共同促进口腔溃疡愈合。患者便秘、犯困，呈现"但欲寐"的症状，这是肾阳虚的表现，阳虚不运则肠腑传导失司。肾主司二便。肾气亏虚可引起下元不温、津液不化，导致肠道失润而大便不通，法当温肾润肠。方中采用肉苁蓉温肾益精、润燥滑肠；当归养血和血、润肠通便；牛膝补肾强腰，取其引药下行之性，配伍淡附片温补肾阳。

中医学认为"正气存内，邪不可干，邪之所凑，其气必虚"，该患者口腔溃疡20多年，主要是肝胆之火乘脾所致，但乘脾的前提是脾虚。正常生理状态下，肝木克脾是五行制化的常理，反而能助脾胃运化，不会导致疾病。但若脾土本虚，则其无法承受肝木之制。虽然肝木之气需要持续地输布以供人体正常的生长发育和代谢，脾虽不堪肝胆之火及肝木代谢产物之扰，犹当受之，此乃脏腑各司其职使然。故采用黄芪、白术补气健脾，以顾护脾胃之气，正合《金匮要略》"见肝之病，知肝传脾，当先实脾"之旨。

3. 治疗视力下降医案

尹某，男，16岁，北京市某中学高一学生，2021年12月13日初诊。

主诉：视力下降明显，面部起红疹。

患者父亲用远程会诊方法介绍患者情况：尹某视力下降明显，近视800度，并且面部起红疙瘩，经常上火。因患者父亲、奶奶均有此病史，因此在北京同仁医院眼科检查，结果显示为遗传性视网膜色素变性，医生建议用阿托品滴眼液点眼，但效果不明显。

舌脉象：舌红苔暗黄，舌前上焦部分，舌红、有红点。

辨证：肺经湿热。

拟方：麻黄连翘赤小豆汤加减。

方药：麻黄 5g，连翘 30g，杏仁 10g，桑白皮 10g，赤小豆 30g，柴胡 10g，山药 20g，酸枣仁 20g。中药配方颗粒剂，7 剂，每日 1 剂，水冲服。

2022 年 1 月 4 日二诊：患者服用上药 1 周后，面部起红疙瘩、经常上火的症状明显改善，眼部感觉没有以往疲乏了，视力自觉有所好转。因患者嫌中药苦，暂时停服几天中药。

【按】

视力下降的原因有很多，遗传因素就是其中之一。本案患者遗传性视网膜色素变性，西医目前尚无特效疗法。根据中医综合辨证，基于整体看局部。治疗思路如下：其一，患者舌前上焦部分有红点，并且面部起红疙瘩，经常上火，提示肺经湿热。其二，肺经湿热为什么会引起视力下降？因肺在五行中属金，而肝属木，以生克关系来看，金克木（肺克肝），因此，肺经湿热之火可影响肝的生理功能，造成肝血不足，而肝开窍于目，因此肺经湿热可间接导致视力明显下降。其三，病因和机制分析清楚后，采用宣肺祛湿之法，清利肺部湿热，使其不影响肝的生理功能，进而缓解视力下降。麻黄连翘赤小豆汤可宣肺利湿，方中加柴胡可疏通三焦，使湿热之火从三焦排出一部分；加入山药，不仅可起到补肺、健脾、纳气的作用，还能培土生金、金水相生，兼助柴胡疏通三焦；配伍酸枣仁主要是发挥补肝血和养肝血的作用。

4. 治疗鼻息肉医案

患者张某，男，25 岁，某医院中医科实习医生，2021 年 11 月 24 日来门诊初诊。

主诉：鼻腔堵塞、干燥 3 年，近日加重。

患者 3 年前因鼻腔堵塞、干燥，在当地医院就诊，医院诊断为鼻息肉，建议其手术治疗，最近逐渐加重。

舌脉象：舌红，苔白厚腻，脉滑浮偏数，尺脉沉。

辨证：太阳少阴合病。

治法：宣肺、祛湿、通阳。

方药：紫苏叶 10g，杏仁 10g，淡附片 10g，柴胡 15g，薏苡仁 30g，茯苓 30g，猪苓 10g，泽泻 15g。中药配方颗粒剂，7 剂，每日 1 剂，水冲服。

2021 年 12 月 1 日二诊：患者鼻腔堵塞感、干燥减轻，苔白厚腻减轻，脉偏浮数，尺脉沉。根据患者脉象、舌象，考虑为表寒、肾阳虚，治以宣肺温肾阳。

拟方：麻黄附子细辛汤加减。

方药：麻黄 5g，细辛 5g，淡附片 10g，薏苡仁 30g，杏仁 20g，石膏 20g，泽泻 15g，甘草 5g。中药配方颗粒剂，7 剂，每日 1 剂，水冲服。

2021年12月8日三诊：患者服上述药物后，除鼻腔堵塞感、干燥减轻外，偶有咳黏痰，口中有异味，此为化湿排浊之势，嘱其按原方再用1周。

2021年12月16日四诊：患者服上述药物后，鼻腔堵塞、干燥明显改善，无其他不适，嘱其按原方再用10天。

【按】

鼻息肉是鼻腔和鼻窦黏膜的常见疾病，以高度水肿的鼻黏膜在中鼻道形成单发或多发息肉为临床特征。西医治疗主要以手术为主。中医学认为，鼻息肉的发生始于正气不足。外邪乘虚侵袭人体，留滞鼻窍，多与痰湿凝结、湿热郁滞、气血郁滞及脏腑功能失调有关。肺开窍于鼻，《灵枢·脉度》云："肺气通于外，肺和则鼻能知香臭矣。"若邪袭鼻窍，可影响肺的宣发肃降功能；反之，肺气失调，也可致鼻窍病变。

麻黄附子细辛汤出自《伤寒论》第301条："少阴病，始得之，反发热，脉沉者，麻黄附子细辛汤主之。"方中麻黄对应外感表实证未解，附子针对少阴阳虚证。肺开窍于鼻，鼻息肉多由痰湿凝结、湿热郁滞引起，治疗宜改善形成鼻息肉的环境和条件。方中麻黄可宣肺透表；细辛性味辛温，可通行十二经，但主要归于肺、肾和心经，具有温肺化饮、通窍的作用；附子辛甘，具有回阳救逆、补火助阳和散寒止痛的作用。麻黄开启太阳经气机以驱散在表之寒邪；附子温肾阳，可防止内寒的生成，并加固卫气的防御作用；细辛可作为麻黄和附子之间的桥梁，通内达外，起到通风与引流的作用；杏仁、石膏，寓麻黄杏仁石膏汤之意，可清泄肺热；佐薏苡仁、泽泻促进宣肺和通调水道的作用，有利于湿邪从二便排出。

5. 治疗头晕伴耳聋（突发性耳聋）医案

患者吕某，男，74岁，2020年7月20日初诊。

主诉：右耳听力下降伴头晕、耳闷4天。

患者右耳听力下降伴头晕、耳闷4天，伴见口干、便秘、眼睛发热、视物模糊、走路不稳（需用拐棍辅助活动）。西医诊断为右耳突发性耳聋，双耳感音性耳聋。2011年患者左耳突发性耳聋后彻底丧失听力。

舌脉象：舌尖红，苔黄厚腻，脉沉有力。

辨证：湿热内蕴型耳聋。

拟方：李氏升降散和小柴胡汤加减。

方药：柴胡10g，黄芩10g，葛根40g，川牛膝50g，黄连10g，茯苓20g，石膏30g，山药20g，天麻20g。中药配方颗粒剂，7剂，每日1剂，分2次水冲服。

2020年7月27日二诊：患者服药后症状减轻。其中口干、耳聋、耳闷明显减轻，大便恢复正常。然下肢感觉还是没力气，走路不稳。上方川牛膝减至40g，山药加至30g，去茯苓加淡竹叶10g。7剂，每日1剂，分2次水冲服。

2020年8月3日三诊：服药后患者自诉在室内走路可独立行走，头脑清楚，未有头晕现象，右耳耳闷、耳聋基本恢复正常了，自诉"没这么清楚过""走路脚底有根了，走起路稳啦"。但昨日因天气闷热，又出现左耳闷，走路不稳。现在口渴减轻明显，仅晨起

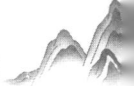

口渴，饮水量减少。二便基本正常，排便稍有点费力但未成形，量少。患者请求调理宿疾：口干、口苦，眼睛发热模糊，视物重影，既往有轻度白内障。

方药：葛根40g，川牛膝50g，柴胡10g，黄芩10g，黄连10g，茯苓30g，石膏30g，山药20g，泽泻30g，天麻20g，砂仁15g。中药配方颗粒剂，7剂，每日1剂，分2次水冲服。

【按】

突发性耳聋现代定义、病因及临床表现　突发性耳聋，又称"特发性突发性耳聋"，简称"突发性聋"或"突聋"，是指突然发生的、病因不明的感音神经性听力损失。主要临床症状为单侧听力下降，可伴有耳鸣、耳堵塞感、眩晕、恶心、呕吐等。主要临床表现如下。

（1）耳聋：多为单侧耳聋，发病前多无先兆，少数患者先有轻度感冒、疲劳或情绪激动史。耳聋发生突然，患者的听力一般在数分钟或数小时内下降至最低点，少数患者可在3天以内听力损失达到最低点。

（2）耳鸣：可为始发症状，大多数患者可于耳聋时出现耳鸣，但耳鸣也可发生于耳聋之后。经治疗后，多数患者听力可以恢复，但耳鸣仍长期存在。

（3）眩晕：一部分患者可有不同程度的眩晕，多为旋转性眩晕，伴恶心、呕吐。眩晕也可与耳聋同时出现，或于耳聋发生前后出现。

（4）其他：少数患者可有耳闷堵感、压迫感或麻木感。

中医治疗本病的思路与方法　首先从症状分析病机。第一，口干、便秘提示阳明有热；眼睛发热、看东西模糊提示肝胆之热循经上炎，因为"肝开窍于目"。第二，舌尖红，苔黄厚腻，脉沉有力。舌尖反映上焦情况，上焦包括心、肺，舌尖红提示有热，故患者心肺有热。苔黄厚腻提示有湿热之象，脉沉主里，提示有里热。

综合以上分析，患者的病机以心火为主，并引起了一系列相关症状。在五行中，心属火，木生火，木为火之母，二者生理上相互依存，病理上互相影响，现在心火亢盛，母病及子，即心火向肝胆传变，肝胆之火循肝经上行，继而引起眼睛发热、视物模糊。另外，木克土，即肝胆火盛横逆犯脾土，故见便秘、口干等阴伤之象。

那心火为什么会引起听力下降、头晕、耳闷的症状？《素问·金匮真言论》云："南方赤色，入通于心，开窍于耳。"《备急千金要方》言："心气通于舌，非窍也，其通于窍者，寄见于耳，荣华于耳。"在五脏的五行属性中，心属火，火性炎上，心火亢盛可导致位于头部的五官清窍功能异常，还可以因患者的个体差异不同而出现不同的症状，包括口腔溃疡、眼部憋胀、红肿、耳闷、耳聋等。

治疗采用黄连、石膏，二药既可清心火，又可清胃火。柴胡、黄芩清泄肝胆之火，同时疏通三焦。因心火亢进，导致脾失健运，可致中焦湿热阻滞气机，进而中焦脾胃的运化失常，导致清气不升，浊气不降。由此，心火不仅可导致便秘，还可导致水谷精微不能上达耳窍而使耳窍失于濡养，出现耳闷、耳聋的症状。葛根和川牛膝的配伍是李瑞玉教授在临床治疗中总结出的"李氏阴阳升降散"，二药一升一降，升清降浊，可根据症状调节比例治疗多种疾病。在本案中，川牛膝的用量较葛根重，作用以降为主，意欲引火下行。茯苓、山药健脾利湿，同时固护胃阴，防止黄连、黄芩的苦寒药性伤及脾胃。肝热可以导致肝阳化风，风胜则动，动可表现为头晕、走路不稳等症状。"诸风掉眩，皆属于肝"（《素问·至真要大论》），因此加天麻平肝息风，收敛浮阳。

6. 治疗咽喉堵塞感医案

患者郭某，女，57岁，河北邢台人，2022年8月16日初诊。

主诉：咽喉堵塞感7天。

患者出现咽喉堵塞感，持续7天，经拔罐治疗后疗效不明显，故来就诊。

舌脉象：舌中焦稍黄腻、双尺脉弱。

辨证：肾阳不足，虚阳循经上越。

治法：引火归原。

方药：肉桂5g，川牛膝15g，桔梗10g，甘草10g，柴胡10g，黄芩10g。3剂，每日1剂，水煎分2次温服。

2022年8月18日电话随访：患者服药1剂药后咽喉堵塞感觉明显改善。

2022年8月23日见面后问其病情，患者告知服完3剂药后，咽喉堵塞感觉完全消失。

【按】

患者双尺脉弱，提示肾阳不足，虚阳循经上越。治疗宜引火归原，方中肉桂、川牛膝引火归原。《伤寒论》第311条云："少阴病二三日，咽痛者，可与甘草汤，不差，与桔梗汤。"患者咽喉堵塞感正是由少阴肾经虚热循经上越于咽喉所致，故配伍桔梗、甘草，秉"火郁发之"原则，无论是虚热还是实热，均可发散以清热。桔梗升发虚阳之热，与甘草相合清热利咽。柴胡、黄芩可疏通三焦，有利于气机升降。肉桂、川牛膝引火归原以治本，桔梗、甘草清热利咽以治标。柴胡、黄芩沟通气机，使标本相济。本案是运用经方思路与方法治疗临床疾病的典型案例，再一次用实践检验了经方的有效性。

7. 治疗上颚发凉医案

患者王某，女，50岁，河北唐山人，2022年7月31日初诊。

主诉：胃痛1年，伴上颚发凉。

患者1年前剑突下胃脘疼痛剧烈，继而出现上颚发凉感、伴便溏、怕冷、出汗、腰痛。

舌脉象：舌苔中焦黄腻、双尺脉弱。

辨证：脾肾阳虚。

治法：理中汤加减，温脾肾阳。

方药：生姜18g，党参20g，淡附片18g，肉桂6g，柴胡18g，黄芩20g，干姜6g，桂枝18g，炒白芍20g。中药配方颗粒剂，7剂，每日1剂，分2次开水冲后温服。

2022年8月8日下午电话随访：患者诉服药1周后上颚发凉感、便溏、怕冷、出汗、腰痛明显减轻，但脚还是有点凉，建议按上方继续服药1周。

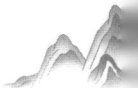

2022年8月14日二诊：患者上颚发凉感、便溏、怕冷等症状均消失，出汗、腰疼明显减轻，舌苔中焦稍黄腻、双尺脉弱。继用下方7剂巩固疗效。

淡附片18g，肉桂6g，生姜18g，干姜6g，柴胡18g，黄芩20g，葛根60g，桂枝18g，炙甘草12g。中药配方颗粒剂，每日1剂，分2次水冲服。

2022年8月28日三诊：患者上述症状完全消失，继服上方1周巩固疗效。

【按】

上颚及上牙是阳明胃经循行经过的部位，脾胃相表里。患者有上颚发凉感，提示脾胃虚寒，治疗宜用理中汤。因患者舌苔黄腻，故去掉壅气之白术，保留党参、淡附片、干姜，又加生姜。虽然干姜和生姜均有温散作用，但生姜主要温胃，干姜主要温脾，二者合用可同温脾胃。患者出现便溏、怕冷、出汗、腰痛，双尺脉弱，提示肾阳虚、火不暖土。出汗是因为阳不固阴。淡附片、肉桂可温肾补阳、引火下行。柴胡、黄芩可疏利三焦。桂枝和炒白芍可调和营卫，建立起脾胃与肝肾之间的桥梁，促进气机升降出入和脏腑功能的协调。该案的治疗方证对应，疗效满意。

8. 治疗口干医案

患者徐某，男，62岁，河北滦州人，2023年2月26日初诊。

主诉：口渴、喜饮3年，近半月加重。

患者口渴、喜饮3年，近半个月症状明显加重，自觉口干尤甚，且自诉舌苔呈黑色。

舌脉象：舌苔焦黑色，右脉大。

既往史：10年前植入心脏支架一枚，高血压病史15年。

辨证：阳明热盛。

拟方：白虎加人参汤加减。

方药：石膏60g，党参30g，知母10g，山药40g，柴胡12g，黄芩10g。中药配方颗粒剂，7剂，每日1剂，分2次水冲服。

2023年3月12日二诊：患者服完第1次药后，口干症状明显改善。舌苔焦黑逐渐脱落。效不更方，继续服用7剂，每日1剂，分2次水冲服。

【按】

患者口干，且舌苔焦黑，提示津液损伤严重。根据舌苔与脏腑相关理论，焦黑苔主脾胃津伤，治疗选用白虎加人参汤。同时加柴胡、黄芩，有利于三焦气机的疏通和水液的输布，促进热邪及损伤胃液后产生的代谢产物从三焦排出。患者自诉服用本药1剂后口干、口渴症状明显改善，表明该治疗思路是正确的，且"方证对应"。

9. 治疗眼、面部肌肉痉挛及全身无力医案

患者王某，女，8岁，河北邢台人，2023年2月8日初诊。

主诉：眼、面部痉挛加重10天，午后加剧。

患者病情由其母代诉：患者眼、面部痉挛加重10天，下午尤甚，伴进食困难，口唇、眼部持续抽动，下午易出汗，劳累或者上课紧张时症状加重，平时大便干燥。诊脉期间，患者痉挛发作5～6次。

舌脉象：舌淡，尺脉弱。

辨证：肝肾阴虚。

拟方：芍药甘草汤合牵正散加减。

方药：炒白芍30g，炙甘草30g，全蝎1g，蜈蚣2g，白附子4g，龙骨20g，牡蛎20g，钩藤10g。中药配方颗粒剂，10剂，每日1剂，分2次水冲服。

2023年2月11日电话随访：患者告知服药1天半后，眼、面部痉挛症状几乎未再出现，偶尔"眨眨眼"。

2023年2月20日电话随访：患者告知上述症状基本消失，嘱按上方继服10天，巩固疗效。

2023年3月8日复诊：患者上述症状基本消失，嘱患者父母不要让孩子过度劳累，继服药10天，巩固疗效。

【按】

该患者就诊时正值立春前后，是肝木升发的季节，肝开窍于目，因此出现与眼睛相关的症状。患者眼皮跳动牵涉面部肌肉而引起面部痉挛，提示其肝阴不足而引起动风。另外，肝喜条达而恶抑郁，故症状在劳累或紧张时可加重。下午是阳明主令时刻，阳明热盛也会劫伤肝阴，导致出汗，而出汗对阴液有所耗损，故见大便干燥和动风症状加重。

治疗该病宜选用芍药甘草汤。芍药配伍甘草，酸甘化阴，该方原治疗肝阴虚引起的脚挛急，即小腿抽筋，今患者因肝阴虚引起了眼部、面部的痉挛，因为病机与原方证相类，故可移用此方。为增强疗效，在方中加入适当的引经药。牵正散可促进息风止痉的作用，加入龙骨、牡蛎、钩藤可平肝潜阳。本案患者的治疗疗效满意，印证了以上治疗思路的可行性。

10. 治疗飞蚊症反复发作医案

患者吴某，女，47岁，居住于山西省临汾市，由于距离较远，患者于2021年12月26日通过手机微信远程初诊。

主诉：视物时眼前有线团状漂浮物1周。

患者自诉视物时眼前有漂浮物如线团状，持续1周，伴嘴唇干燥，舌淡边红，苔薄腻。诊断为飞蚊症。既往有乙肝病史。

辨证：肝阴不足，肝络失养。

拟方：桂枝汤加减。

方药：柴胡10g，葛根30g，桂枝15g，炒白芍15g，当归15g，川牛膝30g，茯苓10g，山药30g。中药配方颗粒剂，7剂，每日1剂，分2次水冲服。

2022年1月3日电话随访：患者告知线团颜色明显淡化，口唇不干，继服7剂巩固疗效。

2022年3月29日二诊：患者飞蚊症复发。症见眼睛有沙粒感，日晒或迎风易流泪，视物有黑线。静坐或晨起睡前，双手桡侧3个手指麻木，左手腕桡骨头肿痛已3个月，贴杜记独角膏后明显消肿，但痛依旧。左脚踝内侧下楼梯时出现隐痛已3天。外阴有米粒样结节，小便腥臭，大便成形，1天或2天1次，月经期两侧肋下胀痛，本次月经间隔3个月，经色黑，量少，有少量血块。肺脉浮洪搏指有力，脾脉紧有力，右肾脉沉紧偏弱，心脉宽而有力，肝脉偏沉紧有力，左肾脉沉但不弱，舌淡边红，苔黄白腻。

辨证：气分有热，少阳枢机不利。

拟方：桂枝汤加减。

方药：当归15g，桂枝10g，葛根30g，柴胡10g，白茅根10g，茯苓20g，山药20g，白芍10g，丹参10g，知母10g，乳香10g，没药10g。中药配方颗粒剂，7剂，每日1剂，分2次水冲服。

由于疫情期间物流较慢，患者在药店购买处方药物煎煮服用，当晚10点服药后，凌晨4点开始全身出现红斑，瘙痒难忍。次日早上服用氯雷他定1片后逐渐减轻。遂停药，待颗粒制剂到后再服。服药后，眼中沙粒感和易流泪症状基本恢复，眼中黑线明显淡化，手指麻木缓解。左脚踝内侧下楼隐痛恢复。外阴结节、小便腥臭均明显减轻，大便恢复正常，肋下胀痛明显缓解，但桡骨头肿痛依旧。原方15剂巩固疗效。桡骨肿痛后期经敷贴杜记独角膏和隔姜艾灸20天后恢复（每天隔姜灸艾炷约1g，共9壮，连续20天）。服药后1、3、6个月回访，飞蚊症均未复发。

2023年3月8日三诊：飞蚊症复发。症见视物模糊，感觉视野中有大线团，视物感觉花花绿绿，像玻璃破碎，又像有火焰影，每天午后加重，左眼症状更明显。大便不畅，时干时稀，夜寐欠安，凌晨1点到3点多次自行醒来。偶尔感觉口苦，眼干涩，小便急、有味道。面部黑斑加重。手掌易干裂，有鹅掌风迹象。

辨证：气营皆热，三焦不利伴血瘀。

拟方：小柴胡汤加减。

方药：葛根30g，生地黄15g，山茱萸20g，当归10g，炒白芍15g，柴胡10g，川牛膝30g，石膏20g，黄芩10g。中药配方颗粒剂，7剂，每日1剂，分2次水冲服。

【按】

西医认为飞蚊症的病因主要是眼底出血、葡萄膜炎、视网膜脱落和视网膜裂孔等。李瑞玉教授认为，飞蚊症是局部微循环不畅导致的视力受损。就像下雨天，也会有一些干涸沟渠不能蓄到水，或者淤泥阻滞导致沟渠不通而致水流阻滞，时间久了也可导致局部区域缺乏灌溉而寸草不生，人体眼底出现这种现象，归根到底是肝的疏泄功能不利，无法促进局部微循环正常濡养组织。

本案患者的主要症状是飞蚊症，而主要病位在肝、肾、胃和三焦。中医学认为"肝开窍于目"，眼睛的功能失常多与肝有关。因"肝肾同源"，"肾为肝之母"，肝虚日久则损及肾。因此，"虚则补其母"，治疗肝时要兼顾治肾。若肝虚不受补，则宜肝肾同补，因母子同源。肝以疏为补，因此在治疗时可以使用柴胡、黄芩等药物，既可以疏理少阳肝气，又能清少阳胆和三焦之热。柴胡、黄芩行于三焦，而三焦是水液、气机和火的通道。清三焦热同时还应泻火存阴。肝主藏血和疏理气机，而滋补肝阴就是要补血中的阴，用知母、山茱萸、生地黄等增加血中的阴液，并且这些阴液有定向滋养作用，是能够专走肝经上行以濡养目窍的专项援助。患者舌淡边红、苔黄白腻，症状下午加重。下午为阳明，说明阳明有热。用当归、生地黄、炒白芍、生石膏、山药类药，可滋阴，清气分和营血郁热。阳明主面，目属阳明管辖，葛根配川牛膝，一升一降，可疏理机体气机，且葛根清阳明热，兼有升阳解肌之效，现代研究认为其具有解热、扩血管、保肝等作用，可改善眼部微循环。此外，伴随着患者出现的其他症状，如舌苔厚腻、小便不利、月经有血块、体内有刺痛，或口舌紫暗等，可酌情加健脾祛湿、行气活血化瘀之药，如茯苓、泽泻、丹参、当归、桃仁等。

第十节 肿瘤疾病

1. 治疗食管癌胃寒血瘀医案

患者张某，女，87岁，河北邢台人，2022年4月14日初诊。

主诉：腹部疼痛1个半月。

患者腹痛1个半月，伴怕冷、手脚凉、恶心，自觉腹中有鸡蛋大小的凉团，无法进食，喜食热烫类食物。2020年1月29日经检查确诊为食管癌。

舌脉象：舌少苔，舌质有多处大块瘀斑，脉弦。

辨证：胃寒血瘀。

拟方：吴茱萸汤加减。

方药：吴茱萸6g，当归10g，生姜10g，山药60g，红花10g，生地黄10g，熟地黄10g，香附15g，党参30g，沉香10g，延胡索30g。中药配方颗粒剂，14剂，每日1剂，分2次水冲服。

2022年4月25日二诊：服上方3剂后，患者自觉腹中鸡蛋大小的凉团散开了，依旧愿吃较烫的食物，怕冷、手脚凉、恶心的症状明显改善。患者按上方取14天的药。

2022年5月15日三诊：患者服上述药物后，症状全部改善，继服1个月巩固疗效。

【按】

本案患者西医诊断为食管癌。患者出现胃寒、怕冷、手脚凉等一派寒性症状。舌少苔，且舌质有多处大块瘀斑，提示患者的疾病为典型的寒加瘀兼胃阴虚证。治疗思路与方法如下。

第一，寒加瘀证，治疗原则以去除寒瘀为主。当然，重点首先是祛除胃中的寒瘀。临床治疗时，需要根据患者的胃寒程度选择方药。一般的胃寒，用理中汤就可以了，但本案患者的胃寒程度较重，故首先考虑吴茱萸汤。吴茱萸汤在《伤寒论》中出现过3次，分别在厥阴病篇、少阴病篇和阳明病篇。这三篇中，吴茱萸汤针对的病机均与"寒"有关，根据"见肝之病，知肝传脾"，以及五脏生克理论，厥阴肝寒可以影响胃寒，反之，胃寒也可以反侮致肝寒。本案患者采用吴茱萸汤治疗胃寒，既能祛除胃中寒邪，又可以防肝寒内生。另外，中医学认为"阳化气，阴成形"，患者腹中有鸡蛋大小的凉团，属"阴成形"之象，要通过"阳化气"才能解决。而吴茱萸汤的应用正符合这一原则，这是本案选方的第一思路。

第二，患者少苔，舌体有多处大块的瘀斑，提示患者有胃阴虚伴血瘀，治疗可选择《脾胃论》中的通幽汤，该方由桃仁、红花、生地黄、熟地黄、当归、炙甘草、升麻等组成。本案根据患者症状化裁此方，选择其中的桃仁、红花、生地黄、熟地黄、当归五味药，增加山药60g，香附15g，沉香10g，延胡索30g。山药不仅可健脾胃，还可防治位于上中下三焦的肺、脾、肾阴虚的问题。香附可疏肝，疏通三焦进而促进脾胃功能的恢复。沉香、延胡索具有降气、活血止痛的作用，可疏通和调节胃腑气血，这是本案选方选药的第二思路。

第三，本案选药组方也考虑了治疗胃寒导致的患者"中阳不足"的问题。患者怕冷、手脚凉，配伍补肝血的当归，可防止吴茱萸温燥耗伤肝血；生姜降逆止呕；党参补气、养胃阴，三药合用，发挥胃气双补的作用。

2. 治疗直肠癌术后心悸医案

患者左某，女，49岁，河北邢台人，2022年10月4日初诊。

主诉：直肠癌术后时有打嗝，心悸。

患者因大便黏液半年，在邢台市人民医院诊断为直肠癌，于2022年4月2日在省四院行直肠癌手术并造瘘术，术后大便仍有黏液，小便正常，时有打嗝，半夜易醒，目前自觉心悸、心律不齐、时有期前收缩。

舌脉象：舌淡苔薄白，脉细弱弦。

辨证：心阳不足，脾肾虚弱。

治法：温补心阳，健脾补肾。

方药：桂枝30g，炙甘草30g，党参20g，山药30g，防风20g，淡附片10g，黄芪30g，葛根30g，柴胡10g，黄芩10g，生姜10g，阿胶5g。中药配方颗粒剂，14剂，每日1剂，分2次水冲服。

2022年10月21日二诊：患者自觉心悸、心律不齐，时有期前收缩的症状明显减轻。效不更方，继续服14剂，每日1剂，分2次水冲服。

【按】

中医学认为心主神志，所以心悸、心律不齐、时有期前收缩等心脏疾病，首先要考虑心脏的问题。那么直肠癌术后是如何影响心脏的呢？心与小肠相表里，二者通过经脉的络属构成表里关系。心脉属心，下络小肠；小肠之脉属小肠，上络于心。心属里，小肠属表，二者经络相连，气血相通。生理情况下两者相互协调，心气通于小肠，小肠之气亦通于心。

虽然从现代解剖学上看，直肠不属于小肠，但从中医藏象理论及脏腑功能上分析，直肠仍然与小肠同属广义之"肠"的范畴。从整体观之，心可以影响肠，而肠也可以影响心。本案患者心悸、心律不齐，治宜心与肠并治。治心可用《伤寒论》桂枝甘草汤。桂枝辛甘、性温，入心经温通心阳；炙甘草甘温，益气补中，两药结合，辛甘合化，温通心阳，心阳得复，则心悸、心律不齐可愈。治肠首先要治脾胃，根据《内经》"治脏为先，治腑次之"之旨，治脾胃宜用防风、山药升脾健脾。加黄芪、党参补气健运，有补中益气之效。另外，患者时常打嗝，可用柴胡、黄芩和生姜和解肝胆、降逆止呃。脾胃虚，肝木易乘脾土，致大便有黏液，这是胃肠湿热之象，故加葛根升发清阳，清利胃肠湿热。配伍淡附片可温补肾阳，也间接温补心阳；阿胶可与淡附片相伍，补肾阳肾阴，暗合阴中求阳之法，这是心肾相交的变法。

3. 治疗贲门癌、胃脘胀满医案

患者滑某，女，60岁，河北邢台人，2022年11月9日初诊。

主诉：贲门癌术后1年半。

患者行贲门癌术后1年半，现症见胃脘痞满、纳呆食少、时有便溏。2个月前检查提示胆囊结石。

舌脉象：舌淡，左脉强、右脉弱。

辨证：肝脾不和。

拟方：四逆散合桂枝汤、五苓散加减。

方药：柴胡20g，枳壳10g，炒白芍15g，桂枝15g，防风30g，山药20g，茯苓30g，猪苓30g，泽泻20g，生姜10g，党参20g，砂仁15g，白术20g。中药配方颗粒剂，14剂，每日1剂，分2次水冲服。

2022年11月23日二诊：服药14天后胃脘痞满、纳呆食少、便溏明显改善，继服14剂巩固疗效。

【按】

《素问·评热病论》云："邪之所凑，其气必虚。"《素问遗篇·刺法论》说："其气不正，故有邪干。"意思是说，当人体脏腑功能正常，正气旺盛，气血充盈流畅时，卫外固密，外邪难以入侵，同时内邪也难以产生，如此就不会发生疾病。

本案患者贲门癌术后1年半，出现胃脘痞满、纳呆食少、时有便溏，提示素体存在胃的正气不足，虽然已通过手术切除了局部病灶，但病根尚未完全解除。本案患者舌淡，左脉强、右脉弱，根据脉象理论，左手的寸、关、尺脉可分别判断心、肝、肾的功能强弱；右手的寸、关、尺脉可分别判断肺、脾、命门的功能强弱。正常人的脉象应该是平脉，表示人体处于阴平阳秘的状态。从本案患者的脉象上看，其脉左强右弱，此气机失衡之候，兼见脾胃虚弱之象，表明脾土的功能减弱。对脾胃影响比较明显的就是肝，肝脉强盛则克伐脾土，致本虚之脾胃愈损。因此本案患者治脾胃的同时还要治肝。临床所见，左右脉不平衡往往提示人体的气机失衡，而肝是调节人体气机的枢纽，因此治疗时要重点疏理肝气。本案患者舌淡、苔不黄，提示无肝胆郁火。

中医学认为肝肾同源，肝的功能失常，往往导致肾的功能失常，因此，本案的治疗也需考虑肾郁的情况。采用四逆散（柴胡、枳壳、炒白芍、炙甘草）疏肝理气，促进肝调节气机功能的恢复，防止子病及母而致肾郁。四逆散可促进肝发挥其正常生理性克土的功能。加防风、山药、白术、党参、砂仁和生姜可健脾温胃，发挥补中益气的作用，这些药物均可帮助脾胃恢复自身功能。加桂枝不仅可温通心阳和经脉，也可与白芍配伍共同调和

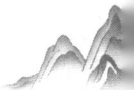

脾胃的营卫。

营卫，可以通俗地理解为营养功能与防御功能。不仅表有营卫（机体整体的营养和抗邪作用），里也有营卫（各个脏腑也有自己的营养和抗邪作用），治疗上使表与里的营卫调和可达到治病必求于本的目的。在此，我们进一步扩大了营卫的内涵及临床应用。

治疗本案患者，以茯苓、猪苓、泽泻配伍桂枝、白术，正合五苓散的方义。为何选用此方？五苓散可促进膀胱和三焦的气化，该患者便溏，用五苓散可通过"利小便实大便"改善症状。《内经》云："少阳属肾，上连于肺，故将两脏。"此处少阳指足少阳胆经，然三焦为手少阳，二者同属少阳之气。《素问·经脉别论》云："饮入于胃，游溢精气，上输于脾，脾气散精，上归于肺，通调水道。"这里的"水道"指的就是三焦，三焦通利对脾胃升降具有重要意义。

4. 治疗食管癌医案

患者王某，男，71岁，河北邢台人，2022年11月16日初诊。

主诉：食管癌术后5个月，伴见呃逆、气短、咳嗽、咳吐白痰。

患者2022年正月因吃东西费劲，在邢台市第三医院检查，诊断为食管癌，建议手术，但因该院无法开展微创手术，遂转至河北省第四医院做手术，术后接受了放射治疗和化疗。现在术后5个月，症见食后呃逆、气短、咳嗽、咳吐白痰，伴乏力、贫血、面色黄，大便不畅，有时偏干。

舌脉象：舌苔黄腻，脉弦有力。

辨证：寒热错杂。

拟方：半夏泻心汤和小柴胡汤加减。

方药：半夏15g，黄连10g，生姜10g，黄芩10g，柴胡10g，大黄3g，厚朴10g，防风30g，砂仁10g，山药20g，当归10g，黄芪20g，阿胶4g。中药配方颗粒剂，7剂，每日1剂，分2次水冲服。

2022年11月23日二诊：患者服1周药后，上述症状均明显改善，尤其是大便偏干的症状基本消失，患者自诉身体已经恢复正常，察舌脉象示舌苔黄腻明显减轻。患者补述上肢麻木未及初诊告知，考虑其经历手术，且术后行放化疗，气血受损，故在上方基础上加葛根，继服7剂。

2022年11月30日三诊：患者服药后疗效显著，现大便正常，咳嗽、上肢麻木明显减轻，但有时活动后有气短的感觉，原方宜加麻黄，开宣肺气，但药房缺此药，故酌情改加桔梗15g，继服10剂。

2022年12月10日四诊：患者症状进一步明显减轻，上方酌情加减，继续服用20剂，巩固治疗疗效。

【按】

脾主升清，胃主降浊。正常情况下，胃气以通降为主，脾气以升举为要；脾气健则运化水谷精微功能正常，故脾以升为健。疾病多因脏腑气机失常而引发。脾升胃降的机制运转正常，才能使气机中枢的升降功能正常而不致产生疾病。

本案患者患有食管癌术后 5 个月，现见气机逆乱、气血亏虚之象。舌苔黄腻、脉弦有力，提示兼有郁热。其核心病机为脾胃虚而生寒，复感外邪内陷，导致寒热错杂于中焦，脾胃升降失职。患者气机郁滞不畅，故见呃逆、气短等症状，治宜用半夏泻心汤，该方主治寒热错杂，气机痞塞。方中半夏为君，可和胃、降逆止呕；黄芩、黄连苦寒，可泄热和胃，与辛温的生姜、半夏配伍，可驱寒散结。患者脉弦大，加之存在呃逆等症状，考虑肝木乘脾，因此加柴胡，配伍黄芩发挥和解少阳的作用。在半夏泻心汤辛开苦降的基础上，大黄、厚朴可让其寒热错杂的病理产物通过肠道排出，以达到泻脾胃寒热之毒的作用。防风可升脾气，配合黄芪、当归、砂仁、山药、阿胶可补益气血、健脾化湿。本案的治疗组方既可调节脾胃升降，又可治疗寒热错杂，还兼顾补益脾胃，全方始终坚持"祛邪而不伤正，扶正而不留邪"的用药原则。

5. 治疗肺癌医案

患者高某，女，57 岁，河北唐山人，2022 年 7 月 22 日初诊。

患者 7 年前因要做阑尾炎手术，术前检查发现肺癌，随后行左肺叶切除术，术后有气短的症状，平时接受中西药结合治疗。

舌脉象：舌淡，苔薄白。左寸脉、尺脉偏弱。

辨证：肺脾不足。

治法：宣肺、健脾。

方药：紫苏叶 12g，桔梗 40g，杏仁 40g，山药 50g，炒白术 50g，葛根 30g，炙甘草 12g，干姜 6g。中药配方颗粒剂，15 剂，每日 1 剂，分 2 次水冲服。

2022 年 8 月 5 日二诊：治疗后 15 天，气短症状明显改善，感觉身体较前有力气了，原方去葛根加防风 20g。15 剂，每日 1 剂，分 2 次水冲服。

2022 年 8 月 21 日三诊：气短症状消失，原方加川贝母 15g，牡蛎 30g，继服 30 天，巩固疗效。

【按】

关于肺主要功能的认识 ①肺主气，司呼吸：肺主一身之气，是指肺有主持、调节全身各脏腑经络之气的作用。肺主一身之气主要体现在气的生成方面，特别是宗气的生成。宗气是由脾胃化生的水谷精气与肺吸入的自然界清气在胸中汇聚而成的。因此，肺的呼吸功能正常与否，直接影响到宗气的生成，且肺与脾的关系密切。②肺主宣发与肃降：肺主肃降功能主要体现在三个方面：一是吸入自然界清气；二是把肺吸入的自然界清气和脾转输来的水谷精微布散至五脏六腑、四肢百骸；三是肃清肺和呼吸道中的异物，以保持呼吸道的洁净。若肺的肃降功能失职，则可导致呼吸短促或表浅、胸闷、咳喘、咯血等病理现象。另外，肺有通调水道、肺朝百脉和主治节的作用。

本医案治疗思路与方药分析 患者 7 年前术前体检发现肺癌并切除左肺叶，导致气短症状，舌淡，苔薄白，左寸、尺脉偏弱，提示肺脾不足。治疗宜宣肺、健脾。紫苏叶辛、温，归肺、脾经，可开宣肺气、行气宽中。桔梗、杏仁，一升一降，可使清气上升、浊气下降，对提升肺的功能具有重要作用。山药、炒白术可"培土生金"，同时，山药既能补肺脾之气，又能益肺肾之阴，并能固涩肾精，协助紫苏叶、桔梗和杏仁起到"金水相生"的作用。中医学认为，从整体来看，"阳明"可指整个消化道，包括脾胃、大肠和小肠。葛根在临床上常用于外感发热、头痛项强、热病烦渴、内热消渴、热泄热痢、脾虚久泄等症。基于肺与大肠相表里的理论，本案患者的治疗采用葛根，葛根入阳明经，其作用机制主要是通过改善大肠功能间接改善肺功能。同时，葛根又能升发清阳，鼓舞脾胃清阳之气，可协助山药和炒白术更好地发挥"培土生金"的作用。《本草正》载："葛根，用此者，用其凉散，虽善达诸阳经，而阳明为最，以其气轻，故善解表发汗。"

炙甘草和干姜是《伤寒论》第 29 条所载的甘草干姜汤的主要药物，该方主治伤寒脉浮、自汗出、小便数、心烦、微恶寒、脚挛急，误用桂枝汤解表之后，出现咽干、烦躁吐逆、肺痿，吐涎沫而不咳者。甘草和干姜辛甘化阳，可温补脾阳，有助脾气恢复，进而促进心肺功能的复苏以驱邪外出。《内经》有"正气存内，邪不可干""邪气所凑，其气必虚"之言，所谓正气，即真气，现代中医学认为人体免疫力的强盛有赖于真气的充足。真气又包括卫气和元气，脾为真气之源，肾为元气之根，肺为卫气之本，因此身体免疫力下降，与脾、肾、肺的关系最大。

本案患者患有肺癌并已行左肺叶切除术，提示该患者平素可能就有肺的阴阳两虚证。根据临床经验，在阴阳两虚时，特别是阳不摄阴时，要首先固护阳气，《素问·阴阳应象大论》曰："阴静阳躁，阳生阴长，阳杀阴藏。"因此，本案治疗选用甘草干姜汤，此方在提升肺功能时，可复其阳。正如《寒温条辨》载："此即四逆汤去附也。辛甘合用，专复胸中之阳气。"

6. 治疗肺癌医案

患者施某，男，76 岁，河北广宗人。

2021 年 10 月 4 日，患者因咳嗽、咽痒、大便秘结、舌质暗、瘀斑明显就诊。2020 年 7 月 31 日，患者在河北医科大学第四医院经病理诊断为肺腺癌。

既往史及检查回顾：患者自诉 1960 年开始有抽烟、喝酒的习惯，平时脾气大，容易上火，咳黄黏稠痰。2020 年 4 月 20 日在河北医科大学第四医院体检发现癌胚抗原增高 98.24ng/mL，鳞状上皮细胞 11.88/μL，黏液丝 418044/μL；2020 年 7 月 31 日于河北医科大学第四医院行胸部 CT 检查，检查报告示双肺上叶可见多发性软组织肿物，大小不等，边缘可见毛刺影，牵拉胸膜，最大长径约 3.6cm，增强扫描呈轻、中度强化，病灶内可见充气支气管征及空泡征，双肺可见多发磨玻璃样结节及亚实性结节，边缘模糊，内见充气支气管征。两肺可见多发局限性无肺纹理透亮区，心脏不大，冠脉壁可见多发钙化斑块。肝左叶边缘可见小密度影，边缘清楚，增强扫描未见异常。影像印象：两肺上叶肿物（建议穿刺活检）；双肺多发磨玻璃密度结节及亚实性结节；双肺肺大疱；冠状动脉壁钙化斑；甲状腺右叶低密度灶（建议超声检查）；肝左叶小囊肿；肝门区稍大淋巴结。

可能考虑有体内肿瘤转移情况，遂于 2020 年 7 月 31 日河北医科大学第四医院行全腹、胸部 CT 检查（平扫），影像表现：甲状腺右叶低密度灶；双肺上叶可见多发性软组织肿物，大小不等，边缘可见毛刺影，牵拉胸膜，最大长径约3.6cm，增强扫描呈轻、中度强化，病灶内可见充气支气管征及空泡征，双肺可见多发磨玻璃样结节及亚实性结节，边缘模糊；双肺多发局限性无肺纹理透亮区，冠脉壁可见多发钙化斑块。肝左叶边缘可见小低密度影，边缘清楚，胆囊不大，壁不厚，未见阳性结石。胰腺形态及密度无异常，主胰管未见占位征象，脾脏大小，形态无异常，未见异常密度改变，腹膜后可见小淋巴结。双侧肾窦及肾血管壁可见点状高密度影，左肾窦内可见囊性低密度影，边缘清楚，肾周脂肪间隙存在。影像印象：双肺上叶肿物（考虑原发肺癌可能性大，建议活检）；两肺多发磨玻璃密度结节及亚实性结节（建议观察）；双肺肺大疱；冠状动脉壁钙化斑块；甲状腺右叶低密度灶（建议超声检查）；肝左叶边缘小囊肿；两侧肾窦及肾血管壁高密度影，考虑钙化斑块、左肾囊肿。该报告提示原发性肺癌。3天后做活检穿刺，病理诊断为腺癌。于2020年8月6日在河北医科大学第四医院做肿瘤个体化靶标检测，检测结果：PIK3CA21号外显子p.HI065L错义突变，丰度17.13%；免疫组化结果：PD-L1（DAC322C3）（TPS5%阳性），PD-L1（VENTANASP263）（TPS10%阳性）。当日又在该院做CT复查（采用中药治疗后），胸部CT平扫结果示双肺上叶肿物，较2020年7月31日检查结果增大，余表现同前。

患者因当时有干咳、咳痰、胸闷等症状，遂先后去北京301医院就诊并服中药14剂。后又在北京广安门医院就诊，服药半年。后又请广宗县名医陈志欣先生用中药治疗。后在巨鹿县医院行肺部CT检查，报告显示肿物最大4.12cm。

2021年12月28日在邢台医学高等专科学校第二附属医院复查，行胸部CT平扫，检查示胸廓对称，纵隔居中，纵隔内可见多发肿大淋巴结影，部分肿大，大者短径约1.4cm。心脏不大，大血管走行正常，无心包积液，冠状动脉壁可见多发高密度钙化影。双肺门不大，双肺上叶胸膜下可见多发类圆形无肺纹理区，双肺多发肿块状，结节及微结节影，大者约9.2cm×6.1cm，双肺上叶病灶周围肺野密度增高，右肺下叶可见无纹理区，两肺纹理略增重，双侧胸膜局部略增厚，未见胸膜积液。影像印象：双肺上叶多发占位，较2020年8月19日增大，建议增强扫描及穿刺活检；双肺多发结节及微结节影，较前变化不大；双肺多发肺大疱；纵隔多发性淋巴结，部分肿大，建议随诊；冠状动脉硬化，建议心脏冠脉CTA检查（CT血管造影）；双侧胸膜局部略增厚。癌胚抗原增高162.22ng/mL。

2022年3月12日在邢台医学高等专科学校第一附属医院行腹部、胸部CT检查（上腹部CT平扫+增强，胸部CT平扫+增强）。影像所见：胸廓对称，左肺上叶尖后段、前段见多分叶状肿物，大者最大截面约6.5cm×4.7cm，边缘可见毛糙，牵拉胸膜，肿物增强扫描不均匀强化，右肺上叶后段支气管闭塞，周围及远段见片状实变影，增强扫描不均匀强化，右肺下叶见多发肺大疱，纵隔居中，纵隔（4L、5、10R、10L区）见多发肿大淋巴结，大者短径约1.2cm，增强扫描均匀强化，心脏不大，心包、双侧胸腔未见积液。双肾见类圆形无强化灶，大者直径约2.3cm，肝脏、胆囊、胰腺、脾脏、双肾上腺增强扫描未见明确异常，腹腔、腹膜后未见明确肿大淋巴结，未见腹腔积液。扫描范围内甲状腺左、右叶见低密度结节，大者直径约 1.2cm，增强扫描轻度强化。影像印象：①左肺上叶多发肿物，考虑恶性，建议结合前片；②右肺上叶实变，考虑占位性病变，建议结合临床及支气管镜检查；③纵隔多发肿大淋巴结，考虑转移；④双肺多发性炎症；⑤左肺上叶、右肺下叶多发肺大泡；⑥双肾囊肿；⑦甲状腺多发性结节，建议结合超声。

患者治疗经过：

2021 年 10 月 4 日，咳嗽、咽痒、大便秘结，舌质暗、瘀斑明显。

辨证：肺脾血瘀。

治法：宣肺、健脾、活血。

拟方：枳术丸加减。

方药：瓜蒌 30g，桃仁 20g，杏仁 30g，薏苡仁 100g，白术 100g，枳壳 25g，火麻仁 30g，党参 20g，柴胡 30g，大黄 8g。3 剂，每日 1 剂，水煎服。

服上方 5 剂，舌质暗、瘀斑明显改善，咳嗽等症状明显改善，大便通畅。按上方继续服药 7 剂。

2021 年 12 月 13 日，出现尿频。方药：麻黄 5g，杏仁 30g，瓜蒌 30g，柴胡 15g，党参 20g，大黄 5g，山药 30g，猪苓 15g。3 剂，每日 1 剂，水煎服。

2022 年 1 月 13 日，方药：麻黄 5g，杏仁 30g，瓜蒌 25g，白术 60g，枳壳 15g，牡蛎 20g，山茱萸 15g，柴胡 5g。7 剂，每日 1 剂，水煎服。

2022 年 2 月 6 日，方药：麻黄 9g，杏仁 40g，瓜蒌 30g，柴胡 15g，桑白皮 20g，桂枝 20g，山药 60g，牡蛎 20g。7 剂，每日 1 剂，水煎服。

2022 年 2 月 12 日，方药：麻黄 10g，杏仁 50g，瓜蒌 50g，柴胡 15g，桂枝 20g，山药 60g，黄芪 30g，牡蛎 20g。7 剂，每日 1 剂，水煎服。

2022 年 2 月 21 日，方药：麻黄 9g，细辛 6g，淡附片 60g，炒杏仁 60g，山药 150g，桂枝 15g，当归 15g，黄芪 80g，桔梗 30g，甘草 10g。7 剂，每日 1 剂，水煎服。

2022 年 2 月 28 日，方药：麻黄 10g，细辛 10g，淡附片 60g，桔梗 30g，桂枝 15g，当归 15g，黄芪 100g，炒杏仁 60g，山药 150g，党参 40g，甘草 10g，7 剂，每日 1 剂，水煎服。

2022 年 3 月初，咳嗽明显，大便干燥。方药：白术 100g，枳壳 30g，炒杏仁 50g，白芍 80g，党参 40g，7 剂，每日 1 剂，水煎服。

2022 年 3 月 19 日，出现口腔溃疡，胃胀。方药：苍术 20g，厚朴 15g，陈皮 20g，防风 20g，石膏 6g，山药 30g，藿香 6g，3 剂，每日 1 剂，水煎服。服药后口腔溃疡、胃胀症状消失。

2022 年 3 月 21 日，早晨患者打电话告知昨晚一直咳嗽，咳黄痰，痰中带血丝，夜间不能睡觉。舌苔照片显示舌偏淡，提示为肺肾不足，治疗宜宣肺固肾。方药：麻黄 9g，杏仁 50g，桔梗 50g，五味子 30g，山药 50g，蝉蜕 15g，炙甘草 20g。2 剂，每日 1 剂，水煎服。

患者服上药 1 天后，来电告知：服用 1 剂后上述症状就基本缓解。自该次调节处方起，患者的病情改善愈加明显。

2022年3月28日，方药：麻黄10g，杏仁60g，桔梗60g，山药100g，五味子30g，蝉蜕15g，柴胡10g，黄芪50g，炙甘草20g，牡蛎50g，7剂每日1剂，水煎服。

2022年4月3日，患者打电话自诉有时会咳嗽。调方如下：麻黄10g，杏仁60g，桔梗60g，山药150g，黄芪50g，蝉蜕15g，柴胡10g，牡蛎80g，淡附片10g，甘草20g。7剂，每日1剂，水煎服。

2022年4月11日，方药：麻黄10g，桂枝20g，杏仁60g，桔梗60g，黄芪50g，柴胡10g，淡附片20g，牡蛎80g，山药150g。7剂，每日1剂，水煎服。

2022年4月20日，患者来电告知：目前基本没有不适症状了，仅有时有点怕冷，大便不利。调方如下：麻黄10g，杏仁60g，桔梗60g，山药150g，五味子30g，浙贝母50g，牡蛎50g，柴胡10g，肉苁蓉30g。2剂，每日1剂，水煎服。

2022年4月26日，方药：麻黄10g，桂枝20g，炒杏仁60g，桔梗60g，清半夏15g，白术100g，枳壳20g，柴胡10g，浙贝母30g，肉苁蓉20g，炒桃仁20g。7剂，每日1剂，水煎服。

2022年5月4日，方药：麻黄10g，炒杏仁60g，桔梗60g，瓜蒌30g，姜半夏10g，黄连10g，白术100g，肉苁蓉30g。7剂，每日1剂，水煎服。

2022年5月12日，患者反馈说早晨有少量白痰，有时夹黄痰，并发了舌苔照片，照片显示舌尖红、舌苔白腻。方药：麻黄12g，细辛10g，淡附片30g，薏苡仁100g，炒杏仁60g，桔梗60g，桂枝10g，山药150g，干姜6g，炙甘草10g。7剂，每日1剂，水煎服。

【按】

肺癌是肺部最常见的恶性肿瘤。绝大多数的肺癌起源于支气管黏膜上皮，故称支气管肺癌。近50年来，肺癌的发病率在多个国家均报道有明显增高趋势。在男性恶性肿瘤患者中，肺癌的数量已居首位；女性群体中肺癌的发病率也有所增高，占女性常见恶性肿瘤的第2位或第3位。肺癌的病因至今尚未完全明确。大量资料表明，长期大量吸烟是肺癌的一个重要致病因素。有多年吸烟史者及每日吸烟40支以上者，肺鳞癌和未分化癌的发病率比不吸烟者要高4～10倍。城市居民肺癌的发病率比农村高，这可能与大气污染和烟尘中含有致癌物质有关。

肺癌的治疗方法有外科治疗、放射治疗、化学疗法和免疫疗法。手术禁忌证：①远处转移，包括肝、脑和骨骼系统以及锁骨上和腋下淋巴结转移；②广泛肺门和纵隔淋巴结转移，在临床上产生上腔静脉受压，同侧喉返神经麻痹等；③已侵入胸膜引起血性胸膜腔积液，且积液中找到癌细胞，或已侵入胸壁组织及同叶内结节；④患者一般情况差，有较严重的并发症，如肺部慢性感染、肺气肿、通气换气功能低下、心功能不全、心力衰竭、3个月以内的心绞痛发作史或心肌梗死史，以及3个月以内的脑血管意外、肾功能不佳等难以耐受手术者等。

本案患者治疗思路分析：

诊断明确 患者在河北医科大学第四医院做活检穿刺，病理诊断为肺腺癌，于2021

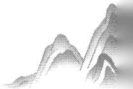

年 12 月 28 日在邢台医学高等专科学校第二附属医院 CT 复查显示：①纵隔转移（纵隔内可见多发肿大淋巴结影。大者短径约 1.4cm）。②双肺多发肿块状，结节及微结节影，大者约 9.2cm×6.1cm。因存在癌细胞转移，故非手术适应证。

治疗思路 2021 年 10 月 4 日，患者咳嗽、咽痒、大便秘结。舌质暗、瘀斑明显。根据肺与大肠相表里的理论，治疗宜宣肺、健脾、活血化瘀。因此以桃核承气汤合枳术丸、小柴胡汤加减进行治疗。通过辨证论治，结合患者具体病情的变化，对药物和药量进行及时的调节，正如仲景所言："观其脉证，知犯何逆，随证治之。"以"温肾阳，开肺气"为总的治疗原则，即上焦宣肺以利气机，下焦温补肾阳以扶正固本祛邪，中焦健脾以保证脾胃健运，为机体提供源源不断的营养，以扶助正气。

治疗效果 经中药干预后，患者主观症状和客观指标都有明显改善。患者从开始服用李瑞玉教授开具的中药后，未再出现咳嗽、便秘的症状，且饮食、睡眠均恢复正常，生活质量和正常人没有什么区别。2021 年 12 月 28 日双肺 CT 报告显示多发肿块状阴影，大者约 9.2cm×6.1cm。2022 年 3 月 12 日双肺 CT 报告显示多发肿块状阴影，前段见多分叶状肿物，大者最大截面约 6.5cm×4.7cm，可见肿物阴影明显缩小。治疗后癌胚抗原水平也有所降低。

7. 治疗肝癌医案

患者程某，男，66 岁。

患者于 2006 年 3 月 16 日因胃部肿物在河北省复员军人医院行胃大部切除术，术后病理结果显示：低分化癌。术后两个周期静脉化疗，化疗方案为紫杉醇＋氟尿嘧啶，定期复查（每半年做胃镜检查），结果均提示吻合口术后改变，未见肿瘤复发征象。2021 年 4 月 15 日于邢台市人民医院超声检查发现肝占位性病变，随后行肝脏 CT 检查，结果显示：肝内肿瘤，考虑恶性，腹腔及腹腔、腹膜后多发淋巴结肿大；贲门术后改变。进一步穿刺活检，病理确诊为低分化腺癌。2021 年 4 月 30 日确诊肝内胆管细胞癌。在上海海军军医大学第三附属医院（东方肝胆外科医院），于全麻＋持续性硬膜外麻醉下，行肝部分切除术＋胆囊切除术，手术过程顺利，术后恢复良好，于 2021 年 5 月 10 日出院，回到邢台原住地。因手术后身体虚弱，在邢台医学高等专科学校第二附属医院肝胆外科接受输血、补充白蛋白和纠正水电解质平衡等对症治疗，至 2021 年 8 月 18 日病情稳定后出院。

2021 年 5 月 10 日至 2021 年 8 月 18 日在邢台医学高等专科学校第二附属医院住院期间接受中药治疗。患者平时怕冷，舌质淡，脉弦硬有力。根据中医"阳化气，阴成形"理论，结合患者的综合病情进行辨证，予吴茱萸、柴胡、红参、山药、白术、桂枝、鳖甲等组成中药配方颗粒，同时每天服用生硫黄（4～8g，装入胶囊内，每个月用 10 天左右），并结合患者的临床症状，动态调整方药。

出院治疗经过 2021 年 8 月 18 日至 2022 年 8 月 18 日，患者出现无力、时有恶心、饮食欠佳，舌质淡，脉弦，提示气血虚弱，肝寒克胃。治法：补气、健脾、温肾，予红参、淡附片、白术、枳实、柴胡、桂枝、地黄、醋鳖甲、莪术、三棱、黄芪等组成中药配方颗粒。

2021年8月18日至2023年3月9日期间，患者服用中药以提高全身功能。中医药治疗以疏肝、解郁、扶正、祛寒邪和调脾胃为主。主要采用的药物有：柴胡、枳实、芍药、鳖甲、莪术、三棱、红参、淡附片、黄芪、薏苡仁等。

目前患者身体状况良好，与正常人看起来无异。患者本身也是中医师，病情缓解后，他还定期在邢台医学高等专科学校第二附属医院国医馆出门诊。

【按】

肝癌是指发生于肝脏的恶性肿瘤，按起源可分为原发性肝癌和转移性肝癌，临床上的肝癌多是指原发性肝癌。原发性肝癌是临床上最常见的恶性肿瘤之一，根据世界卫生组织国际癌症研究机构统计，全世界每年新发肝癌患者约60万例，居恶性肿瘤发病率的第5位。原发性肝癌按细胞分型可分为肝细胞型肝癌、胆管细胞型肝癌及混合型肝癌。按肿瘤的形态可分为结节型、巨块型和弥漫型。肝癌的治疗包括手术、放化疗、介入、靶向药物、免疫治疗等多种手段。根据肝癌的不同阶段进行个体化综合治疗，是提高疗效的关键，其中手术被认为是治疗肝癌的首选方法，也是最有效的方法。手术方法有根治性肝切除、姑息性肝切除等。

本案患者治疗思路分析：

诊断明确 该患者在上海海军军医大学第三附属医院（上海东方肝胆外科医院）检查。病理诊断：①低分化腺癌（肝右叶）。②慢性肝炎G2S2。③慢性胆囊炎。

治疗效果 患者手术时已属肝癌晚期，肿瘤体积较大（8.5cm×6.5cm），当时医院专家评估术后生存期为3~6个月。但经过中医药积极治疗，至今已经过去近2年（截至2023年），患者目前生命体征平稳，日常生活、饮食等基本正常，有时还可在国医馆出门诊。

治疗思路 ①本案患者的治疗，着重采用温通类的热性中药。通过温通导入的方法，将热药引入厥阴肝经，使其药力透达肿瘤所在部位，并通过控制药量以及药物配伍形成热环境。中医学认为热属阳，其特性可从里及表。在这个过程中，可将肿瘤瓦解、分散，进而加入泄浊类的药将邪排出体外。《素问·阴阳应象大论》云："阳化气，阴成形。"目前有很多专家和学者认为肿瘤的形成，与"阴成形"的作用有关，"阴成形"导致人体的功能和代谢出现异常，使人体产生很多不必要甚至是有害的增生。采用温热类的药物治疗寒邪、阴性、功能减退类的疾病，可促进"阳化气"，恢复机体的正常生理功能和代谢。本医案借鉴该理论，治疗本案患者的肿瘤疾病，该方法有助于促进病理产物的消解。②在患者的治疗过程中始终重视固护脾胃功能：通过增强脾升清、胃降浊的功能，可促进病理产物主要从肠道排出，还有一部分可从尿液排出，还有一些残余的病理产物可以通过配合解表、发散类的药物，导邪从太阳经外透，通过发汗增强营卫功能，使邪从体表散出。③临床治疗时，要注重整体调整，以促进局部病灶的消融。

第十一节 骨科疾病

1. 治疗腰椎间盘突出医案

患者田某，男，58 岁，2022 年 4 月 1 日初诊。

主诉：右腰腿疼痛 1 个月。

患者自诉右侧腰腿疼痛 1 个月，右腰疼放射至下肢至外踝部位，CT 检查示腰椎间盘突出症。

舌脉象：舌苔稍黄腻，脉弦。

辨证：腰疼（肝肾不足）。

拟方：芍药甘草汤加减。

方药：炒白芍 60g，炙甘草 30g，葛根 40g，桂枝 15g，当归 15g，肉苁蓉 20g，川牛膝 30g。中药配方颗粒剂，开水冲服，7 剂，每日 1 剂，分 2 次服。

2022 年 4 月 8 日二诊：患者右腰腿疼痛及下肢至外踝部位放射症状全部消失，但患者自诉服药后大便次数每天 3 次，且大便偏稀，原方加炒白术 20g，继服 7 剂巩固疗效。

2022 年 4 月 17 日三诊：患者上述症状消失，大便恢复正常。

【按】

腰椎间盘突出症，现代医学认为其主要是由于腰椎间盘发生退行性病变，导致髓核在外力的作用下，从椎间盘的纤维环破裂处突出，进入椎管内或向后挤压纵韧带，导致邻近的脊神经根受到机械性的刺激或压迫，而引起的腰部疼痛，或一侧（或双侧）下肢麻木、疼痛等一系列临床症状。也可由于髓核内糖蛋白、β- 蛋白溢出和组胺（H 物质）释放，而使相邻的脊神经根或窦 – 椎神经等遭受刺激，进而引起化学性和（或）机械性神经根炎，造成腰腿部疼痛、麻木等症状。

腰椎间盘突出症属中医"腰痛"的范畴。腰痛的病变部位在腰，与足太阴肾经、足太阳膀胱经、督脉、带脉等经脉都有密切联系。脊柱和腰部腧穴、经脉的功能健运都有赖于肾之精气的濡养，故肾病可致腰痛。

通过总结多年来在临床上治疗腰椎间盘突出症的经验，我们认为，"治骨先治筋"。从现代解剖学角度看，腰椎间盘突出症的发作，也可看作是由于腰椎周围的韧带发生拘挛，导致腰椎受到异常牵引力，迫使腰椎间盘突出或膨出，进而压迫脊神经根或引发炎症，从而产生疼痛等症状。那么，如果把韧带看作是约束腰背部的筋，通过中医的方法使其松弛，则可改善脊柱的功能。脊柱的功能恢复后，韧带不再拘挛，椎间盘也就不再受压迫了，髓核便不会被迫突出压迫神经根了，从而实现从"根"上治疗腰椎间盘突出症。上述分析把腰椎间盘突出症这个复杂问题用通俗的语言进行了阐释，可能描述不一定完全准确，仅供业界同人参考。炒白芍、炙甘草的应用借鉴了《伤寒论》中治疗脚挛急的芍药甘草汤。芍药甘草汤可解脚的挛急，而当腰椎韧带挛急时，本方是否可以改善腰背部拘挛呢？我们采用葛根作为膀胱经的归经药，将芍药甘草汤的解痉作用引导至腰背部的膀胱经循行部位，使该部位肌肉韧带的紧张度降低（过于紧张导致腰部挛急），从而缓解症状，结果显示疗效显著，验证了该思路的可行性。本案的治疗中，葛根不仅作为引经药引导诸药作用于膀胱经，其与桂枝配伍还可解肌温通。当归可补肝血，肉苁蓉、川牛膝可补肾、引药下行。诸药合用，肝肾并治，标本兼治，思路清晰，故疗效显著。

2. 治疗股骨头置换术后发热医案

患者孟某，男，42 岁，邢台市广宗县人，2022 年 5 月 18 日初诊。

患者因于 2022 年 4 月 18 日在广宗县医院行左股骨头置换手术后出现发热。发热均发生在下午，体温在 37.6～38℃，23 点后就基本不再发热，发热时伴全身不适、怕冷。遂就诊于广宗县医院，医院按炎症给予万古霉素静脉输液治疗 11 天，治疗后低热无改善。检验报告显示：C 反应蛋白（CRP）39.10mg/L，超敏 C 反应蛋白＜5mg/L，红细胞沉降率 60mm/h。患者平时爱吃偏热的食物，吃偏热的食物时头颈部容易出汗，但腰部发凉。早晨容易口干、口苦，大小便正常。

舌脉象：舌淡偏白腻，脉弦较有力。

辨证：发热（肝胆郁热、营卫不和、脾肾湿热）。

治法：调和营卫、祛湿化浊、疏肝利胆。

方药：柴胡 30g，黄芩 10g，党参 15g，桂枝 20g，炒白芍 20g，草果 10g，厚朴 10g，槟榔 20g，知母 10g，葛根 20g。中药配方颗粒剂，7 剂，每日 1 剂，分 2 次水冲服。

2022 年 5 月 25 日二诊：患者服药 1 剂后，发热时间明显缩短，第 3 天因为干活劳累，晚上又发热至 38℃，但半小时后发热自行就退了。以往需服用退烧药，现在无需服用。服药后第 4 天 17 点 14 分，患者来电说没有再出现发热症状了。继续服药 7 剂，巩固疗效。

2022 年 5 月 30 日三诊：服上述药物 1 周后，患者下午发热、浑身酸痛的症状全部消失，偶尔下午有低热（体温 37.2℃），但没有任何症状，有时有少量出汗，考虑为阳虚不能固阴，上方加淡附片 10g，10 剂，每日 1 剂，分 2 次水冲服。巩固疗效。

【按】

发热特点及原因分析　本案患者的发热特点：①股骨头置换手术后出现发热。②发热有固定时间段，通常发生在午后至夜间 11 点前。③发热期间伴有怕冷症状。④使用消炎药治疗无效。

股骨头置换手术是骨科较大型手术，中医学认为手术等外科有创性治疗易损伤人体气血。根据中医对人体解剖学的认识，人体组织由表及里，应该是"皮 - 脉 - 肉 - 筋 - 骨"。本案患者施行的是骨科手术，在中医看来干预的部位比较深，也就是老百姓平时所说"伤筋动骨"，而且这不是一般的"伤筋动骨"，是将"骨"给替换了。现代研究认为骨具有造血功能，而"血"即"营血"，属"阴"。骨置换手术不仅伤了气血，而且"动骨"了，所以可能影响部分造血功能。那为什么患者仅在下午至夜间 11 时这个时间段发热？根据一天之内阴阳的消长平衡变化，午后"阳渐消，阴渐长"，因此午后发热一般认为是阴虚。也就是说，原本午后要增加的"阴"没有增加，导致同样分量的"阳"无法被

"阴"所制约,体内"阳"过盛形成阳亢,从而引起发热症状,这是阴阳失衡的表现。在这个阴阳病理性失衡的环境下,阴虚造成阳偏盛。因此,治疗本病时,既要考虑到这个手术伤及气血,又要考虑发热时间的规律,探究发热的本质——阴虚阳亢,再对症治疗——针对疾病的本源进行治疗。

经过长期的临床经验积累,我们发现,肌表的营卫不和可以引起发热,深层脏腑的营卫不和也可以引起发热。邪气可以由表入里导致邪入膜原,膜原是指人体比较深的部位,正如《重订通俗伤寒论》说:"膜者,横膈之膜;原者,空隙之处。"邪入膜原这一过程较为缓慢,因为通常邪气要入里需要突破多层屏障,穿行经脉系统方能抵达膜原。而有创性手术造成的创口可能为邪气提供快捷通道,使其更快地由表入里。这种人为因素导致的邪气入里,可削弱局部防御功能,使邪气快速深入膜原。

用药思路 本案患者发热有定时,且早晨口苦、口干属于半表半里证,少阳枢机不利,为典型的小柴胡汤证。故选用小柴胡汤主药柴胡、黄芩、党参。手术导致深层部位的营卫不和,并伴有发热后怕冷的症状,故选用桂枝汤的主要药物桂枝、炒白芍调和营卫、表里同治。手术创口为邪气入里提供了便捷的环境,因此,选择达原饮为主要方剂,该方是治疗瘟疫浊毒等导致邪伏于膜原的良方。

第十二节 皮肤科疾病

1. 治疗上肢及会阴部瘙痒医案

患者徐某,男,43岁。河北滦州人,2022年10月15日初诊。

主诉:双上肢内侧、会阴部瘙痒1个月。

舌脉象:舌尖、舌中部苔黄腻,脉弦。

诊断:肺肝湿热。

治法:清利湿热。

方药:麻黄5g,桂枝18g,炒白芍18g,白鲜皮30g,石膏15g,茯苓30g,金银花30g,乌药30g,白术20g,小茴香20g。中药配方颗粒剂,7剂,每日1剂,分2次水冲服。

2022年10月28日二诊:患者服药后上肢瘙痒消失,会阴部瘙痒症状明显改善,自诉以往瘙痒面积大,目前瘙痒面积明显缩小,仅存散在点状瘙痒。原方去小茴香,加蝉蜕18g,继服7剂。

2022年11月5日三诊:患者上肢及会阴部瘙痒症状均消失,舌尖、舌中部苔黄腻改善,按上方继服10剂,巩固疗效。

【按】

患者上肢内侧瘙痒,该部位属手太阴肺经循行部位,故辨为肺经湿热。肺经湿热所致瘙痒,治宜麻黄连翘赤小豆汤,方中麻黄、连翘等主要药物可宣肺清热,加石膏可增加清肺胃湿热的效果;白术、茯苓,是借鉴麻黄加术汤的思路。诸药合用,不仅可宣肺以祛表

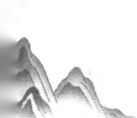

湿，还可健脾以祛内湿。会阴部属足厥阴肝经循行部位，这个部位出现瘙痒，是肝经湿热的表现，治宜暖肝煎，本方选用该方中的乌药、小茴香暖肝散寒；桂枝、白芍可调节瘙痒局部皮肤的营卫不和；白鲜皮可清热燥湿、祛风止痒，对症治疗。

2. 治疗外阴瘙痒医案

患者李某，女，21岁，医院实习学生，2022年9月26日初诊。

患者外阴部瘙痒迁延半年未愈，有时奇痒难忍，白带色黄，曾于他处服用中药治疗1周无效。

舌脉象：舌尖红，中焦偏黄腻，脉弦。

辨证：心肺热盛。

治法：宣发肺热、清心降火。

方药：麻黄5g，生石膏15g，葛根30g，黄连6g，柴胡10g，黄芩10g，苦参10g，滑石10g，肉桂2g。中药配方颗粒剂，7剂，每日1剂，分2次水冲服。

2022年9月28日，患者来医院见习时自诉服用上方1剂后瘙痒症状消失。

2022年11月2日二诊：患者自诉外阴瘙痒症状改善90%，偶尔有一点，想继续服药1周以巩固疗效。

稍调处方：麻黄5g，生石膏30g，葛根30g，黄连6g，柴胡10g，黄芩10g，苦参10g，白鲜皮10g，淡竹叶10g。中药配方颗粒剂，7剂，每日1剂，分2次水冲服。

【按】

本案患者外阴瘙痒半年，有时奇痒难忍，白带多色黄，此为下焦湿热之征。《素问·至真要大论》云："诸痛痒疮，皆属于火。"心属火，与小肠相表里，心火下移小肠则发为下焦湿热，治疗宜用黄连清心火。木（肝）与火（心）在五行生克理论中是母子关系，故治疗应"母子同调"，选择柴胡、黄芩清利肝胆湿热。以黄连配伍肉桂，是取法交泰丸方义，"心之脉为手少阴经""肾之脉为足少阴经"，心肾两条经脉经气相通，心肾相交，可促进湿热之邪排出体外，且肉桂还具有温阳、燥湿、止痒的作用。另外，本案患者舌尖红，提示上焦心肺有热，用黄连可清心热。

那么，肺热怎么治疗呢？中医学认为心火下移小肠可导致下焦湿热，同理，因为肺与大肠相表里，故肺热下移大肠也可引起下焦湿热。治当用麻黄、石膏配合葛根共同清解阳明之热，这也是"肺肠同治"之标本同治的思路。因为患者下焦湿热已成，导致外阴瘙痒，故用苦参、滑石燥湿利水，使湿热之邪从小便排出。配伍上述的石膏、葛根、柴胡、黄芩可使湿热经三焦气化排解。患者服药1剂后就产生明显的止痒效果，说明该治疗思路是正确的，正合"方证对应"之旨要。

3. 治疗双眼下多发性结节医案

患者杜某，女，24岁，河北滦州人，2022年10月7日初诊。

主诉：双眼下多发性结节伴有时发痒10年。

患者双眼下多发性结节伴有时发痒已10年，并且结节呈逐渐增多的趋势，曾在北京和唐山多家医院的皮肤科及医疗美容科就诊，医生都建议采用激光治疗，但因费用昂贵，且害怕留疤痕，患者未采用激光治疗。后患者经朋友介绍，前来寻求中医治疗。

舌脉象：舌尖红，双侧尺脉弦。

辨证：肺热肾寒。

拟方：麻黄附子细辛汤加减。

方药：麻黄 5g，连翘 30g，细辛 5g，薏苡仁 40g，赤小豆 30g，桂枝 18g，葛根 20g，淡附片 18g，炒白芍 20g，金银花 30g，生姜 12g。中药配方颗粒剂，7 剂，每日 1 剂，分 2 次水冲服。

2022 年 10 月 14 日二诊：患者表示服药后局部高出的结节明显减轻，局部颜色比治疗前明显变浅，并发来治疗前后的照片进行对比。效不更方，继服 10 剂，巩固疗效。

【按】

面部多发性结节虽无显著痛苦感觉，但对年轻女性面容美观影响较大，难以接受。因此，对于此类疾病，寻找无痛苦、无创的治疗方法尤为重要。患者舌尖红，提示有肺经湿热，中医学认为肺主皮毛，因此选用麻黄连翘赤小豆汤作为主方，加入金银花和薏苡仁以促进祛湿和辛凉解表的作用。

中医学认为阳明主面，故加葛根，该药既入阳明经，又入太阳膀胱经，可引麻黄连翘赤小豆汤的药力走肺又走面。桂枝、炒白芍可在上述药力的基础上，进一步调和面部的营卫，也包括眼皮的营卫。再有，患者双侧尺脉弱，并有大便稀溏，提示脾肾阳虚，火不暖土，当然也可能是由于肾阳虚不能固摄肾阴而致肾阴上泛，进而加重肺经湿热而导致结节产生，因此方中加淡附片和生姜，可温肾、暖脾、利水。

第十三节 其 他

1. 治疗全身疼痛医案

患者李某，男，34 岁，在新疆和田工作，因为路途遥远，2020 年 4 月 30 日通过手机进行初诊。

患者前一天感觉有点着凉，浑身疼痛、不出汗、不愿意活动。

舌脉象：舌尖红、舌中部苔白滑腻，舌边有齿痕。

辨证：风寒束表，卫闭营凝，脾虚兼湿。

治法：发汗解表、健脾利湿。

拟方：麻黄加术汤加减。

方药：麻黄 8g，桂枝 15g，杏仁 15g，葛根 30g，白术 30g，炙甘草 10g，1 剂，水煎分 2 次服。

2020 年 5 月 1 日电话随访：患者在第 1 次服药 4 小时后，疼痛明显减轻；第 2 次服药约 3 小时后，疼痛完全消失。

【按】

患者有着凉病史，一身尽痛，这是寒邪伤及太阳经所致，寒性凝滞收引，致营卫失调。舌苔白腻、边有齿痕，提示脾虚夹湿。宜用麻黄加术汤发汗解表、健脾燥湿，此方承袭麻黄汤立方旨要。《伤寒论》第35条载："太阳病，头痛，发热，身疼，腰痛，骨节疼痛，恶风，无汗而喘者，麻黄汤主之。"即所述的"伤寒八证"，其核心病机均是风寒束表、卫闭营凝、肺气不宣。因此，只要契合这个病机，即使这些症状没有都具备，也可应用此方。麻黄加术汤出自《金匮要略》，其曰："湿家身烦疼，可与麻黄加术汤发其汗为宜，慎不可以用火攻之。"麻黄加术汤是在麻黄汤基础上加白术，具有解表发汗、健脾燥湿的功效。以药测证，本方既可治疗该患者的风寒束表、肺气不宣、卫闭营凝，又可治疗脾虚兼湿证，疗效显著，说明方证相符。

麻黄加术葛汤的提出及其理论依据：麻黄辛温燥热，白术健脾燥湿，二药均有"燥"的药性，它们在各自发挥作用的同时，易伤脾胃之阴，即"营阴"。临床实践发现，配伍葛根可缓解它们的燥烈之性，如此一来，组方中的麻黄既可以发挥其解表的作用又不会伤及营阴，同时白术健脾燥湿的过程中也不会伤及脾胃之阴。葛根入太阳、阳明经，具表里双调之效，葛根可以作为麻黄和白术之间的桥梁，不仅可协助麻黄发汗解肌，还可以助白术健脾燥湿，且可固护二者可能损耗的营阴。此配伍形成了"麻黄－葛根－白术"药组，即麻黄加术葛汤，并在多次临床实践中，印证了该思路的有效性、可行性。

2. 治疗头沉、口苦和右脚麻木医案

患者柏某，女，62岁，河北滦州人，2022年7月22日初诊。

患者头沉重、口苦、眼皮浮肿、便秘、不能吃冷的食物、睡眠质量差1年，右脚麻木，有时去地里干活回来发现脚下的鞋不见了，自己未察觉，该症状已持续1个月。

舌脉象：舌暗、舌苔中部黄腻，脉弦。

辨证：少阳郁滞，寒热错杂。

治法：和解少阳，泄热祛寒。

拟方：小柴胡汤合半夏泻心汤加减。

方药：柴胡18g，黄芩18g，枳实12g，白芍20g，半夏9g，黄连18g，生姜12g，白术40g，茯苓20g，紫苏叶20g，中药配方颗粒剂，14剂，每日1剂，分2次水冲服。

2022年8月5日二诊：患者服药后头沉重、口苦、眼皮浮肿和便秘均恢复正常，其他症状均改善，上方将生姜加至15g，增加葛根45g，肉桂6g，炙甘草9g。14剂，每日1剂，分2次水冲服。

2022年8月12日三诊：患者上述症状均恢复正常，调方如下，柴胡18g，黄芩18g，半夏9g，黄连18g，生姜12g，紫苏叶20g，肉桂6g，葛根45g，枳壳12g，川牛膝40g，炒白芍20g，继服14剂巩固疗效。

2022年11月7日电话随访：患者上述症状均恢复正常，未再复发。

【按】

病机分析　本案依照患者的症状可将病机分析如下。①口苦、头沉重、脉弦属肝胆郁滞、胆火上炎；眼皮浮肿，除肝胆病变所致外，还可因肺的功能异常而导致：正常情况下肺金本该制约肝木，若肝强则肝木反侮肺金，导致肺的宣发肃降失常，眼皮的水液代谢减弱，水湿留滞眼皮部形成浮肿。②便秘、睡眠质量差、不能吃冷的食物，舌苔黄腻，提示脾胃寒热错杂。脾胃病变何以影响睡眠？中医学认为，胃不和则卧不安，饮食失节或脾胃功能失常等，均可导致睡眠紊乱、睡觉不踏实的表现。另外，患者右脚麻木，除少阳经气郁滞影响三焦畅通导致局部肢体皮肤感觉失灵外，也和胃痞导致气机升降失常，影响到下肢经络的血液循环，进而造成局部神经不能发挥其正常功能有关。

治疗思路 首先，用柴胡、黄芩疏肝利胆，和解少阳郁证；再者，柴胡也可和枳实、白芍一起，发挥和解少阴郁证的作用。半夏、黄连和生姜，寒温并用，可辛开苦降；而紫苏叶、白术和茯苓，可宣肺解表、健脾利水。诸药相合，共同发挥了小柴胡汤、四逆散、半夏泻心汤和枳术丸的作用。后续复诊时，又根据患者的具体情况，酌情加减药物。如右脚麻木，除考虑脾土出现痞证、肝气郁滞证而影响气机升降及三焦的疏通外，也考虑到足少阴肾经和足太阳膀胱经经气不利对右脚麻木的影响，故加葛根和川牛膝解肌通络、补肾活血，以增疗效。

3. 治疗右上肢屈伸无力医案

患者高某，男，54岁，河北广宗县人，在当地从事建筑工地相关工作，平时右手的使用频率比较高。2022年10月24日初诊。

主诉：右上肢屈伸无力20天。

患者因右上肢屈伸无力20天，自疑患有脑血栓，经朋友介绍来门诊就诊。大小便正常。

舌脉象：舌苔偏黄腻，脉左关、尺脉比较弱。

辨证：少阳、太阳和阳明经气郁滞。

治法：和解少阳、太阳和阳明。

拟方：柴胡桂枝汤加减。

方药：葛根50g，桂枝20g，炒白芍20g，柴胡10g，黄芩10g，川牛膝40g，细辛5g，麻黄3g，炙甘草20g。中药配方颗粒剂。10剂，每日1剂，分2次水冲服。

2022年11月7日电话随访：患者服药4天后，右上肢屈伸无力明显改善，彻底痊愈，并对该药方疗效深表赞许。

【按】

患者因从事建筑工地体力劳动，右手用力偏多，因此易出现右上肢屈伸无力。从现代解剖学的角度看，属于右上肢肌肉劳损。考虑到患者右侧肩膀和上肢活动频繁，可导致局部营卫失调，而右侧上肢和肩背部为少阳经、太阳经和手太阴肺经循行所过，因此，治疗时侧重选择入太阳经的桂枝、白芍；入少阳经的柴胡、黄芩；入太阴肺经的麻黄、细辛；以及入膀胱经的葛根，配伍川牛膝一升一降、补肾活血；佐以炙甘草调和诸药，全方共奏疏经通络、解肌活血之效。以上组方体现了中医"阳经和阴经同调"的用药原则，治疗阳经不利时，要兼顾阴经的调治。

4. 治疗下肢凉、无力医案

患者曹某，男，50岁。河北滦州人，2022年10月20日初诊。

主诉：双膝关节以下冰凉伴无力 6 年。

舌脉象：舌根部无苔、口干，双尺脉弱。

辨证：肝肾亏虚。

治法：补肝温肾。

拟方：芍药甘草附子汤加减。

方药：炒白芍 40g，炙甘草 20g，淡附片 18g，桂枝 18g，当归 20g，肉苁蓉 20g，肉桂 6g，川牛膝 30g，细辛 5g，黄芪 50g，党参 20g。中药配方颗粒剂，7 剂，每日 1 剂，分 2 次水冲服。

2022 年 10 月 27 日二诊：服药后，患者双膝关节以下冰凉、口干症状明显改善，下肢无力症状也明显缓解，舌根部有薄苔，效不更方，继服 14 剂。

2022 年 11 月 12 日三诊：服药后，患者双膝关节以下冰凉、口干症状及下肢无力均恢复正常，继服 7 剂，巩固疗效。

【按】

患者双膝关节以下肢体冰冷、无力，舌根部无苔，双尺脉弱，提示肝阴虚、肾阳虚。就本患者而言，下肢冰冷是肾寒导致的，无力是肝阴虚导致筋失于濡养的表现，可用芍药甘草汤治疗肝肾阴虚导致的小腿无力。配合淡附片、肉桂、肉苁蓉和川牛膝可温补肾阳、引药下行，促进芍药甘草汤在下肢的气化作用，即将物质转化为能量，为患者提供力量。患者舌下焦无苔，提示肾阳不能化阴而引起肾阴虚。中医学认为补肾阳同时也需补肾阴，只有肾阴阳兼备，其功能才能得到充分发挥。白芍、甘草和淡附片是芍药甘草附子汤的思路。当归、黄芪、党参、细辛则借鉴了当归补血汤之思路。

中医强调局部与整体相统一，因此治疗双膝关节以下肢体冰冷这一局部病症的同时，宜用当归补血汤充养全身的气血，全身气血运行正常也有利于荣养局部，再辅以合适的引经药，可使药力更好地到达病所。加入党参、细辛，不仅可补气，还可温通经脉。淡附片温阳，主入肾经；细辛散寒，通行十二经，二药相伍，贯通表里。

5. 治疗心悸医案

患者袁某，男，58 岁，河北滦州人，2022 年 10 月 14 日初诊。

患者心悸不适已半年。尤其在后半夜，常感口干、口苦，上身出汗（尤以头面部为甚），下肢冷，脚上要穿棉鞋保暖。患者曾先后赴多地就诊，曾求治于唐山市某知名老中医，服用过多剂中药及尝试接受过各种中西医治疗，均未见明显疗效。目前常吃丹参滴丸、美托洛尔片和速效救心丸等，症状仍未缓解。患者就诊时心悸仍作。血压 140/90mmHg。

舌脉象：舌中部黄腻，脉弦数。

辨证：阳明热盛，阴寒于下，格阳于上。

治法：清阳明热，疏肝胆郁。

拟方：白虎汤合小柴胡汤加减。

方药：石膏 45g，知母 10g，柴胡 18g，黄芩 18g，山药 30g，川牛膝 30g，黄连 9g，

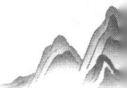

肉桂 3g。中药配方颗粒剂，7 剂，每日 1 剂，分 2 次水冲服。

2022 年 10 月 15 日，患者来电告知，服用上方 7 剂，心悸症状未再出现。嘱咐患者继续按时服药，有情况随时联系。

2022 年 10 月 21 日二诊：患者服 1 周药后，心悸及上身出汗明显改善。目前，患者自觉太阳穴部位有时疼痛，下肢还感觉冷，血压 125/85mmHg，上方加枳壳 10g，继服 7 剂，每日 1 剂，分 2 次开水冲后温服。

2022 年 10 月 28 日三诊：患者自诉心悸及上身出汗症状彻底没有了，太阳穴偶尔疼痛、下肢冷的症状也都有明显改善。效不更方，继服 7 剂巩固疗效。

四诊：患者上述症状均恢复正常，但服药后有时感觉胃里凉，考虑石膏、黄芩和黄连偏凉，原方加生姜 5g，以缓和寒凉之性，继服 14 剂，巩固疗效。

【按】

患者舌中苔黄腻，脉弦数，提示阳明热移至肝。肝郁化火，故见口干、口苦。中医五行生克理论认为木生火，母病及子，故肝的郁火可移至心。心本就属火，再加上肝郁之火扰动，故可见心悸且不适的症状。陈士铎在《外经微言》移热篇说："六腑有移热，而无移寒，以寒之不移也。"治疗宜用白虎汤的思路清阳明之热，在此选取该方的主药石膏、知母和山药，方中加入柴胡、黄芩可疏肝清胆，防止胆的郁火影响心；黄连、肉桂和川牛膝可清心火，使心肾相交并引火下行。

6. 治疗不自主震颤医案

患者李某，女，64 岁，河北滦州人，2022 年 9 月 29 日初诊。

患者全身时常不自主震颤，已持续 5 个月，有时下肢更加明显，口干欲饮，小便黄，大便干燥，经当地多方治疗效果不明显。

舌脉象：舌红、舌苔中间有裂纹，苔黄腻，右关脉偏大、双侧尺脉弱。

辨证：阳明热盛，胃阴津伤。

治法：滋胃阴，泄阳明热。

拟方：白虎加人参汤加减。

方药：石膏 60g，知母 20g，党参 30g，山药 30g，火麻仁 30g，大黄 6g，枳实 10g，白芍 50g，炙甘草 18g。中药配方颗粒剂，7 剂，每日 1 剂，分 2 次水冲服。

2020 年 10 月 6 日二诊：患者不自主震颤症状未再出现，口干欲饮，小便黄恢复正常，但服药后大便约一日 3 次，便溏。予原方加炒白术 30g，继服 7 剂。

2020 年 10 月 14 日三诊：上述症状完全消失，继开 7 剂，嘱患者隔天服 1 剂，巩固疗效。

【按】

患者大便干，小便黄，口干欲饮，舌苔黄腻，舌中间有裂纹，提示阳明有热。那么，为什么会引起不自主震颤的症状？

从中医整体论的角度对该患者的病情进行分析，脾主肌肉及四肢。阳明热证有经证和腑证。脾与胃相表里，二者在生理、病理情况下均能互相影响。因此阳明经证的热可一定

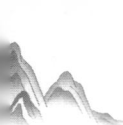

程度影响脾的功能；脾受阳明热灼，会伤及脾阴，导致大便秘结（脾约证）。脾阴不足可导致肢体震颤。另外，中医学认为"木克土"（肝克脾），若脾火旺盛，可影响肝的功能，导致肝阳上亢，既可引发高血压症状，还可导致肝风内动从而引起震颤。

治疗宜用白虎加人参汤，该方清气分热、滋阳明之阴以治疗阳明经热证；大黄、火麻仁、枳实可泻热存阴，防止灼伤营阴；白芍、炙甘草可酸甘化阴，以补充肝阴，防止阳明热盛导致肝阴不足而引起肝阳上亢，引发全身震颤。

7. 治疗上午犯困医案

患者韦某，女，30 岁，河北滦州人，2022 年 8 月 19 日初诊。

患者上午犯困、不想干活、晚上睡觉容易做噩梦、后背酸疼不舒服，症状已持续一年余。

舌脉象：舌淡，中焦舌苔偏黄，脉沉。

辨证：少阳枢机不利，心肾不交。

治法：疏通少阳，交通心肾。

拟方：柴胡加龙骨牡蛎汤合交泰丸加减。

方药：柴胡 9g，黄芩 10g，肉桂 3g，黄连 6g，葛根 60g，煅龙骨 45g，牡蛎 45g，党参 12g，当归 10g，白芍 30g。中药配方颗粒剂，7 剂，每日 1 剂，分 2 次水冲服。

2022 年 9 月 2 日二诊：上述症状均消失，继续服上方 7 剂，巩固疗效。

【按】

将患者的症状进行分类，并提炼病机：①早晨是少阳主令，该患者上午犯困、不愿意干活，提示少阳枢机不利，以柴胡、黄芩和解少阳，党参补气健脾，健中阳。②患者晚上睡觉易做噩梦，提示心肾交泰失司，治疗宜交通心肾、清心火、安心神，方选交泰丸。从阴阳的角度看，"阳入于阴则寐，阳出于阴则寤"。若阳不入阴，则失眠或眠不宁。阴阳相背如"否"之卦象，天气向上，地气向下，形成天地不交之象，导致水火不济而见失眠症状。交泰丸由黄连和肉桂二味药组成，黄连苦寒，入少阴心经；肉桂辛热，入少阴肾经，二药同用可交通心肾。煅龙骨、牡蛎收敛、固涩，可进一步促进心肾交泰，此二药是借鉴柴胡加龙骨牡蛎汤的思路。③患者后背酸痛不适，该部位属膀胱经和督脉循行所过。葛根入膀胱经和阳明经，具有解肌退热、透疹、生津止渴、升阳止泻之功，可治疗颈项疼痛、颈背强急、颈项背部酸痛等症状；当归、白芍可补血柔肝。因肝主筋，而背部分布着众多的筋，因此以葛根配伍当归、白芍等，治疗后背酸痛等症。

8. 治疗"上气不接下气"医案

患者郑某，女，71 岁，河北滦州人，2022 年 9 月 9 日初诊。

患者去地里干活时自觉有"上气不接下气"症状，已持续 2 个月，近 1 周即使不劳作也存在这样的症状，并伴有腹胀。

舌脉象：舌淡，左尺脉弱及双侧尺脉沉弱。

辨证：心肾阳虚。

治法：温肾强心。

方药：桂枝 24g，厚朴 18g，淡附片 12g，紫苏叶 12g，杏仁 12g，防风 27g，党参 18g，柴胡 18g。中药配方颗粒剂，7 剂，每日 1 剂，分 2 次水冲服。

2022 年 9 月 16 日二诊：患者上述症状明显减轻，即使稍微活动也没有"上气不接下气"的症状了。原方桂枝加至 30g，加川牛膝 20g，继服 7 剂，巩固疗效。

【按】

病机及用药分析：肺和肾与呼吸密切相关，肺主呼气，肾主纳气。本案患者"上气不接下气"，不活动也有此症状，且舌淡，左寸及双尺脉弱（左寸弱提示心阳虚，双侧尺脉弱提示肾阳虚），辨为虚证。重用桂枝以强心阳，温通心脉而降冲逆；配伍淡附片可强肾阳，以促进纳气功能，再加紫苏叶、杏仁以宣肺，达"金水相生"之效，以促进纳气。

患者还有腹胀症状。腹胀属火不暖土致脾胃升降功能失常，故用防风升脾气，厚朴降胃气，党参强中气，川牛膝引药下行兼降气，再加柴胡疏通三焦，以便肺、脾、肾气机的通畅。

9. 治疗气虚血瘀发热医案

逯某，男，74 岁，河北平乡县人，2021 年 9 月 2 日经朋友介绍前来就诊。

患者每天下午发热，症状已经持续 1 个半月，体温 37.3～37.5℃，伴有大便不成形、呼吸费力、四肢无力。经当地医疗机构多次治疗无效。查体见面色暗黄，舌淡苔白，舌边暗有瘀斑，脉细数。

辨证：气虚血瘀。

拟方：补中益气汤加减。

方药：黄芪 40g，党参 20g，白术 40g，柴胡 20g，炒桃仁 20g，防风 30g，茯苓 20g，泽泻 20g，石膏 25g，生姜 4g。中药配方颗粒剂，7 剂，每日 1 剂，水冲服。

2021 年 9 月 10 日二诊：患者自诉服药 7 日内，只有 1 日午后体温 37.2℃，大便基本成形，呼吸费力改善，按原方继服 2 周，巩固疗效。

2021 年 9 月 25 日三诊：患者体温正常，大便不成形、呼吸费力等症状均恢复正常，遂停药。

【按】

该患者每天午后发热多见于阳明发热。脾、胃均属于"阳明"的范畴。大便不成形，呼吸费力，四肢无力，提示脾胃气虚，气虚推动血液无力可导致乏力症状；面色暗黄，舌淡，边瘀暗，提示气虚不摄血。舌边瘀暗提示气虚影响肝经血液的运行。脉细数多为气虚导致脉管内血液鼓动无力的表现。《内经》曰："能合脉色，可以万全。"治疗采用黄芪、党参和白术健脾益气；柴胡、桃仁疏肝活血；防风、茯苓、泽泻升脾、健脾降浊；石膏、生姜配伍，一寒一热，辛凉并用，可引邪气走表而去。该组方的治疗原理是为"甘温除大热"，虽不是补中益气的原方，但君药对主病机的治疗思路没有变，同是依据患者个体化病证灵活辨证用药，方随证用，证变方随，因此疗效显著。

10. 治疗热扰神明医案

患者朱某，女，77 岁，唐山玉田人，2021 年 10 月 31 日初诊。

患者心烦、神志不清，坐立不安，一直用手寻摸衣角，时而坐下拍桌子，便秘 1 周。既往有脑血管病后遗症史 2 年，遗留步态不稳症状。

舌脉象：舌苔黄腻，咳黄痰、脉大。

辨证：阳明热扰神明。

拟方：调胃承气汤加减。

方药：大黄 12g，芒硝 6g，炙甘草 9g，白芍 20g，炒桃仁 20g，杏仁 20g，火麻仁 40g，黄连 12g，川牛膝 30g，天麻 20g，山药 20g，瓜蒌 20g，半夏 6g。中药配方颗粒剂，14 剂，每日 1 剂，开水冲服。

2021 年 11 月 14 日二诊：患者以上症状均消失。继服 7 剂，巩固疗效。

【按】

应用调胃承气汤依据 《伤寒论》第 207 条原文："阳明病，不吐不下，心烦者，可与调胃承气汤。"三承气汤的应用标准如下：调胃承气汤由炙甘草、芒硝、大黄等组成，用于治疗燥热之邪偏重的患者，可截断阳明热向实证转化，方中重用芒硝，主治阳明热结但无便干、痞满之证，重用芒硝侧重泄热。小承气汤为大承气汤去芒硝，枳实、厚朴减量，且三味同煎，为轻下剂，主治痞、满、实的阳明热结轻证，功效重在通腑，用于治疗腑气不通。与调胃承气汤相比，前者以泄热为主，后者以通腑为主。大承气汤的芒硝、大黄后下，重用枳实、厚朴行气，为峻下剂，泄热、通腑并重，用于治疗燥热内结、腑气不通者，是上两方的合方，主治痞、满、燥，实均俱备的阳明热结之重证。

治疗思路 调胃承气汤可除燥热之邪。方中加入白芍、炒桃仁，二者可入血分养阴、活血通便，患者心烦、神志不清，提示阳明热盛扰动神明，故配伍天麻以防止阳明热盛而引动肝风。杏仁入肺经，而肺与大肠相表里，故通过宣肺润肺促进大肠通畅。本方配伍火麻仁、川牛膝可增加杏仁润肠通便、引药下行之作用。该患者有痰热互结、咳黄痰的表现，因此加黄连、瓜蒌和半夏清热涤痰、宽胸开结，这是借鉴小陷胸汤的思路，另外，黄连清心火也可缓解阳明之热扰动神明。加山药不仅可以起到健脾作用，也有缓解大黄、黄连苦燥伤阴的作用，可达到保胃气、存津液的目的。

11. 治疗四逆散加减治疗头晕医案

患者郭某，女，42 岁，某医院职工，2022 年 3 月 29 日初诊。

患者头晕 2 个月，颈部不适，转头时头晕加剧，有时晨起口苦，夜间打呼噜。曾以补气健脾的方法治疗但效果不明显。

舌脉象：舌苔偏黄腻，脉弦。

辨证：肝气不疏，清阳不升。

拟方：四逆散加减。

方药：柴胡 10g，炒白芍 10g，枳壳 10g，黄芩 10g，杏仁 10g，桂枝 10g，葛根 40g，川牛膝 30g。中药配方颗粒剂，7 剂，每日 1 剂，分 2 次水冲服。

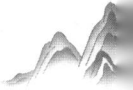

2022 年 4 月 6 日复诊：服上方 6 剂后，患者打呼噜、头晕症状明显缓解，口苦消失，但大便稍溏，考虑到炒白芍、黄芩药性偏凉，加炒白术 20g，7 剂，每日 1 剂，分 2 次水冲服。服药后随访，上述症状全部消失。

【按】

四逆散，出自《伤寒论》第 318 条原文："少阴病，四逆，其人或咳，或悸，或小便不利，或腹中痛，或泄利下重者，四逆散主之。"该病病机为肾阳郁导致肝胃气滞，脾胃升降失常可出现清阳不升、浊气不降，从而表现为头晕、打呼噜等。那么为什么本方证的或然证中没有头晕、打呼噜呢？作者认为，张仲景在此只是简单地举例说明，并不意味着或然证只有条文中列出的那几个。古代的医书多为竹简，因此文字也力求精简，故仲景不可能面面俱到，把肾阳郁的或然证涉及的所有症状一一列举。

颈部两侧和中间部位是肝经和肾经循行所过之处。肝肾气郁会出现本经病，不仅可表现为张仲景所说"咳""悸""小便不利"等或然证，也可表现为头晕、打呼噜等症状。中医学认为肝属于阴脏，胆属于阳腑，肝胆相表里，肝肾同源，因此肾经郁滞可以影响肝经的郁滞，反过来，肝经的郁滞也可以影响肾经；本案患者晨起口苦，提示少阳胆腑病变。《伤寒论》第 263 条载："少阳之为病，口苦，咽干，目眩也。"说明少阴病和少阳病可以同时存在，此时宜采用四逆散和小柴胡汤的思路治疗。另外，患者平时有颈部不适的症状，颈部为膀胱经循行部位，而肾和膀胱相表里，葛根入膀胱经，配合桂枝，可缓解膀胱经的拘挛和酸麻等症状。

通过大量的临床，我们发现葛根主要用于解除深部肌肉的痉挛，相比之下，桂枝则侧重于解除较浅部位肌肉的痉挛，二者配合，可解肌温通，显著缓解颈部肌肉紧张和经脉经气不利的症状。川牛膝不仅可补肾，还可以引药下行，防止葛根升阳太过而导致头痛、头胀。

12. 治疗小儿高热医案

患者卢某，男，4 岁，2020 年 5 月 29 日。

主诉：发热 2 天。

患者父亲代述：患者 2 天前可能因着凉导致发热，体温为 38.7～42℃。现症见无汗、嘴唇干裂、舌头有红点、出血、干咳无痰，给予布洛芬和中药灌肠（中药配方颗粒，地骨皮、芦根、陈皮、甘草、麦冬、桑白皮、石膏、玄参、知母等）2 次，第 2 次灌肠后排出少量水样便。口不渴、小便不多。用药后，体温最低降至 38.7℃，停药复升至 40℃以上。舌苔图片显示舌红、苔稍黄腻，发暗，舌头前半部分水滑。

诊断：肺热郁闭。

治法：宣肺清热。

拟方：麻杏石甘汤加减。

方药：麻黄 3g，石膏 50g，杏仁 15g，甘草 10g，茯苓 30g，桂枝 3g，柴胡 15g。1 剂，水煎，分 2～3 次灌肠。

2020 年 5 月 29 日晚 21:06，患者家属来电告知：患儿灌肠后过了 3 分钟，体温降至

37℃，过了 10 分钟后体温降低至 36.8℃。家属说："服用半剂药后，体温直线下降，背部出汗较多，头部微微出汗，药效良好。发自内心地说，我还得继续学习"。因为患者父亲也是一名省级医院的主治医师，故如是说。

2020 年 5 月 30 日下午电话随访，患者告知昨晚 10:30 又给孩子灌肠 1 次，灌肠后至今未发热。

【按】

重温伤寒与中风的病机　伤寒和中风是太阳病的两个主要证候类型，二者均属于太阳表证，均可出现发热，恶风寒、头痛、脉浮的基本症状。但中风证的主要病机是卫阳不固、营阴失守，该证以汗出、脉浮缓为主证，因其汗出，故又称表虚证。伤寒证的主要病机是卫阳闭遏，营阴郁滞，此证以无汗而喘、脉浮紧为主证，因其无汗，故又称表实证。二者同中有异，故临床必须注意鉴别。

治疗思路　一般来说，治疗发热要"见热清热"。本案患者在疾病初起时出现发热无汗的症状，提示本病为伤寒表实证，病机主要为卫阳闭遏，腠理致密，营阴郁滞。治疗宜发汗解表、宣肺平喘。但患者在开始治疗时过用清热滋阴药物灌肠，使体内"更寒"，导致体内阳气被损，阳气不足可导致卫气不固。该情况即张仲景所谓的坏病，坏病就是误治或治坏的病，虽然本案未造成严重后果，但高热迁延不愈，对于小儿来说终究不是件好事。小儿本身阳气偏盛，治疗不能给予解表药以给邪出路，久则甚至可能导致热陷心包或耗伤营阴而引动肝风。幸而患者父亲及时将治疗方案调整为针对伤寒表实证的处理方法。

本案治疗宜融合麻黄汤和麻杏石甘汤之法。麻黄汤可发汗解表，加石膏可清肺热，即含麻杏石甘汤之意。因为寒主收引，致卫阳郁遏、腠理致密而影响肺的宣发肃降功能，故患者舌头的前半部分出现水滑。佐桂枝可解散风寒，助麻黄发汗解表，且桂枝和茯苓配伍可解表利水，合五苓散之旨。柴胡是和解少阳主要药物，也有良好的解表退热作用，而手少阳三焦经主"决渎"（疏通水道），三焦又是人体水液代谢的通路，因此柴胡也可以促进三焦水液的正常布散，进而促进热从小便排出，以控制体温。正如《伤寒论》所说："上焦得通，津液得下，胃气因和，身濈然汗出而解。"

本案患者的治疗组方虽然只有 7 味药，但融合了麻黄汤、麻杏石甘汤、五苓散、小柴胡汤等方剂的治疗思路，用于该患者，立竿见影，说明此思路是行之有效的、科学的，疗效是经得起检验的。

13. 治疗外感伤寒致皮下出血医案

患者韩某，男，29 岁，2020 年 1 月 13 日初诊。

患者平素易发低热，15 天前感冒后，低热复起，持续不退，1 周前注射西药退烧针后热退，3 天后无外感情况下再次发热，且此次热势较甚，甚至于睡眠中热醒，汗出、口干，近 3 天来出现皮下淤青，查体见双上臂近肩部三角肌前缘有碗口大的皮肤淤青，且左侧大于右侧，右大腿内侧有长 2cm 左右的淤青，舌红微紫，苔薄，脉滑数。

辨证：寒邪入里化热，邪热郁于太阴经。

拟方：柴葛解肌汤合桂枝汤加减。

方药：柴胡 10g，黄芩 20g，石膏 30g，芦根 20g，地黄 30g，防风 30g，桂枝 15g，白芍 30g，生姜 6g，炙甘草 20g。中药配方颗粒剂，7 剂，每日 1 剂，分 2 次水冲服。

2020 年 1 月 20 日电话随访：患者自诉服药后缓解很多，并发来图片，仅见左上臂显露瘀斑，呈棕红色，右上臂和大腿处瘀斑消失。

2020 年 1 月 30 日二诊：患者事务忙，服药 7 剂后，停药至当天，右侧上臂瘀斑基本消失，仅剩左侧淡黄色瘀斑愈后残留的色素沉着。复用前方 7 剂，巩固疗效。

【按】

皮下出血的现代认识　现代医学关于皮下组织出血概念及相关原因：皮下组织出血在医学上称为紫癜，是指出血于皮下、压之不会褪色的紫红色斑点。出血直径小于 2mm 者称为出血点，出血直径 2～5mm 者称为紫癜，直径大于 5mm 者称为瘀斑，片状出血伴有明显隆起者为血肿。引起皮下出血的原因有以下 3 类。

血管因素：血管壁先天或后天性缺陷引起的皮肤和黏膜出血。如遗传性出血性毛细血管扩张症，由于血管局部脆性增加，因而常在同一部位反复出血；过敏性紫癜是一种毛细血管变态反应性疾病，由于抗原抗体复合物沉积在血管壁上，引起毛细血管扩张及通透性增加，导致紫癜或出血；老年人由于组织疏松，血管壁脆性增加，容易发生老年性紫癜。

血小板因素：血小板在止血中起着重要而复杂的作用。当血小板数量或质量异常时，易导致皮肤、黏膜出血，严重时可能导致内脏出血，如消化道、泌尿道、呼吸道、子宫甚至是脑出血。

凝血与抗凝血因素：血液中缺少凝血因子或抗凝血因子过多，也可引起皮肤大片瘀斑，但一般以深部血肿或关节出血较常见。经常出现皮下出血，提示可能有出血性疾病，患者应及时到医院进一步查明原因，针对病因进行治疗。

本医案外感伤寒致皮下出血原因　外感伤寒致皮下大面积出血、瘀斑，在临床上非常少见，因此，在报道该医案之前我查阅了现代医学关于皮下组织出血概念及相关原因，并进行了初步分析，更加明确了中、西医对本病认识。该患者平素易发低热，又因感冒导致低热不退，经注射西药退烧针治疗后，虽热退，但很快发热更甚，且出现皮下淤青。这说明患者平素身体营阴不足，表虚且卫阳不固。患者于冬季发病，正值寒邪盛行之时，风寒之邪侵袭腠理，肺卫不固，导致汗出、营阴外泄，使原本就不足的营阴更加少。西药退烧针属于寒凉之品，虽可暂时退热，却会使寒邪留经，导致寒邪入里化热，形成郁热，进而影响气分、营分，甚至血分。郁热影响气分可以出现汗出、口干，影响到营分和血分则迫血妄行而致出血。

"肺在体合皮，其华在毛"，外感首先可影响到肺的功能，此处所说的肺功能包括肺经的功能和肺脏的功能。患者出血的部位是双侧手臂的手太阴肺经以及双侧大腿内侧足太阴脾经循行所过之处。病邪导致的手太阴肺经郁热也可以波及足太阴脾经，因而手、足太阴经同时出现瘀斑。

外感伤寒致皮下出血的治疗思路与方法 《伤寒论·辨太阳病脉证并治》原文载："太阳中风，阳浮而阴弱。阳浮者，热自发，阴弱者，汗自出……桂枝汤主之。"又云："太阳病，头痛，发热，汗出，恶风，桂枝汤主之。"本案遵桂枝汤法，并酌增桂枝、白芍和炙甘草的用量，取其急补营阴、调和营卫、固护肺卫，且桂枝能够温通经脉、疏散寒邪。"汗为心之液"，汗出过多、过久均会耗损心阴进而损伤心阳，甚至变生他病。《伤寒论·辨太阳病脉证并治》言："太阳病发热汗出者，此荣弱卫强，故使汗出，欲救汗出者，宜桂枝汤。"方中炙甘草、白芍和生地黄酸甘化阴，起到固护心阴的作用。桂枝配伍炙甘草，辛甘化阳，能够固护心阳，起到既病防变的作用。

生地黄和石膏配伍，既能清营分之热以截断邪传血分之势，又能清气分热而收清热泻火止血之效。石膏配伍芦根，清热的同时还能除烦利尿，引邪热从小便出。清代叶天士所著的《临证指南医案》提到"初为气结在经，久则伤血入络"。本案寒邪侵犯手太阴肺经，致正邪交争，若正不敌邪，邪气入里化热，久则可伤及太阴肺络导致热迫血妄行而引起出血症。由于阴经所在部位一般较深，因此出血部位也较深。《内经》记载："阳络伤则血外溢……阴络伤则血内溢。"阴络的分布和阴经类似，部位较深，而阳络的分布则较浅表。因此患者初诊时见皮肤淤青，深居皮下，而服药7天后，瘀斑显露，浅出体表成红褐色，此乃瘀血消散，疾病向愈之征。配伍大量的防风，既能祛内风和外风，又能提升脾气，使中焦枢纽健运，如此则一身之气机调和就有了根本的保障。中州脾胃功能正常则正气可生，正气生则邪气易去，邪气去尽则正气易复。最后用少量生姜助药力透散到肌表，还可增强药效。生姜为辛热之品，不宜过量，以防阳明化燥。上述合方虽仅10味药，但是配伍严谨，思路清晰，辨证精准，故可取得显著疗效。

14. 治疗右肝肋区疼痛医案

患者葛某，女，70岁，邢台市人，2023年1月10日初诊。

主诉：右肝肋区疼痛2个月。

患者右肝肋区疼痛2个月，经超声检查肝胆未发现异常。自觉胃部易有饥饿感，每日早晨饥饿感尤为明显，伴口干、口苦。

舌脉象：舌苔黄腻，舌边偏暗，脉弦。

既往史：心脏置入支架4个，2011年置入2个，2014年置入2个。

辨证：肝胆郁热、肝着证。

拟方：小柴胡汤合旋覆花汤加减。

方药：柴胡20g，黄芩20g，紫苏叶10g，山药20g，桃仁10g，牡蛎20g，旋覆花10g，茜草20g。中药配方颗粒剂，7剂，每日1剂，分2次水冲服。

2023年1月17日二诊：服上方7天后，患者右肝肋区疼痛症状全部改善，胃部饥饿感明显减轻，因马上过春节，所以继开10天药，巩固疗效。

【按】

从现代解剖部位上看，右肝肋区在肝胆部位。患者口干、口苦、脉弦，提示为少阳证，《伤寒论》第236条原文："少阳之为病，口苦、咽干、目眩也。"口苦可由少阳胆腑郁热所致。少阳属木，具有生发、条达、疏泄的特点，胆属少阳，同厥阴肝经互为表里，二者通过经脉的联系达成了表里关系。在少阳证的发病过程中，肝胆互相影响。患者肝气郁滞导致胆腑郁热，故出现的口苦症状，《难经·四十二难》云："胆在肝之短叶间，重二两三铢，盛精汁三合。"精汁即胆汁，味苦，此为口苦的根源。

《素问·阴阳离合论》载："少阳主枢。"即少阳具有出入枢机和调节枢机的作用，外能从"太阳之开"，内能从"阳明之阖"。该患者口干、口苦的症状为少阳枢机不利所致，因此，用小柴胡汤的主要药物柴胡、黄芩疏肝利胆。

那为什么用旋覆花汤？旋覆花汤出自《金匮要略》，由旋覆花、新绛、葱等组成。《金匮要略·五脏风寒积聚病脉证并治》记载："肝着，其人常欲蹈其胸上，先未苦时，但欲饮热，旋覆花汤主之"。《金匮要略·妇人杂病》记载："寸口脉弦而大，弦则为减，大则为芤，减则为寒，芤则为虚，寒虚相搏，此名曰革，妇人则半产漏下，旋覆花汤主之。"无论是肝着的气血瘀滞，还是妇人半产漏下，均是体内有瘀血，因此两者的治疗均需祛瘀活血、理气通络。

综合分析，右肝肋区疼痛符合肝着的表现。唐容川云："肝主血，肝着即是血黏着而不散也，血生于心而归于肝，今着于胸前隔膜中，故欲蹈其胸以通之也，故用葱白以通胸中之气，如胸痹而用薤白之例，用旋覆花以降胸中之气，如胸满噫气而用旋覆花之例也，唯新绛乃茜草所染，用以破血，正是治肝经血着之要药。"《素问·阴阳应象大论》曰："左右者，阴阳之道路也。"本案将葱白改为紫苏叶，通过宣肺降肺气的方式以促进"肝生于左，肺藏于右"功能的恢复，又加桃仁、牡蛎以活血化瘀、软坚散结。

总之，肝气瘀滞和肝着在病理上可以相互影响，因此从临床表现来看，症状常常同时出现，所以治疗应二者兼顾。

15. 治疗脾肾阳虚发热医案

患者关某，女，42岁，邢台市人，2022年5月2日初诊。

主诉：发热、畏风，有时低热、有时高热，持续两月余。

患者于2022年2月24日洗头后开始出现低热，体温37.8℃左右，几天后体温升至39.5℃，遂前往邢台市信都区医院就诊，医院予以抗生素静脉输液治疗1周，体温恢复正常后出院。患者出院后1周又出现低热，虽无不适感，但由于工作或者稍作劳累后，每日下午开始发热至39.5℃。以上述症状求诊于中医大夫并服用中药28剂，疗效欠佳。2022年5月2日经人介绍前来就诊。2013年6月确诊膜性肾病、糖尿病。

舌脉象：舌淡苔黄腻，右关脉、尺脉弱。

诊断：发热（脾肾阳虚）。

治法：健脾温肾。

拟方：真武汤加减。

方药：淡附片10g，白术50g，茯苓20g，白芍20g，紫苏叶10g，柴胡10g，黄芩20g，黄芪20g，泽泻10g，山药30g。中药配方颗粒剂，7剂，每日1剂，分2次水冲服。

2022年5月12日二诊：患者服上方2天后，发热、畏风症状消失，无其他不适，自诉有贫血，血常规检查提示血色素稍偏低。考虑患者平时有畏风，属营卫不和，故原方加桂枝 20g，当归 10g，淡附片加至 15g，以调营卫、温肾阳。开方 14 剂，巩固疗效，每日 1 剂，分 2 次水冲服。

【按】

外感和内伤均可以引起发热。外感风寒引起的营卫不和可以导致发热。营卫不和属于太阳病本证的中风表虚证，风邪袭表、卫阳浮盛于外与邪气抗争。患者可因卫气不固，营阴失守而致畏风，治疗宜解肌祛风、调和营卫。内伤疾病中如脾肾阳虚也可以引起发热，该发热属内伤发热。脾肾阳虚引起发热的理论依据有哪些？《伤寒论》第 82 条原文记载："太阳病发汗，汗出不解，其人仍发热，心下悸、头眩、身瞤动，振振欲擗地者，真武汤主之。"第 316 条原文记载："少阴病，二三日不已，至四五日，腹痛，小便不利，四肢沉重疼痛，自下利者，此为有水气。其人或咳，或小便利，或下利，或呕者，真武汤主之。"原文说的"少阴病"，指的就是肾阳虚。上述条文均是真武汤证，其病机均是脾肾阳虚，阳虚水泛（316 条的或然证）。第 82 条病机为发汗不得法，内伤少阴肾脏的阳气，导致阳气内虚，虚阳外越，从而形成发热（该条也是过汗而导致阳虚水泛的证治）。临床上，脾肾的阳虚，可以是偏肾阳虚，也可以是偏脾阳虚，治疗宜具体情况具体分析，根据病情，酌情加重阳虚脏腑的主药用量。

脾肾阳虚发热与营卫不和发热的关系　营气，是由水谷精微化生而行于脉中的清气，富含营养，所以说："营气者，出于脾胃，以濡筋骨、肌肉、皮肤、充满推移于血脉之中而不动也"（《读书随笔·气血精神论》）。由于营气行于脉中，而又能化生血液，故常并称为营血，因其属于阴，又称为"营阴"。卫气是由水谷精微所化生而行于脉外的悍气，卫有防卫、保护之意。卫气行于脉外，与营气相对而言，属阳，故又称"卫阳"。《卫生宝鉴》载："盖阳气之卫，卫气者，所以温分肉，充皮毛，肥腠理，司开阖，此皆卫外而为固也。"

《灵枢·营卫生会》记载："营出于中焦，卫出于下焦。""营出于中焦"，有以下两条理论依据：从营气的化源来看，营气源于中焦化生的水谷精微；从营气的运行来看，营气始于手太阴肺经，而手太阴肺经起于中焦。"卫出于下焦"的理论依据也有两条：一是卫气根于肾中阳气。二是卫气的运行，白昼始于足太阳膀胱经而行于阳分，夜晚始于足少阴肾经而行于阴分，故卫气自下焦肾和膀胱而出。

通过上面的分析，我们可了解肾阳虚对卫阳的影响。因此，本案患者脾肾阳虚不足而导致发热也就很好理解了，这种发热其实就是卫阳不足所致。

本医案标本兼治　右关脉、尺脉弱提示患者脾胃和肾的功能减弱。尽管患者有畏风表虚证，但表虚程度较里虚程度轻。因此，治疗宜遵真武汤之法。淡附片、白术、茯苓和白芍为真武汤的主药，可健脾益肾、温阳化气，补肾助阳以促进膀胱气化。方中加入泽泻与白术、茯苓和白芍等配伍，共奏利水渗湿之效以治里虚。黄芪、白术和山药可补中益气。黄芪和白术的配伍是取法玉屏风散，再配伍山药，既可协助黄芪补气，又可与白术一起，发挥"甘温除大热"的作用；佐紫苏叶可宣肺，增强肺的功能，促进解表散寒；加柴胡、黄芩以和解少阳，此乃取法小柴胡汤和解枢机之旨。《伤寒论》第 96 条原文："伤寒五六日中风，往来寒热，胸胁苦满，嘿嘿不欲饮食，心烦喜呕，或胸中烦而不呕，或渴，或腹中痛，或胁下痞鞕，或心下悸、小便不利，或不渴、身有微热，或欬者，小柴胡汤主之。"第 266 条原文："本太阳病不解，转入少阳者，胁下硬满，干呕不能食，往来寒热，尚未吐下，脉沉紧者，与小柴胡汤。"本案二诊在原方的基础上增加桂枝，淡附片增至 15g。桂枝和白芍配伍，是取法桂枝汤，可调和营卫以固表，防止表虚；增加淡附片的用量，可温补里阳以治里虚。佐以当归补血养血，既疗气血虚弱，又可和黄芪配伍，彰显当归补血汤之效。

综上所述，本案以真武汤为主，融合小柴胡汤、五苓散等方之方义，共同构成了契合本案病机的方剂，该组方体现真武汤温里，桂枝汤和玉屏风散固表，小柴胡汤通达三焦、和解表里。诸方合力，相辅相成，共同攻克了患者的疾病。

16. 治疗出汗、脂肪肝兼肾囊肿医案

患者刘某，男，57 岁，2020 年 7 月 27 日就诊。

主诉：汗多 5 年。

患者出汗多，劳累后加重，伴小便不利，大便时干时稀（干多于稀），胸胁部不适，头晕，饥饿时易产生心慌。

舌脉象：舌暗淡，有齿痕，苔黄腻，脉滑。

既往史：高血压病、脂肪肝、肾囊肿、胆囊息肉、颈椎病。

辨证：肝着（肝郁脾虚）。

治法：温肾疏肝，助阳泻浊。

拟方：小柴胡汤、桂枝汤合旋覆花汤加减。

方药：淡附片 15g，黄柏 10g，桂枝 15g，白芍 15g，柴胡 10g，黄芩 20g，茜草 10g，旋覆花 10g，枳壳 10g，白术 40g，泽泻 10g。中药配方颗粒剂，7 剂，每日 1 剂，分 2 次水冲服。

2020 年 8 月 3 日二诊：患者服药后，汗多且劳累后加重、小便不利、大便时干时稀、胸胁不适等症状明显改善，头已不晕，饥饿时易心慌的症状亦明显改善，舌淡苔黄腻。上方去茜草，泽泻加至 20g，加苍术 10g，黄连 10g，香附 10g，7 剂，1 天 1 剂。分 2 次水冲服。

2020 年 8 月 10 日三诊：患者头晕、胸胁部不适、饥饿时易心慌、出汗多等症状显著改善，二便调，自诉以往午后血压升高，现已恢复正常，步履加快，精神状态良好。

2020 年 8 月 17 日四诊：患者上述症状消失，偶有反酸。继服中药 7 剂，巩固疗效。

【按】

从症状归纳病机 该患者基础病较多，但主要症状表现为出汗多、大小便异常、胸胁部不适，根据这些表现，可辨证为表虚、脾肾不足及肝郁。中医学认为出汗异常，有营卫不和而导致表虚不固的自汗、阴虚不能潜阳的盗汗，以及肾气不固而导致的漏汗等，本案患者主要以气虚自汗和肾虚漏汗为主。患者还伴有大小便异常、胸胁部不适，结合其脂肪肝，肾囊肿，胆囊息肉，颈椎病等病史，认为其主要病位在肝、脾和肾，以肝着证为主。

治疗思路　根据《伤寒论》相关理论，营卫不和之表虚自汗采用桂枝汤；肾气不固之漏汗采用桂枝加附子汤；肝着证则用旋覆花汤；肝胆郁热用小柴胡汤；脾虚大便不利则用枳术丸。本案用药突出个体化。虽然理法完备，但治疗时一定要结合患者的实际情况，这样才能形成最科学的、最适合患者的精准处方。桂枝、白芍和淡附片包含了桂枝汤和桂枝加附子汤的思路。茜草、旋覆花和桂枝是借鉴了旋覆花汤的思路；柴胡、黄芩、枳壳和白芍则是小柴胡汤和四逆散的思路；枳壳、白术是借鉴了枳术丸的思路；桂枝、白术、泽泻又含五苓散之法。全方虽然药味不多，但是融汇了旋覆花汤、四逆散、五苓散、桂枝汤、小柴胡汤和枳术丸诸方精义。疗效是检验处方正确性、有效性的唯一标准。本案处方虽看似复方叠用，但患者服用本方后，所有症状均逐渐缓解甚至消失，说明本处方的思路是有效的、合理的、可行的。

组方用药补充说明　附子合黄柏是临床常用的一组对药。附子可补肾阳，黄柏可泻肾浊，二者配伍补中有泻。患者午后血压高是虚阳上亢所导致的，故以黄柏泻浊、清虚热。患者还有饥饿时易心慌、汗多，是中焦湿浊阻滞而引起的湿邪阻遏心阳的表现。舌苔黄腻，齿痕舌，提示患者脾虚导致湿浊内盛，湿气困脾，进而导致脾气不升而引起水谷精微和清气不能上升至胸中与宗气汇聚，并奉赤化血，充养心脉，濡养心脏，最终造成心阳鼓动无力。再者汗为心之液，心阳不足，不能固摄汗液，也导致汗出过多。《伤寒论》第53条原文："病常自汗出者，此为荣气和，荣气和者，外不谐，以卫气不共荣气谐和故也。以荣行脉中，卫行脉外，复发其汗，荣卫和则愈，宜桂枝汤。"

另外，以五苓散增加膀胱气化功能，带动一身阳气的运行，再配合小柴胡汤和解表里内外，可促进机体各脏腑功能的恢复。

17. 心烦伴眼干（女性更年期综合征）医案

患者马某，女，60岁，2020年5月3日初诊。

主诉：眼干、心烦持续10年，加重2年。

患者10年来自觉心中空悬不宁，伴眼干，心烦，近2年逐渐加重，想哭，心情持续低落，四肢无力。48岁绝经。

舌脉象：舌中无苔，双侧尺脉弱。

辨证：脏燥（肝肾阴虚、心神失养）。

拟方：甘麦大枣汤合桂枝甘草龙骨牡蛎汤加减。

方药：柴胡6g，桂枝12g，淡附片6g，川牛膝20g，炒白芍30g，黄芩10g，煅龙骨20g，煅牡蛎40g，麦芽30g，大枣20g，炙甘草6g，山药20g。中药配方颗粒剂，14剂，每日1剂，分2次水冲服。

2020年5月17日二诊：服药后所有症状全部明显改善，患者自觉身体轻松。原方7剂，每日1剂，分2次水冲服。巩固疗效。

【按】

现代医学对更年期综合征认识　围绝经期综合征又称更年期综合征（menopausalsyndrome，MPS）指妇女绝经前后出现性激素异常波动所致的一系列以自主神经系统功能紊乱为主，伴有神经心理症状的一组症候群。更年期综合征出现的根本原因是由于生理性或病理性或手术而引起的卵巢功能衰竭。女性特征和生理功能都与卵巢分泌的雌激素有密切关系，卵巢功能一旦衰竭或卵巢被切除、破坏，卵巢分泌的雌激素就会显著减少。现代医学研究发现，女性全身有400多种雌激素受体，这些受体几乎分布在所有组织和器官中，接受雌激素的控制和支配，一旦体内分泌的雌激素减少，就会引发器官和组织的退行性变化，并出现一系列的症状。

中医学对本病认识　《黄帝内经·上古天真论》载女子："六七三阳脉衰于上，面皆焦，发始白。七七任脉虚，太冲脉衰少，天癸竭，地道不通，故形坏而无子。"记载男子："五八肾气衰，发堕齿槁。六八阳气衰竭于上，面焦，发鬓斑白。七八肝气衰，筋不能动。八八天癸竭，精少，肾脏衰，形体皆极则齿发去。"随着年龄的增长，肝肾功能逐渐衰退，可引发诸多身体和情志上的变化，由于各脏器衰退速度不同而症状不同。

本案治疗思路分析　中医学认为肝开窍于目，眼干、眼涩、眼疲劳等眼部症状都与肝脏的功能有密切的联系。肝的经脉从足大拇指开始，沿下肢内侧上行到腹部，再由内在属络进一步上行，最终与眼睛相关联。肝脏通过经络等各种渠道，将肝阴、肝血源源不断地输送给眼睛，因此我们的眼睛才能发挥视觉功能，才会顾盼生辉、灵活有神。这就是中医所谓"肝受血而能视"的道理。

患者出现心烦，自觉心中空悬不宁，伴有想哭、心情低落、四肢无力的症状，这是心志、心神失养的表现。中医五行生克理论中，肾、肝和心三者的关系非常密切，"肾生肝，肝生心"。所以，三者在生理上相互协调，病理上相互影响，现肝肾出现亏虚，必然影响心主神志的功能。"肝藏血，心主血"，肝血不足，必然影响"心主血脉"的功能。心血不足，可表现出各种神志方面的症状，如心烦、心情低落、心中空悬不宁等。治疗心神失养宜用甘麦大枣汤，甘麦大枣汤记载于《金匮要略》，是汉代张仲景所创的专治脏躁的著名方剂。原文记载："妇人脏躁，喜悲伤欲哭，象如神灵所作，数欠伸，甘麦大枣汤主之。"清代医家陈念祖说："此为妇人脏躁而出其方治也。麦者，肝之谷也，其色赤，得火色而入心；其气寒，秉水气而入肾；其味甘，具土味而归脾胃。又合之甘草、大枣之甘，妙能联上下水火之气而交会于中土也。"（《金匮要略浅注》）

以桂枝甘草龙骨牡蛎汤合甘麦大枣汤，可温通心脉、潜阳安神。方中桂枝可扶助心阳；炙甘草可补虚益气，配伍牡蛎、龙骨可重镇安神、补肾阴；加柴胡、黄芩可疏肝解郁；加淡附片、川牛膝、炒白芍可肝肾并治，体现"阴中求阳，阳中求阴"之旨。全方共奏复阳安神、培本固脱之功，并促进各脏腑功能的健运。

18. 治疗"奔豚"医案

患者张某，女，62岁。2020年7月6日初诊。

主诉：自觉有股气从少腹上冲心胸1年。

患者自觉有股气从少腹上冲心胸，牵引左肩，早起心前区胁肋部疼痛，可持续数几分钟至一刻钟，该现象出现 1 年有余，伴见腰痛、周身疼痛，全身无力，大便干，咳嗽。

既往史：左肾超声可探及无回声囊腔 1.6cm×1.3cm，胆囊已切除。

舌脉象：舌淡，苔中间黄腻。

辨证：奔豚。

拟方：桂枝加桂枝合平胃散。

方药：淡附片 10g，白芍 30g，炙甘草 20g，桂枝 20g，苍术 10g，厚朴 10g，陈皮 10g，柴胡 10g，黄芩 10g，瓜蒌 20g，沉香 5g。中药配方颗粒剂，7 剂，每日 1 剂，分 2 次水冲服。

2020 年 7 月 13 日二诊：患者服药后，自觉有股气上冲且牵引左肩的症状仍未缓解，早起心前区胁肋部疼痛症状消失，大便恢复正常。余症尚在。前方淡附片加至 15g，厚朴加至 15g。7 剂，每日 1 剂，分 2 次水冲服。

2020 年 7 月 20 日三诊：患者服药后除大便偏稀外，余症均明显改善。前方淡附片加至 20g，桂枝加至 30g。7 剂，每日 1 剂，分 2 次水冲服。

2020 年 7 月 27 日四诊：患者服药后气上冲症状消失，心前区疼痛未发作，腰痛明显减轻，全身无力、大便偏稀、咳嗽等症状基本消失。现症见左侧头皮跳，舌淡红苔薄。前方加白术 20g。7 剂，巩固疗效，每日 1 剂，分 2 次水冲服。

【按】

该患者是比较典型的奔豚证，即以自觉气从少腹上冲至胸咽为主要特征。《伤寒论》言："桂枝汤今加桂满五两，所以加桂者，以泄奔豚气也。"《伤寒论类方》记载："重加桂枝，不特御寒，且制肾气。又药味重则能下达，凡奔豚症，此方可增减用之。"该患者气动牵引左肩，早起心前区胁肋部疼痛提示心阳不振，肾中寒气向上冲引，故用桂枝加桂汤以温通心阳、平冲降逆。

肾之寒气欲上达阳位，必先突破中州，中州脾土坚固则肾中寒气不可上逆，冲犯君主之官。本案患者，由于中土失守，引发了一系列症状，如：脾不升清，水邪四溢而见周身疼痛；水谷精微之清气无法布散，脏腑、经络、四肢失于滋养而见全身无力；肠腑郁热而见大便干。以平胃散燥湿运脾、行气和胃，可恢复脾胃升清降浊的功能，使土能制水。再配伍柴胡，黄芩和解三焦，以沉香引上逆之水气下沉，入于肾中，归于本位。

19. 治疗下肢水肿医案

成某，男，45 岁，2020 年 3 月 25 日初诊。

主诉：右小腿浮肿 1 个月。

患者右小腿浮肿 1 个月，下午、晚上加重，饮食偏咸则头晕。

舌脉象：舌尖红苔黄腻，脉滑，关脉沉。

辨证：水肿（脾虚湿蕴）。

拟方：甘姜苓术汤合四妙散加减。

方药：麻黄 5g，干姜 6g，茯苓 30g，白术 30g，炙甘草 10g，苍术 10g，黄柏 10g，

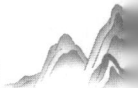

薏仁 30g，泽泻 20g，淡竹叶 10g，石膏 30g，中药配方颗粒剂，7 剂，每日 1 剂，分 2 次水冲服。

2020 年 4 月 9 日二诊：患者服药后仍有小腿浮肿，饮食偏咸则头晕的症状减轻。舌尖红，苔黄腻。继服上方 14 剂，1 天 1 剂。

2020 年 4 月 24 日三诊：患者服药后头晕症状缓解，但下肢浮肿尚有，舌尖偏红、苔较黄腻，热势不重，上方干姜减至 3g，炙甘草减至 6g。恐湿久化热，阻滞经络气机，故欲和解少阳、疏利气机，加柴胡 5g，黄芩 10g。14 剂，1 天 1 剂，水煎服。

2020 年 5 月 13 日四诊：服药后患者自诉右小腿浮肿基本恢复，只剩晨起下肢憋胀，但活动后可恢复。饮食偏咸则头晕的症状已经痊愈。现症以口苦、口中乏味为主，苔薄黄腻。上方去干姜、炙甘草，泽泻减至 15g，柴胡加至 10g，加川牛膝 15g，桂枝 10g。14 剂，1 天 1 剂，水煎服。

随后回访，诸证皆愈。

【按】

水肿形成理论 水肿是指体内水液潴留，泛溢肌肤而引起头面、目睑、四肢、腹部或全身浮肿的疾病。中医学认为人体水液的正常输布与排泄，主要依靠肺、脾、肾的相互作用，并与三焦和膀胱的气化功能有密切关系。肺主一身之气，主治节，有通调水道、输布水液的功能；脾主运化，转输水谷精微；肾主水液，有蒸腾气化的功能。三焦为决渎之官，主疏通水道；膀胱为贮尿之腑，赖肾气而司排泄。诸脏腑若能各司其职，相互配合，可保证水液的正常代谢。若在某一环节出现了失职，可导致水液潴留而引发疾病。

选用甘姜苓术汤的依据 甘姜苓术汤，就是甘草干姜茯苓白术汤（《金匮要略》卷中）、肾着汤（《备急千金要方》卷十九）的合方，主治肾着。《金匮要略》原文记载："肾着之病，其人身体重，腰中冷，如坐水中，形如水状，反不渴，小便自利，饮食如故，病属下焦……里冷湿，久久得之，腰以下冷痛，腹重如带五千钱，甘姜苓术汤主之。"方中干姜辛热，可温里散寒，为君药；白术、茯苓可健脾利水，为臣药；甘草可补气和中，调和诸药，为佐使。

本案用药个体化分析 本案根据患者的症状并结合脉象、舌苔进行分析，可将症状分为 3 大类，具体如下：①右小腿浮肿，下午、晚上加重。②关脉沉，饮食偏咸则头晕，脉滑。③舌尖红、苔黄腻。那么，患者为何下午和晚上浮肿加重？因为白天为阳，夜晚为阴，阳气生发之时病较轻，阳气衰退之时病较重，此乃阳不足也。而关脉沉、苔黄腻，乃脾阳虚甚，湿从中生，日久化热也。中焦脾胃乃气机升降之枢纽，脾阳不足可导致湿热壅滞中焦而气机不得运转至周身。治疗宜以温阳、健脾、燥湿之药化中焦湿浊，因此选用干姜、茯苓、白术和炙甘草组成的甘姜苓术汤，该法可起到健脾、温脾，燠土以胜水的作用。甘姜苓术汤可解决其病机之一，但因前期脾阳不足而形成的湿浊也必须被清除体外，因此加苍术、黄柏、薏苡仁以除湿浊（四妙散），并配伍泽泻、淡竹叶促进湿浊从小便排出。

患者舌尖红、苔黄腻还提示肺经有热。肺可通调水道，与大肠相表里，大肠属于阳明之腑。从较大的范围看，中医学认为整个消化道都属于阳明。脾为太阴湿土之脏，胃为阳明燥土之腑。"太阴湿土，得阳始运；阳明燥土，得阴自安，此脾喜刚燥，胃喜柔润也"（《临证指南医案·卷二》）。另外，肺和脾在五行上是母子关系，土生金即脾生肺，子病及母，故肺寒和肺热均可以影响脾的功能。本方用麻黄和石膏宣肺清热，旨在恢复因肺热和阳明热影响的肺通调水道以及脾主升的功能。

20. 治疗胸闷为主医案

李某，女，28岁，2022年6月13日通过手机初诊。

患者胸闷、气短1周。近2个月于例假前15天左右出现心烦、记忆力下降等症状，因工作和生活原因，平时压力巨大，出现头晕、头痛、耳鸣、胸闷气短、不爱与人交流、疑心重、情绪低落等症，近期看书时伴眼睛和眉棱骨疼痛，经早睡及针灸治疗后好转，末次月经是5月19日。大便可，小便量可但次数略多，睡眠质量一般。

舌脉象：舌红、少苔偏水滑，舌苔中间稍黄腻。

辨证：少阳郁滞、心神被扰。

拟方：栀子豉汤合柴胡加龙骨牡蛎汤加减。

方药：柴胡15g，栀子8g，淡豆豉10g，茯苓30g，桂枝10g，当归10g，煅龙骨15g，煅牡蛎15g。7剂，每日1剂，水煎，分2次口服。

2022年6月21日电话随访：患者自诉服用7剂后，胸闷、头晕、头疼明显好转，耳鸣明显减轻，睡眠质量提高。继服14剂，巩固疗效。

【按】

病情分析　一般如遇胸闷气短症状，首先应考虑心肺疾病，但本案结合病史与舌脉象综合分析，患者主要病因却是肝郁扰神。肝喜条达而恶抑郁，主疏泄。五行学说认为"木生火，水生木"，据此可知肝、心、肾的关系密切，在生理和病理上均可互相影响。肝郁日久则乘脾及肾，致经脉失和，发为头晕、头疼、耳鸣，情绪低落等。若肝郁阻遏心脉，则表现为胸闷、气短。舌红少苔提示气郁日久，可化热伤阴。舌苔偏水滑提示肝影响了三焦的疏通功能，水液代谢出现了障碍。

选方依据　《伤寒论》第76条载："发汗吐、下后，虚烦不得眠，若剧者，必反复颠倒，心中懊恼，栀子豉汤主之。若少气者，栀子甘草豉汤主之；若呕者，栀子生姜豉汤主之。"第107条载："伤寒八九日，下之，胸满烦惊，小便不利，谵语，一身尽重，不可转侧者，柴胡加龙骨牡蛎汤主之。""发汗吐下后，虚烦不得眠"虽为栀子豉汤证的典型，然而因肝郁化火导致心烦、焦虑等症状，同样也可以应用此方。故本案用栀子豉汤清患者三焦之热。柴胡、煅龙骨和煅牡蛎可和解少阳、镇惊安神。加当归以补肝血、养肝血。因患者少苔且苔偏水滑，加茯苓、桂枝健脾利湿，增加膀胱的气化功能。

21. 治疗夜间大喊大叫医案

李某，男，69岁，河北滦州人，2022年8月6日在其老伴的陪伴下，前来就诊。

现病史由患者家属代诉：患者几乎每晚入睡后不自觉地大喊大叫，尤其是白天干活劳累后症状更加明显，病情持续10多年，曾去中国人民解放军总医院检查，未检出器质性病变。后经中西医治疗均无效，转诊心理科予抗焦虑药，疗效亦不明显。后来又经多家医院诊治，均效果不佳。

舌脉象：舌淡、左寸脉偏弱，其他脉弦。

辨证：心阳不足。

拟方：桂枝甘草汤、桂枝加龙骨牡蛎汤合四逆散加减。

方药：柴胡 12g，枳壳 6g，炒白芍 20g，煅龙骨 30g，牡蛎 30g，当归 20g，桂枝 20g，炙甘草 12g。中药配方颗粒剂，10 剂，每日 1 剂，分 2 次水冲服。

2022 年 9 月 3 日二诊：服药 10 天后，患者每晚睡觉后不自觉大叫的症状几乎消失，效不更方，7 剂，每日 1 剂，分 2 次水冲服。

2022 年 9 月 11 日三诊：上述症状未再发作，服药后患者自觉周身舒服，继服 14 剂，巩固疗效。

【按】

对夜间大喊大叫症状的分析　根据中医阴阳学说，白天属阳，夜间属阴，那么为什么患者夜间睡觉会大喊大叫？白天干活劳累后症状加重，又提示什么？人体工作、活动的过程中，本身就会消耗气血、精力，特别是劳累后，机体可出现明显的疲惫、乏力等阴性症状，这提示过度劳累耗损了人体的阳气。从人体物质与能量的角度看，"阴平阳秘，精神乃治"，人体的阴与阳是互根互用的，用阳过度，阴也会消耗过度，因此行为上可表现出阴性症状（这是从动、静角度而论）。简单来说，过度用阳可耗阴。《素问·生气通天论》载："阳气者，精则养神，柔则养筋。"这体现了作者对阳气变动不居特点的认识及其在不同的状态下对人们神与形的影响。

心主神志，当心阳和心阴不足时，尤其是心阳偏亢时，可导致肝阴不足。中医学认为木生火，即肝生心，因此心肝在生理和病理上可相互影响。患者心火偏亢致肝阴不足，肝阴不足可致肝阳偏亢，肝阳亢盛上逆扰神，引起患者心神烦躁，故见大喊大叫。另外，肝阴不足也可导致肝疏泄功能紊乱，进而导致肾郁。

治疗思路　患者主要因心阳不足影响肝、肾功能而出现各种症状，治疗宜采用桂枝甘草汤、桂枝加龙骨牡蛎汤合四逆散加减组方。方中以柴胡、枳壳和炒白芍疏肝解郁进而解肾郁，正如《伤寒论》所言："少阴病，四逆，其人或咳，或悸，或小便不利，或腹中痛，或泄利下重者，四逆散主之。"在此案中，少阴病的或然证影响了肝，导致患者大喊大叫。可通过治疗疏通足少阴肾经来改善手少阴心经的功能，这也是配伍桂枝、白芍的思路（桂枝汤）。而调节心的营卫不和，可用桂枝、甘草，这是桂枝甘草汤强心阳、辛甘化阳的思路；配伍白芍、甘草则是采用芍药甘草汤的思路以酸甘化阴，给肝补充肝阴；当归补肝血，可使肝阳不亢；配伍煅龙骨、牡蛎，不仅可平肝潜阳，还可以平心潜阳，这是取法桂枝加龙骨牡蛎汤。最终疗效验证了以上思路的合理性、有效性。

22. 治疗后背疼痛、便秘、遗尿医案

李某，女，48 岁，河北滦州人，2022 年 7 月 1 日初诊。

主诉：后背疼痛 1 年。

患者感觉后背特别硬、疼痛，痛如针扎，用手轻轻触摸局部皮肤即感疼痛，并有便秘、咳嗽，或用力拿东西时遗尿等症状，在当地医院就诊，给予西药治疗，疗效不显。

舌脉象：舌中焦稍黄腻，脉浮细、双尺脉弱。

辨证：肾阳虚兼太阳表证。

治法：温肾阳、解表邪。

拟方：麻黄细辛附子汤加减。

方药：麻黄 5g，细辛 3g，淡附片 18g，桂枝 20g，葛根 60g，柴胡 9g，肉苁蓉 20g，白芍 20g，炙甘草 12g。中药配方颗粒剂，14 剂，每日 1 剂，分 2 次，开水冲后温服。

2022 年 7 月 14 日二诊：患者服药 3 天后，背疼痛减轻特别明显，现在便秘、咳嗽、遗尿的症状比治疗前也明显改善了。上方去柴胡加白术 20g。14 剂，每日 1 剂，分 2 次水冲服。

2022 年 7 月 29 日三诊：患者背痛、便秘、咳嗽、遗尿症状基本痊愈，但有时早晨口苦，睡眠质量差。

调整方药：麻黄 5g，细辛 3g，淡附片 18g，桂枝 20g，白芍 20g，白术 30g，葛根 60g，柴胡 9g，黄芩 18g，炙甘草 12g。7 剂，每日 1 剂，分 2 次水冲服。

2022 年 8 月 5 日四诊：患者背部疼痛、便秘、遗尿症状彻底痊愈，上方加党参 10g，继续服用 7 剂，巩固疗效，每日 1 剂，分 2 次水冲服。

【按】

足太阳膀胱经起于目内眦，上行至额部，交会于颠顶，其支脉从颠顶至耳上角。直行主干从头顶入内络脑，下行出项部，分为两支：一支沿肩胛骨内侧，夹脊而下，抵腰部，贯脊入筋肉，络肾属膀胱；其腰部支脉沿脊旁下行，贯臀入腘窝中。另一支从肩胛骨内侧左右分出，沿肩胛内缘夹脊下行，过髋关节，循大腿外侧后缘下行会合于腘窝。此后，经脉向下循腓肠肌，出外踝后方，沿第五跖骨粗隆至小趾外侧端。

肾阳虚兼太阳表证相关理论及本案治疗思路 《伤寒论》第 301 条原文："少阴证，始得之，反发热，脉沉者，麻黄附子细辛汤主之。"患者脉浮细、背部疼痛，提示足太阳膀胱经经脉不利。双侧尺脉沉弱，提示肾阳虚，肾阳不能化阴而出现便秘。那为什么会出现遗尿的症状？肾和膀胱相表里，肾阳虚则足太阳膀胱经经脉不利，气化功能减弱，故见遗尿。麻黄附子细辛汤既可解足太阳膀胱经的表邪，又可温肾阳，起到表里双解的作用。葛根、桂枝、白芍和炙甘草是葛根汤的主药，《伤寒论》第 31 条原文记载："太阳病，项背强几几，无汗恶风，葛根汤主之。"佐以柴胡疏肝升脾，促进三焦气机的通畅。肉苁蓉可协助淡附片补肾、温肾阳而通便。

23. 治疗小儿脱发、尿床医案

患者林某，女，9 岁，小学 3 年级在读，福建泉州永春人，于 2022 年 11 月 5 日通过手机远程初诊。

患者 9 月开学后出现脱发、睡觉蹬被子，面色晦暗，二便正常，饮食睡眠也正常，家长反映患者偶尔会出现憋不住尿、尿床的情况。

舌象：舌尖红。

辨证：肝血不足，阴虚血燥。

拟方：六味地黄丸加减。

方药：山茱萸 20g，熟地黄 10g，当归 10g，山药 10g。中药配方颗粒剂，15 剂，每日 1 剂，分 2 次水冲服。

2022 年 11 月 27 日电话复诊：患者脱发症状明显改善，面色变得红润了很多，至今未再出现尿床症状。继服 15 剂，巩固疗效。

【按】

脱发是指头发脱落的现象，分为生理性和病理性两类。生理性脱发属头发正常代谢；病理性脱发指头发过度脱落或异常脱落。

该患者舌尖偏红且有红点，提示上焦有热。根据金水相生的理论，上焦有热说明肾水不足，夜卧蹬被则提示肾阴虚致阳不入阴。憋不住尿、尿床，提示肾气阴不足，不能固摄。由于肝肾同源，发为血之余，所以脱发也是肝肾阴不足的表现。上述症状病机一致。脱发主要是由于阴虚血燥导致血不荣发，发失血养，治疗宜用山药滋肺、脾、肾阴，配山茱萸、熟地黄同补肝肾阴（法取六味地黄丸方义）；佐以当归补血养血，且当归得山药则不燥，熟地得当归则不滋腻。该方虽仅 4 味，但既可以治疗脱发，又可治疗遗尿。

24. 治疗后背发凉、便溏医案

患者柴某，男，70 岁，河北滦州人，2023 年 2 月 16 日初诊。

患者后背发凉、便溏 4 个月，平时爱出虚汗，大便不成形。

舌脉象：舌淡，苔稍黄腻，脉弦。

辨证：膀胱经气不利。

拟方：五苓散加减。

方药：猪苓 20g，茯苓 20g，泽泻 10g，川牛膝 30g，白术 20g，葛根 45g，柴胡 12g，黄芩 10g，桂枝 10g，炒白芍 10g。中药配方颗粒剂，10 剂，每日 1 剂，分 2 次开水冲后温服。

2023 年 2 月 26 日电话随访：患者服药 10 剂，上述症状均明显改善。建议继服 10 剂，巩固疗效。

【按】

膀胱病可分为经证和腑证。后背是膀胱经所循行的部位，患者后背发凉为经气不利之象。全身出虚汗，大便不成形，这是由于膀胱气化不利，导致津液旁流大肠。治疗膀胱气化不利宜当选五苓散，此方可"利小便以实大便"。加葛根是因为其不仅入膀胱经，还可解后背肌肉之痉挛。舌苔黄腻，脉弦有力，提示少阳郁滞，治疗宜用柴胡、黄芩疏肝清胆。上述方药融汇五苓散和桂枝汤之法，二方合用有利于调和全身的营卫，并侧重调节膀胱经局部的营卫，因此疗效显著。

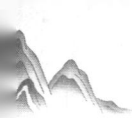

我撰写本册医籍的目的，并非单纯地介绍某一种疾病的治疗或者不同系统疾病的具体中医药治疗方法，而是希望读者可以对中医的治疗思路有较深入的了解和认识。同时，也希望该医案可以被广大临床医护人员所参考和应用。本册医案的撰写更深的目的是希望广大中医学专业、中医院校毕业的青年学子们迈出校园时，可以有一本实践性较强的参考书，以减少他们在中医路上的弯路，避免一些不必要的纷争和误解。如果运气好的话，书中的治疗思路，可以启发到一些有悟性的青年学子们，增强他们触类旁通、举一反三的思维，并领悟到更加高深的中医精髓，如果能起到这个作用，那我写这本书的初衷就实现了。

第四章
医话、随笔

第一节　癌症相关治疗内容师生对话

我经常与我的学生一起探讨各种疾病的治疗方案，畅所欲言地交流往往可以更好地了解学生们的所知所感和思考深度。有一次，我和学生（潘茹芳，河北中医药大学研究生）谈到癌症治疗这个话题，她通过观察我在临床上治疗癌症患者的疗效，提出了几个问题，并问及治疗癌症的思路如何？我对此也发表了一些看法和见解，记录如下：

潘：老师，您治疗癌症患者时，常常能让患者的症状立刻缓解，还能让他们的异常血常规等指标恢复到正常范围，您治疗的主要思路是通过中医思路还是西医思路？我们治疗癌症应该从何处入手？

李：治疗癌症首先应该从认识癌症入手，所谓"知己知彼，百战不殆"，攻克癌症也适用。再者，癌症的存在由来已久，只是不同时期对癌症有不同的认识和叫法。因此，通过"站在前人的肩膀上"对癌症的病因病机进一步分析，发现关键问题，并将其攻克，有助于使癌症的治疗思路再提高一个层次。目前对癌症的认识，应该兼顾中医和西医的理论，但对于癌症的治疗，我更主张使用中医中药。

西医根据癌细胞的组织来源可将其分为鳞癌、腺癌、肉瘤等不同类型。而中医虽没有"癌"的说法，但有"岩""瘤"等表述，其性质与"癌"相似，中医根据其形成的病机分为不同的证候类型。中医和西医对癌症的分型是完全不同的，但二者各有优势，现代中医如能将这两套理论结合起来，形成共识，那么将有利于全面且深入地去研究癌症在各个阶段的病机和疗法。我在诊治癌症患者时，既从中医的角度去辨证，也参考西医的检测指标，二者可相互印证。现代的理化检验等可归属于中医望诊的内容之一，可以为医生更好地衡量病情的轻重缓急提供借鉴和指导，中医应与时俱进地接受并且学会使用这些方法，使其在促进患者康复中发挥优势，而不应该排斥和抵制它们。

潘：有的癌症患者伴有多种基础疾病，长期的基础疾病加上癌症本身也对人体的正气产生消耗，让我们这些青年中医对此类疾病望而却步，对于患有此类疾病的患者又该如何进行辨证治疗呢？

李：不管是基础病还是局部的肿瘤，这些其实都是人体健康受损的警报，是人体气血津液运行失常的现象，医生的职责是找出这些警报背后的原因并纠正过来，使患者自身的功能恢复到足以维持自己生命活动的状态。临床上，医生可以很容易就了解患者的症状，但分析原因和纠正病态是十分困难的，青年中医由于临床经验不足，容易被众多的症状所迷惑，因此，青年中医要多和有经验的老中医交流取经，自己也要多临床实践和多总结，只有身经百战才可以一步一步对疾病的传变和病情的严重程度有更加精准的把握，这是没有捷径可行的，也是仅仅凭理论学习无法实现的。不同的癌症有其"个性"，但在"个性"中也存在一定的"共性"。当代青年中医要努力提升对癌症的总结分析能力，在临床上既要善于结合中医和西医的理论优势去发现癌症的"个性"，也要善于总结各种癌症的"共性"，进而深入挖掘癌症的病因病机，研究治法治则。

潘：好的老师，我明白了。您听听我对癌症的理解，看看对不对。从西医角度看，癌症的"个性"从宏观上体现在不同癌症出现在人体的不同部位，如：肝脏、肺脏、胃、大肠、宫颈等；微观上体现在不同癌症出现在人体不同的组织细胞中，如神经纤维、淋巴细胞、鳞状上皮细胞、脂肪细胞、腺体细胞等。而"共性"体现在这些癌细胞都具有强大的增殖能力、破坏力、机体同源性和一定的扩散转移能力等。

人体具有强大的内稳态，一般情况下机体可以通过调节各个系统的生理功能来应对外界的刺激。例如，当人体的免疫系统功能正常时，可以对外源性的病原体和内源性的异常细胞等进行识别、清除和修复，从而使人体不受外来邪气的侵扰，也不受自身"突变分子"的祸害，进而适应所处的环境。而神经系统也可以通过在人体各个部位分布各种神经纤维，如视觉神经、听觉神经、触觉神经、痛觉神经、压力神经等，使四肢百骸的"基础设施"不断完善，进而使大脑中枢保持信息通畅，以此来维持机体对外来伤害和各种刺激的敏感性。癌症细胞一般来源于自身的组织，或者经过改造后与自身组织细胞具有相似性的外来病原体，这种"本地细胞"更具有隐蔽性和危害性，往往当其发展到一定规模后才被发现，这时治疗所要耗费的代价更高。因此，中医十分强调"未病先防"，这是极其重要的。癌症的病因，可以认为是"精神"和"物质"在"邪"上的统一。"精神"上，组织细胞对所处局部环境的"不满"或被个别癌细胞所迫害和蛊惑，这种环境下"本源精神"被瓦解而出现"负能量型精神"，这种"负能量型精神"使其产生"邪念"，在"邪念"的指导下，组织细胞逐渐蜕变为"新癌细胞"，"新癌细胞"如果没有被及时发现和清除，便会一发不可收，当然，若能在"邪念"初起就给予纠正那再好不过。另外，"物质"上，组织细胞所处的局部无法为其生存和发展提供及时有效的供给，或者其生存资源被"癌细胞"所剥夺，使其无法维持基本生存和提供增殖、代谢的条件，那么该组织细胞的生理功能将会减弱甚至丧失，还有可能发生突变，导致机体局部功能低下，如果有效的资源不能得到及时的补给，时间越久危害就会越大，甚至可导致机体整体生理功能的低下或衰竭，最终导致机体衰亡。尽管人体可以代偿性地维持一定时间和程度的生理功能，但是此时的组织细胞也仅仅只是靠"节衣缩食"和其他正常细胞的"接济"而勉强"度日"，并非长久之计，只有有效的机体血液循环被建立且保持畅通，才可以使局部的气血逐渐恢复，从而最终促进机体的康复和保持正常的生理状态，从而延年益寿。中医学认为"正气存内，邪不可干"，正气是指可以维持和促进机体正常生理功能的一切能量、物质，而邪气是指导致机体正常生理功能出现减弱、亢进（非代偿性异常亢奋）和消失等异常表达的一切"能量与物质"。于国家社会而言，民族精神、公序良俗、人性中的品质美德等都是"正气"中"能量"的组成部分，而随着时代的发展和进步，不断被研发和改进的科技产品等则多为"正气"中"物质"的组成部分。反之，人性中贪嗔痴等"负能量情绪"、个人所处环境的历史局限性、个人认识的局限性、对历史真相的遗失、误解等都是"邪气"中"能量"的组成部分，而不断被研发和改进的科技产品等，如果被邪念所支配和垄断，那么其将成为"邪气"中"物质"的组成部分。

从中医学角度，不同部位的癌症可以通过经络传变影响五脏六腑。众所周知，人体的经络遍布全身，任何癌变部位均存在经络循行，而经络内运行的气血精津液对局部皮、脉、肉、筋、骨等组织器官具有濡养和疏通等作用。癌症的存在，与局部气血津液运行失常有关。现代医学可以借助科技手段探查癌症的部位，而传统中医往往通过四诊合参与辨证论治去推断与癌症相关的脏腑的病变部位。此外，由于不同中医对脉、证的理解程度不同，目前尚未实现中医诊断的标准化，这也是中医攻克癌症路上的一大难题。

李：理解上有一定的进步，但是还不能全面、深刻地认识癌症，癌症的治疗上还应再发散思维，创新思路。

潘：老师，您认为中医和西医谁对疾病的定位更清楚？

李：西医通过 X 射线、磁共振、CT 等去显示人体的组织和器官，对各部位的定位和病理图形有直观的体现，但有很多微观的物质交流通道是无法看清和把握的，而中医的经络遍布人体每一个部位，有经、络、脉，如微小的孙络等，其中孙络等微细分支与西医毛细血管存在本质差异。值得注意的是，现代医学虽可通过活检等侵入性手段检测局部组织病理变化，但中医的诊治恪守"身体发肤，受之父母"的传统理念，因此，中医寻求的治法是对患者身体损伤最小的治疗方法。中医师通过辨证论治与理论推演，在脑海中构建人体物质交流的立体图谱：从大血管到毛细血管，从脏腑之间的血液循行到津液代谢，从内脏到皮肤，从实质器官到空腔脏器等，医术精湛的中医都可以在短时间内对此有较准确的把握。这种非侵入式诊断方式并不比现代 CT、磁共振慢，且根据临床的病症，也可以迅速对病情的严重程度有一定的把握，相较于借助仪器来看，可以更加全面且准确，但是每个医生的水平不同，因此准确度有所差异。

潘：定位之后，是用引经药去治疗癌症好，还是先整体改善一下患者的癌因性疲乏状态好？

李：癌症的本质是全身疾病在局部的病变，治疗时需要调理整体的大环境，同时针对局部病灶，再紧扣病机用药，这样才能快速恢复患者精力、提高患者生存质量，同时还能清除癌症的病理产物。现在癌症治疗上常采用手术、放化疗等手段，看着是把肿瘤暂时去掉了，但是未能改变致癌环境，易导致肿瘤复发或转移。曾经就有患者十几年前已行子宫全切术，术后其他部位仍出现同源性肿瘤，此类现象在传统西医理论框架下难以完全解释。因此，治疗癌症，如果仅仅以切除、消灭可见的肿瘤病灶作为治愈指标，而不去改变致癌的内在环境，那么对患者来说是治标不治本的。患者机体内每一个脏器的存在都有其合理性，一旦缺失，不仅会引起人体功能上或大或小的损伤，还会消耗掉患者大量的正气，尤其对老年患者而言，更需谨慎权衡利弊。我治疗癌症，不主张采用放化疗和手术，如果非手术不可，那也应该配合中药进行调理。

潘： 好的，老师您说要多进行临床实践，且要善于总结，那么怎样总结才更有效呢？

李： 中医的学习需要有扎实的理论功底，既要有悟性能够活学活用、举一反三，也要有实践经历和总结思考的能力，只有理论和实践紧密结合，才能真正开悟。对于有效的医案要总结思路，进行归纳。对于无效或者误治的医案，要反思无效的原因，预判潜在风险，并思考解决的方法。要记录失误的后果和易错点，并且寻找纠正误治的办法。对于那种效果不明显的"半表半里"的处方，要总结用药思路、剂量大小等，以便在后续临床中寻求改良方法。

（2021 年 11 月 19 日星期五）

第二节　山莨菪碱和桂枝甘草汤治疗血管病变师生对话

潘： 老师，雷诺综合征（Raynaudsyndrome）等血管病变，有什么好的治疗方案吗？

李： 雷诺综合征是由于寒冷或情绪激动引起发作性的手指（足趾）苍白、发紫然后变为潮红的一组综合征。没有特别原因而发病者称为特发性雷诺综合征；继发于其他疾病者，则称为继发性雷诺综合征。我常使用 654-2 和桂枝甘草汤结合病因辨证治疗，效果立竿见影。

潘： 654-2 是什么？

李： 654-2 是山莨菪碱，别名京通泰、氢溴酸山莨菪碱、盐酸山莨菪碱，是一种阻断 M- 胆碱受体的抗胆碱药。它可以从天然茄科植物唐古特莨菪中提取，亦可人工合成。天然品代号为 654-1，合成品代号为 654-2（Chemical Book）。该药能解除平滑肌痉挛，缓解小血管痉挛，改善微循环。其抑制腺体分泌、散瞳、中枢兴奋作用较阿托品弱 10～20 倍。

潘： 654-2 和桂枝芍药甘草汤结合治疗，它们的结合点是什么？临床上如何更好地把握中西药的配合使用？

李： 心主血脉，心血管功能良好，则可以促进体循环的物质交换。心血管疾病的病位在心脏和血管，而血管又分为大血管、小血管、微血管。桂枝甘草汤具有补助心阳、生阳化气的功效，可以增强心功能，从而对脏器组织的荣养有积极的作用，但当外周毛细血管的功能不佳或者持续痉挛致血管通透性降低，则直接影响血液与组织间的物质交换，依旧起不到濡养作用。因此，我用山莨菪碱改善外周的血管痉挛等，促进血液与组织间的物质交换并改善体循环。方中桂枝配伍甘草辛甘化阳，可以改善心脏的功能，增强心脏收缩

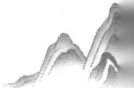

力；白芍配伍甘草酸甘化阴，既能改善血管的痉挛症状，又可增强山莨菪碱改善微循环的作用，提高疗效。这种治法本质是增加心脏射血量，通俗地讲，大河水多，小河才有水，大血管血液循环好，辅以654-2改善微循环，如同接应大河来水，里外兼治。中医理论和西医理论是可以相通的，营气出于中焦，卫气出于下焦，中焦脾胃功能正常，则卫气化生有源，卫气充实则营气能更好地濡养周身的脏腑经脉。

（2021 年 12 月 8 日星期三）

第三节　张锡纯用石膏汤加阿司匹林师生对话

中西医不仅理论要结合好，而且中药、西药对病的治疗也要结合好，比如张锡纯的阿司匹林加石膏汤。

潘： 张锡纯用石膏汤加阿司匹林是什么意思？是因为阿司匹林容易使胃溃疡患者胃黏膜出血，所以用寒性的石膏收敛，既使其发挥作用，又能防止胃受损出血吗？

李： 我认为并非如此。早在 1853 年夏季，弗雷德里克·热拉尔就用水杨酸与乙酸酐合成了阿司匹林（乙酰化的水杨酸），但没能引起人们的重视。1897 年，德国化学家费利克斯·霍夫曼又进行了合成，并用此药为他父亲治疗风湿关节炎，疗效极好。1897 年，德国拜耳第一次合成了阿司匹林。目前阿司匹林（其作用在下丘脑）常用于发热无汗的情况，使机体出汗，通过发汗解表，达到解热、镇痛、消炎的目的。但发汗会耗损津液，如果耗损过多对人体不利，因此用石膏。石膏性寒、味辛，寒可以清气分之热，辛可以发散表邪，在清热的同时可以生津，并散热保阴，防止发汗太过。此外，石膏还可以用于通便，使郁热既可以从表发散，也可以通过肠腑，通过大肠排出体外，多通道散热，疗效更为显著。中医要运用整体思维，通过辨证把握大方向，在取得疗效后再对其疗效机制进行深入探究，这样才有意义，而不是盲目地通过微观的细胞、蛋白质、细胞因子等的运动，去猜测其可能产生的疗效，这样往往事倍功半，浪费大量的精力、物力、财力，效率低下。中药和西药如果能找准最佳的结合点，那在临床上的疗效会立竿见影，大大造福患者，为社会带来巨大的贡献。

潘： 听君一席话，胜读十年书！受教啦！谢谢老师点拨思路！

（2021 年 12 月 26 日星期日）

第四节　麻黄附子细辛汤治疗鼻息肉师生对话

潘： 临床上多采用手术切除息肉来治疗鼻息肉引起的症状，您是如何想到用麻黄细辛附子汤治疗鼻息肉？为什么解表剂可以有效治疗实质性的息肉？

李： 肺开窍于鼻，也是膀胱经的管辖区，麻黄是开肺解表的主要药物，"正气存内，邪不可干""邪之所凑，其气必虚""阳化气，阴成形"。这些理论指导临床不仅着眼于病，更重要的是辨证。麻黄细辛附子汤中的炮附子，不仅温阳，更能增强卫气效应，"营气出于中焦，卫气出于下焦"。鼻息肉形成原因是卫阳不足，与湿邪结合聚于鼻窍所致。附子助阳，使阳气充、正气足、局部功能健运，则息肉无以化生。现在鼻窍中的瘀血、湿邪、浊气凝聚互结而形成息肉，就应该想办法把息肉"化掉"。附子温阳，细辛通鼻窍、辛散表邪，使局部的气血运行功能得以增强，改变了形成鼻息肉的内环境，则既有浊邪病理产物也就容易排出，病理产物不在此处聚集，鼻塞症状自然逐渐好转了。

（2021 年 12 月 18 日星期六）

第五节　学习伤寒论关于"或然证"的随笔

《伤寒论》载有五首方剂涉及"或然证"，我在学习过程中对"或然证"进行了初步归纳，随笔整理如下。

一、什么是或然症？

"或"的基本解释，查阅《现代汉语词典》，有或许、也许、或者之意，是表示不定的词。相关词组有或许、或者、或然、或则等。其中，或然解释为有可能而不一定的。或然性即概率的另一种表达。科学依靠的是或然性（概率）而不是绝对性。可以说，心理科学的研究旨在揭示其或然性。统计学通过处理某些数据能告诉人们，在某一特定情境下，事件的或然性是多大。如果一个事件为随机事件，那么我们就称这个事件具有或然性，也就是具有不确定性。或然性推理，词典解释为"必然性推理"的对称。必然性是指事物发展、变化中的不可避免和一定不移的趋势。必然性是由事物的本质决定的，认识事物的必然性就是认识事物的本质（跟"偶然性"相对）。只能：指唯一的结果。或然：指有可能而不一定，即或然性。结论：①从前提推论出来的判断，也叫断案。②对人或事物所下的最后的论断。对称：指图形或物体对某个点、直线或平面而言，在大小、形状和排列上具有一一对应的关系。如人体、船、飞机的左右两边，在外观上都是对称的。

《伤寒论》中的"或然证"是指除了疾病主证外可能出现的其他病证，其不仅反映了疾病的复杂多变，同时也强调了诊治疾病贵在灵活变通。

二、为什么出现或然症？

"或然证"症状的出现与主证在病机上相互关联，形成一个整体，具有内在联系。主证为疾病特有的症状表现，反映了疾病的核心病机。疾病发展过程中出现的"或然证"，实为病机演变在不同个体中的差异化呈现，这种差异化决定着主方药物的加减应用。例如，从三阴三阳"开阖枢"的角度分析伤寒"或然证"：少阳、少阴为六经阴阳之枢，若少阳枢机运转失职，则可能会表现出柴胡证（少阳证）和其"或然证"。若少阴枢机不利，则可能表现四逆散证和其"或然证"。

三、伤寒论中有关"或然证"的描述

《伤寒论》中有 112 首处方，涉及"或然证"描述的方剂共五首，分别是：

第 40 条："伤寒表不解，心下有水气，干呕，发热而咳，或渴，或利，或噎，或小便不利，少腹满，或喘者，小青龙汤主之。"

第 96 条："伤寒五六日中风，往来寒热，胸胁苦满，嘿嘿不欲饮食，心烦喜呕，或胸中烦而不呕，或渴，或腹中痛，或胁下痞鞕，或心下悸、小便不利，或不渴、身有微热，或欬者，小柴胡汤主之。"

第 316 条："少阴病，二三日不已，至四五日，腹痛，小便不利，四肢沉重疼痛，自下利者，此为有水气。其人或咳，或小便利，或下利，或呕者，真武汤主之。"

第 317 条："少阴病，下利清谷，里寒外热，手足厥逆，脉微欲绝，身反不恶寒，其人面色赤，或腹痛，或干呕，或咽痛，或利止脉不出者，通脉四逆汤主之。"

第 318 条："少阴病，四逆，其人或咳，或悸，或小便不利，或腹中痛，或泄利下重者，四逆散主之。"

四、学习"或然证"的意义

学习"或然证"的意义在于更加准确、清晰地了解病机。了解病机有助于对各种"或然证"进行深入理解，从而实现治未病。"治病"是治现实表象之病，"治未病"是防止新发"或然证"的出现。也是"面"与"点"的认识。病机是"面"，症状是"点"。治疗疾病如果能准确抓住病情的"面"与"点"以及"病机"与"病症"，并对现有"或然证"和未出现"或然证"有较清晰的认识和预判，那么就可以做到"知己知彼，百战百胜"。当然，以上只是关于"或然证"的个人观点。

五、应用或然症案例

以上为学习或然证的个人体会。虽然《伤寒论》中仅有 5 条原文涉及"或然证"，但这可能只是张仲景举例示意而已。每一个方证都可能出现或多或少的"或然证"，这与人的个体条件有关，如个体差异、病情不同、病机不同、地域不同等。例如，《伤寒论·辨厥阴病脉证并治》第 371 条记载："热利下重者，白头翁汤主之。"第 373 条记载："下利欲饮水者，以有热故也，白头翁汤主之。"上述条文并没有说明白头翁汤治疗口苦，但作者应用该方治疗顽固性口苦时收到了明显疗效。这说明白头翁汤证的"或然证"包括口苦等。现将白头翁汤治疗口苦的医案摘录如下：

刘某，男，38 岁，河北唐山人，于 2021 年 4 月 7 日就诊。

主诉：口苦严重，"口气重"，大便黏 18 年。

患者因玉田县离北京比较近，所以曾求治于北京多家综合性医院，尽管经过了多名专家的诊治，但均未获明显疗效（具体用药不详）。患者诉白天、晚上均口苦，时常半夜被

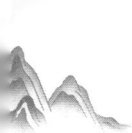

苦醒，甚至"食糖亦觉苦"。望其面色稍红，舌中下部黄腻，右关、尺脉偏大。

辨证：下焦湿热。

拟方：白头翁汤加减。

方药：白头翁 30g，黄柏 10g，黄连 30g，秦皮 15g，柴胡 15g，龙胆草 15g，山药 20g。7 剂，每日 1 剂，水煎服。

服药 1 周后，患者复诊时自诉服上方 3 剂后，口苦明显减轻，大便黏改善，查体见右关脉、尺脉大较前改善，继服 10 天，口苦症状完全消失。

【按】

一般胆热犯胃所致的口苦较常见。本案例刘某口苦 18 年，自觉"口气重"、舌中下部黄腻（中下部）、右关、尺脉大，提示中下焦有湿热。右关、尺脉大是体内有热的脉象。那下焦湿热为什么会导致口苦？为什么用白头翁治疗？其一，白头翁汤可治疗由于肝经湿热下迫大肠，或大肠湿热下注所致的湿热下利证。大肠属于阳明腑，肝经和阳明腑关系密切，肝经湿热可影响大肠，反过来，大肠腑病变也可影响肝胆，导致肝胆出现病变。本病例就是因为大肠湿热循经上传，致胆火上炎而出现口苦，这是本案口苦的病机。

白头翁汤及其配伍在此不再赘述，那为什么要加柴胡、龙胆草和山药？因为，肝胆属木，木喜条达，湿热之邪循经传导可导致肝木不疏，故以柴胡疏通肝胆之气。龙胆草大苦大寒，能力泻肝胆之湿热。山药在此，不仅可健脾，还可防止上述苦寒之药对脾胃的损伤。

本病例成功用白头翁汤加减治疗顽固性口苦，再一次强调临床用药要灵活。"尊古而不泥古，创新而不离宗"，才可使中医在继承的基础上，得到发展和创新。

（2022 年 6 月 8 日星期三）

第六节　关于"少阳主半表半里"与提出 "少阴半表半里"对应思考

东汉末年的名医张仲景编著了《伤寒论》并创立了"六经辨证"的理论体系。"六经"指太阳经、阳明经、少阳经和太阴经、少阴经、厥阴经。此外，成无己又根据疾病传变的程度和病位不同，提出"少阳主半表半里"。中医阴阳五行学说认为，有阳就有阴，否则不成立。因此，既然有"少阳半表半里"之说，那么也应该有"少阴半表半里"之说。虽然《伤寒论》并未提及，但我在临床中却遇到过。对此，我也进行了思考和总结，现将初步认识与思考记载如下。

一、关于阴阳与六经三阴三阳的认识

阴阳学说源自《周易·系辞》："阴阳之义配日月。"阴阳五行学说，是朴素的唯物论和自发的辩证法思想，它贯穿于整个中医学理论体系。阴阳是对自然界相互关联的某些事

物和现象的对立双方的概括。它代表同一事物内部相互对立的两个方面，又代表两个相互对立事物辩证统一的关系。六经辨证中的三阳、三阴，是将阴阳进一步细化的辨证认识。

二、"半表半里"提出与《伤寒论》"半表半里"的认识

第一个提出"半表半里"病位的人是医学家成无己，他在《注解伤寒论》中提出"半表半里"一词，并将之作为病位概念和辨证纲领，这被大多数专家、学者所接受。《伤寒论》第 148 条载："伤寒五六日，头汗出，微恶寒，手足冷，心下满，口不欲食，大便硬，脉细者，此为阳微结，必有表，复有里也。脉沉，亦在里也。汗出为阳微，假令纯阴结，不得复有外证，悉入在里，此为半在里半在外也。脉虽沉紧，不得为少阴病。所以然者，阴不得有汗，今头汗出，故知非少阴也。可与小柴胡汤。设不了了者，得屎而解。"程效倩说："半表半里，以怫郁不得外达，故头汗出。半表之寒，以持久不能解散，故微恶寒……故只据头汗出一证，其人阳气郁蒸，必夹口苦咽干目眩而成。其余半在表证，但一审之微恶寒，而凡往来寒热等证，不必悉俱，即可作少阴病处治，与小柴胡汤矣。得屎自解，即大柴胡与柴胡加一芒硝汤，皆所当斟酌者耳。"（《伤寒论后条辨》）

仲景有"撰用《素问》《九卷》《八十一难》《阴阳大论》《胎胪药录》并《平脉辨证》，为《伤寒杂病论》"之说，而后世多拘泥于脏腑经络之论，缺乏考证，因此难以反映六经的实质。《伤寒论》的六经是由疾病症状所反映的病位和病性来决定的，因此，辨证的关键是病位：从症状上看，三阳病中的太阳病有脉浮、头项强痛而恶寒，可知病浅、病在表；阳明病有胃家实，可知病深、病在里。而少阳病的口苦、咽干、目眩等症，仲景据临床经验，另做了归类，即第 148 条所述"半在里半在外（表）"，即病位在半表半里。

按阴阳分类，在同一病位可呈现阴阳两类证型，即阴性证和阳性证，故"三阳"对应"三阴"。六经就是对病位、病性的概括和反映。病位在表的阳证为太阳病，用八纲辨证分析则为表阳实热证；病位在表的阴证则为少阴病，属表阴虚寒证；病位在里的阳证则为阳明病，为里阳实热证；病位在里的阴证为太阴病，属里阴虚寒证；病位在半表半里的阳证为少阳病，属半表半里阳实热证；病位在半表半里的阴证则为厥阴病，属半表半里阴虚寒证。

三、《黄帝内经》中"少阳主枢"与《伤寒论》"半表半里"

《黄帝内经》载："太阳主升，阳明主阖，少阳主枢。"升主表、阖主里、枢主少阳。《伤寒论》载少阳主"半表半里"，参考"门轴转动"的理论，其并非单纯的表里之间，而是气机里外运动的枢转定位。枢机即枢纽，少阳既是三阳经的枢机（足少阳胆经枢转太阳、阳明），也是三阳经、三阴经之间的枢机（手少阳三焦经枢转阴阳）。从方证对应的角度看，小柴胡汤主要药物是柴胡和黄芩，小柴胡汤主要病机为少阳胆热和少阳气郁。以药测证可知，小柴胡汤证的"半表半里"，主要以"表"为主，表为阳，少阳属木，其"少"者，小也，即初升的太阳。初升的太阳虽阳势未壮，然本质属阳。

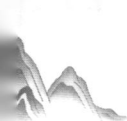

四、从《黄帝内经》的"枢主少阳"理论到《伤寒论》少阳"半表半里"，推测可能存在少阴"半表半里"

从阴阳的角度看，有少阳的"半表半里"，就应该存在少阴的"半表半里"。那么少阴经的"半表半里"特性如何？《黄帝内经》载："太阳为开，阳明为阖，少阳为枢。"太阳主开而司表；阳明主阖而司里；少阳主枢而司半表半里。以此类推，在少阴经的"半表半里"体系中，应是太阴主开而司表；厥阴主阖而司里，少阴主枢而司半表半里。

五、三阳"半表半里"和三阴"半表半里"在临床治疗中的指导作用

理论上虽然有"三阴枢和三阳枢"之分，但严格来讲阴阳是不可能完全分开的，它们更像是侧重"枢"中偏"阳"或偏"阴"的一面。

临床实践中，观药知证，小柴胡汤的主要药物为柴胡和黄芩，用于治疗偏"阳"的半表半里证。而《伤寒论》"少阴病，四逆……"所载四逆散的主要药物为柴胡和芍药，则更侧重治疗偏"阴"的半表半里证。

以上为对"三阳"和"三阴"及其半表半里证的思考和认识。通过梳理六经辨证中不同证型的特点，为六经的定性研究提供理论依据，这有助于读者更加清晰地理解六经辨证理论框架，同时，也有助于临床治疗上更好地把握疾病的定位。把握以上思路，有利于临床上提高疗效。

（2022 年 5 月 9 日星期一）

第七节　麻黄加术葛汤提出与应用

麻黄加术葛汤，是我基于麻黄加术汤的临床实践所创，该方在临床上取得了可喜疗效，现将其创方思路及临证要点总结如下，以供业界同人参考借鉴：

麻黄加术汤出自《金匮要略》第 20 条："湿家身烦疼，可与麻黄加术汤发其汗为宜，慎不可以火攻之。"该方由麻黄汤加白术组成，而麻黄汤的原始方证见于《伤寒论》第 35 条："太阳病，头痛、发热、身疼、腰痛、骨节疼痛，恶风，无汗而喘者，麻黄汤主之。"

麻黄加术汤是在麻黄汤的基础上加白术，白术功效为固表止汗、健脾燥湿。通过以药测证可知，该方主治风寒束表，卫闭营凝，肺气不宣，以及脾虚兼湿的病证。

麻黄加术葛汤的理论依据：麻黄辛温发散，白术健脾燥湿，二药均具有"燥"的特性，二者虽能解表燥湿，却易伤及营阴和脾胃之阴。遂加葛根为佐，既可防止麻黄伤营，又能防止白术健脾燥湿过程中伤及脾胃之阴。且葛根沟通表里，可作为麻黄和白术之间的桥梁。在治疗上，葛根不仅可协助麻黄发汗解肌，还可以帮白术健脾燥湿又不伤脾胃之阴。此配伍既承仲景组方之旨，又寓护阴存津之巧，遂成麻黄加术葛汤之创新要义。该方经临床验证，疗效良好，典型的案例可参见本书第三章医案部分中的"麻黄加术

葛汤治疗全身疼痛"。

（2022 年 5 月 5 日星期四）

第八节 学习《黄帝内经》关于"肺朝百脉"相关理论与应用

《素问·经脉别论》载："食气入胃，散精于肝，淫气于筋，食气入胃，浊气归心，淫精于脉，脉气流经，经气归于肺，肺朝百脉，输精于皮毛。""饮食于胃，游溢精气，上输于脾，脾气散精，上归于肺，通调水道，下输膀胱。水精四布，五经并行。合于四时五脏阴阳，揆度以为常也。"现对"肺朝百脉"的功能及临床应用进行系统梳理，以期为现代中医理论研究提供参考。

一、何为肺朝百脉、输精于皮毛

肺朝百脉："百脉"指全身的经脉，而经气通过经脉到达周身脏腑及四肢百骸。百脉之经气，最终又都回归于肺，故又有"百脉朝肺"之说。输精于皮毛："输精"指肺将经气布散至全身，而"皮毛"为肺之外合。姚止庵云："肺之合，皮毛也。肺聚百脉之精华，外输于所合，血气盛则皮毛润泽，虚者自枯槁也。"言明皮毛形态和功能的正常与否，和肺的功能息息相关。

二、何为水精四布，五经并行

"水精四布，五经并行"指水液布散到全身，上下内外，无处不到。张志聪言："水精四布者，气化则水行，故四布于皮毛。五经并行者，通灌五脏之经脉也。"说明肺的功能健运，向内可维持五脏功能的健运，向外可维持四肢百骸、皮肤腠理功能的正常。

中医学基础理论指出，津液来源于饮食水谷，通过胃的"游溢"，脾的"散精"而成。津液的输布，要依靠脾的升清散精作用、肺的宣降和通调水道的作用，以及肾的蒸腾气化作用。三者之中以肾的蒸腾气化作用最为重要。《素问·逆调论》记载："肾者水脏，主津液。"而津液的循行输布以三焦为通道。《素问·灵兰秘典论》说："三焦者，决续之官，水道出焉。"水谷传导之途，经胃降浊于小肠、大肠，并经过小肠和大肠的不断吸收，最终形成粪便，从肛门排出体外。此外，水液可经脾、肺、三焦而外达于皮毛，形成汗液排出体外。（肺主气，呼吸的过程中也会排出一部分的水分）

三、"肺朝百脉"在临床应用的意义

"肺朝百脉"中的"百脉"应包括血和脉。正常情况下，血在脉中。水谷精微经过吸收和化生后，可形成营血，营血居于脉道中，随着经气的推动而周流全身。其上输于肺后，又可在"肺朝百脉"的作用下，通过各级的经脉，到达全身的任何地方，此时精微营养物质也通过百脉输送到全身，最终濡养五脏六腑、皮毛骨骼肌肉等。

— 179 —

《黄帝内经》中与"肺朝百脉"相关的经文，如《素问·经脉别论》："毛脉合精，行气于腑，腑精神明，留于四脏。气归于权衡，权衡以平。气口成寸，以决死生。"王洪图教授对"毛脉"的理解有两种，一种理解认为肺主皮毛，肺主气，故"毛"可能指的是气；脉指血，心主血脉。所以"毛脉"可理解为气血相合。"精"是指精微之气，气血相合而成精微之气。第二种理解就是"毛脉"指"精细的脉"，如现代解剖学中提到的毛细血管。《素问·脉要精微论》云："脉者，血之府。"精细之脉汇聚起来，"行气于府"，"府"可能是大的经脉，即诸多精细的经脉逐渐汇合形成大的经脉。

另外，许多文献对"毛脉合精"的内涵持不同观点：①毛，即肺；脉，即心。毛脉合精，即气血相合。肺主气，司呼吸。天之精气由肺吸入，水谷之精气由脾胃之经脉上归于肺，这样"毛脉合精"，使人体气血相合而成为一体，进而输布全身，使五脏六腑、四肢百骸皆得气血之濡养。②"毛脉"非皮毛与脉也，应为一词，指孙脉也。气血经肺的宣降作用，输布于百脉之中，最终行于孙络，孙脉中的气血又会聚在一起，由络脉、经脉回归于肺。气血的运行，就是这样周而复始，如环无端。孙脉气血聚合的生理过程，叫作毛脉合精。③指皮毛与经脉中的精气相会合。

中医学认为，天文、地理、人事是一个有机整体，天人合一，形神统一。人体作为一个系统的整体，在正常情况下，肺朝百脉，可促进机体各系统发挥正常的生理功能。在病理情况下或肺的功能降低时（包括肺朝百脉本身的问题，以及五脏六腑异常导致的肺朝百脉出现异常），水谷精微（包括血液中精微的营养物质，以及血液成分发生改变，导致血液含量不足，血流变异常、血氧饱和度异常等）不能被输送到全身，会对心、脑血管等产生不良影响。这一机制对临床治疗心脑血管疾病有着重要的意义。这提示我们，治疗心、脑血管疾病及相关疾病时，要注重考虑对患者肺功能的评估和保护，治疗宜考虑应用可促进"肺朝百脉"功能的中药。该思路也可为临床上更深层次地联合中西医治疗方法治疗疾病带去启发。

当"肺朝百脉"出现本身的问题时，治其本身；当其他脏腑功能异常，影响"肺朝百脉"的功能时，就结合他脏一起辨证论治，标本兼治。最终，共同解决系统性的"肺朝百脉"的问题，这对防治血管病变具有重要意义。

总之，"肺朝百脉"理论指出，精微物质需通过肺的气化作用，才能为人体所利用，最终起到营养周身的作用。这强调了肺在输布精微物质中起到的重要作用。当然，这也是对"输布治节"理论的进一步补充。

四、临床应用案例（应用"肺朝百脉"理论指导临床用药）

患者张某，女，42岁，某医院职工，2022年6月20日初诊。

患者头晕、上午困倦，没有精神，曾用补气健脾方法治疗，疗效不明显。

舌脉象：舌淡苔暗，脉细弦。

初步诊断：气虚头晕。

辨证：清阳不升。

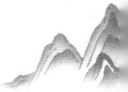

治法：解郁、补气、宣肺。

拟方：小柴胡汤合四逆散合补中益气加减。

方药：柴胡 10g，炒白芍 10g，枳壳 10g，黄芩 10g，葛根 30g，川牛膝 15g，香附 10g，紫苏叶 6g，党参 15g，当归 10g，黄芪 20g。中药配方颗粒剂，7 剂，每日 1 剂，分 2 次水冲服。

2022 年 4 月 22 日反馈：患者服用上方 2 剂后，头晕、上午困倦、没有精神的症状明显改善，继续把剩下药物服完后，上述症状完全消失。

【按】

上午是少阳主令，少者小也。患者头晕、上午困倦、没有精神，此属少阳枢机不利，选用小柴胡汤中的柴胡、黄芩作为主药。因肝肾同源，故肝肾同病时，在病变过程中也相互影响，即少阴病、少阳病可以同时存在，故取法四逆散，加炒白芍、枳壳，配伍香附增加活血解郁之效。如此，既解决了肝肾的"阳郁"，也可解决肝肾的"阴郁"。葛根、川牛膝一升一降，选用我总结的"李氏阴阳升降散"治疗，该方功擅升清降浊。黄芪、党参、当归补气补血。根据"肺朝百脉、水精四布，五经并行"理论，配伍少量紫苏叶以促进肺的宣发肃降功能，这是遵"治上焦如羽，非轻不举"之旨。患者服药 2 剂后，症状明显改善至消失，提示该思路是有效的、可行的，该方案经得起临床检验。

（2022 年 7 月 24 日星期日）

第九节　关于"风"与"风中微粒物质"的思考和随笔

上海中医药大学匡调元教授主编的《太易心神学——〈黄帝内经〉核心思想探研》中所提到的天人同构思想，令我深受启发。

我于家中品读该书时，室外吹着南风，风势较著。当打开西南面的窗户时（此时东北厨房门紧闭，其窗未闭），可以听到厨房门下缝隙传来一阵阵"呼呼"的风声，这声音是南风从西南面的窗户吹进来，穿过门缝，向东北流动而产生的。当打开客厅南墙的窗户时，"呼呼"声渐弱。这可能是打开窗户后风速减缓，或风中有形的微粒物质被分散了。

自然界为什么会有风，而且还有南风、北风、西南风、东北风等风？我认为，风可能是载体，通过风中的微粒物质去动态地看自然社会的变化，正如古人所言："人在做，天在看。"这种关联或可作为"天人合一"的检验指标之一——我们在自然中感知的无形之风，实含诸多有形微粒，包括"神"（作者假设概念）的动态运动。所以我们用肉眼看到事物未必是真实的。这些有形的微粒物质难以用肉眼看到，必须借助一定仪器，如显微镜（借助显微镜可观察到细菌、白细胞、红细胞、蛋白质等），以及经过 10 多年选址，建于中国贵州省黔南布依族苗族自治州的当今世界最大的单口径射电望远镜，全称为 500 米口径球面射电望远镜（或简称 FAST），被誉为"中国天眼"。

有说法认为上天造就了人，但给人以约束。简单来讲，就是限制了人的感知能力和在自然环境下所拥有的视野。因此研究"风"与人与环境下"气物"关系，具有重要意义。"气物"，指的就是空气中的微粒物质。如何使"风"中有形的微粒物质与"人的同气相求"相结合，共同追求"天人和谐"，对生命科学同样具有重要意义。随着科学发展，量子力学的产生，将更有利于人类对生命本质的深层探讨。

风中存在有形的微粒物质，开发其"良好"的对人体的"亲和力"，这种亲和力是"人与自然的亲和力"，这种"人与自然的亲和力"是协同互动的"天人合一"现象。因此，开发人的"内力"和借助"外力"形成良性互动信息的"感应与心灵"。这里说的无形信息，其实也是有形信息，关键是从何角度去看：是横看、侧看、从内看、从外看、宏观地看、微观地看，有些还需借助高端精密的仪器。但这些仪器必须在"天"的允许条件下，才能被制造。这就是人类探索研究所达成的科学认知。其实也是"人"与"天"共同作用的结果，并非单纯依靠人的力量所能实现。麻省塔夫茨大学举办的"真理论坛"（Veritas Forum）上，麻省理工学院工程学教授库伦·布依（Cullen Buie）在演讲中提出，科学和信仰并不彼此排斥。他说："有些人会认为，信仰和理性就像油与水（不能交融）。根本不是这样。历史上一些最伟大的人已凭借他们的信仰推进了科学的前沿；历史上许多最伟大的科学家都深怀信仰，不仅是信他们的科学研究，也信仰神。"这也是爱因斯坦、牛顿等科学家都相信"神学"存在的重要原因吧。

回过头来再次讨论关于"风"中的"有形微粒物质"的问题。这些"有形微粒物质"为什么借"风"去运动？它们如何引发地球不同区域的变化？有很多现象，以现代科学水平尚无法完全解析，因此，需要通过顿悟，这种顿悟有时超越科学范畴，进而触及"神学"。

在宇宙中，地球虽然是微小的，但却是全人类共同的家园。我们倡导的生态文明，其核心是追求人与大自然和谐相处。人类作为地球上唯一可称为高等动物的物种，无论直接或间接，都与地球甚至宇宙保持着动态联系。这种联系更直接体现在人与人、人与物、人与事的交互中。人与周围环境的复杂关系，构成了人生的动态结果，也是我们常说的人生足迹。因此，走好人生足迹要从保护好赖以生存的地球村开始。

最后，将摘录马克斯·普朗克几句话，以感谢有兴趣看此篇随笔的读者。

科学不能解释大自然的终极奥秘。那是因为，在最后的分析中，我们自己是自然的一部分，因此是我们试图解决的奥秘的一部分。

——引自马克斯·普朗克著作《科学去向哪里？》

"所有的物质只有在一种力量的影响下才得以创造和存在。这力量使一个原子粒子振动，并支撑这个最微小的'原子太阳系'。我们必须假定这力量背后存在一个有意识的、智慧的心灵。这个心灵就是所有物质的母体。"

——引自马克斯·普朗克 1944 年在意大利佛罗伦萨做的演讲"物质的性质"（*The Nature of Matter*）

（2021 年 5 月 5 日星期三）

第十节 从"南风转北风"联想到"心肾相交"随笔

我的手机每天收到当地天气预报信息。2021年5月5日,邢台市气象台发布信息说:邢台今夜到明天晴,南风4～5级转北风5～6级,气温18～32℃,风力较大,户外活动时尽量不要在广告牌和临时搭建物下停留。

为什么能从南风4～5级转北风5～6级联想到"心肾相交"?中医理论认为心属火,藏神;肾属水,藏精。"心肾相交"之说是指两脏互相作用、互相制约,以维持正常的生理活动。肾中真阳上升,能温养心火;心火能制肾水泛滥而助真阳;肾水又能制心火,使其不致亢而益心阴。这种关系,也称水火相济,其与上述天气预报中所说的"南风转北风"是一回事吗?是否符合常说"天人合一"自然现象?

中医理论中,五方对应五脏,南方属"火","火"对应的是心脏;北方属"水","水"对应是肾脏;通过风的正常南北交互,既促成自然界风气导引心肾相交,亦使人体顺应自然界的"心肾相交"之律。这既是"天人合一"重要体现,也是人与自然和谐共生的生态文明标志。

《素问·宝命全形论》:"天覆地载,万物悉备,莫贵于人。人以天地之气生,四时之法成……天地合气,命之曰人。"说明人是由存在于天地之间的原始物质"气"所化生,按照四时变化的规律而生长,是天地间阴阳之气的结合。人的生命活动必须依赖于自然界提供的物质基础,因此有"天食人五气,地食人以五味"。人体所需自然界的五气五味,与气血津液的化生、生命维系以及精神活动的产生密切相关。因此,观察和研究自然界现象与"天人合一"规律,不仅是"生态文明"建设的研究课题,更是"强国立民"的课题。

(2021年5月7日星期五)

第十一节 从足球赛联想"形神统一"的思考

在观看了一场校园足球赛后,我由衷地欣喜于我们的学生们可以对足球表现出如此大的激情和兴趣,并能有良好的球技。但又对中国足球长期难以在国际舞台上取得突破深感困惑,开始思考其中的原因。是球员们的体质不够优秀吗?我认为,要想把足球踢好,不单是要强壮球员们的体质,更需要培养他们的"神"。中医学认为,事物都由"明"和"暗"两部分构成,其中明的部分往往属"现象学"范畴,而这部分会受"暗"的影响,目前研究多注重于"明"的部分,而"暗"部分的研究相对较少。《黄帝内经》中有关"形"与"神"关系的论述,如"形神统一"等,是否对促进中国足球的发展有借鉴意义呢?带着这个问题,我产生了一些联想和思考,在此整理如下:

一、人体是形神统一的有机整体

《内经》记载："内属于脏腑，外络于肢节。"人体是一个系统整体，整体大于局部，任何一个局部都是整体的重要组成部分，任何局部病变都是全身生理功能、病理变化的集中反映。如《丹溪心法》言："欲知其内者，当以观乎外；诊于外者，斯以知其内。盖有诸内者，必形诸外。"《毛泽东选集》有言："因为局部性的东西是隶属于全局性的东西的。"《黄帝内经》谓"形"乃指现实的可感人体；而"神"则是可悟而不可见的精神意识。对于两者的关系，乃为神形相依，形为神舍。道家代表人物庄子从养生角度提出了"形为神舍"的观点，认为人要守形，"神将守形，形乃长生"。

二、形体和"神"的关系

人的形体和人的精神活动具有怎样的联系？《黄帝内经》载："人始生，先一成精。"形体是人的一切精神活动的本源，人的精神活动依赖人的物质结构（脏、腑、气、血、津液等）。《素问·阴阳应象大论》载："人有五脏化五气，以生喜、怒、悲、忧、恐。"提示人有五脏，进而产生五脏之气，五脏之气的结构是五脏功能活动的物质基础，可产生上述情志变化。

就形神统一来讲，形就是形体，形体运动应受神的支配。何谓神？《灵枢·本神》载："血、脉、营、气、精、神，此五脏之所藏也……故生之来谓之神，两精相搏谓之神，随神往来者谓之魂，并精而出入者谓之魄，所以任物者谓之心，心之所忆谓之意，意之所存谓之志，因志而存变者谓之思，因思而远慕者谓之虑，因虑而处物者谓之智。"神在《黄帝内经》中的记述较多，其含义也有所不同，主要表现在以下四个方面。

1. 概括自然规律

《素问·天元纪大论》记载："物之生谓之化……阴阳不测谓之神。"《素问·阴阳应象大论》："阴阳者，天地之道也……神明之府也。"

2. 概括人的生命活动

《素问·玉机真脏论》记载："神转不回，回则不转，乃失其机。"其中说的"神"就是指人的生命活动。

3. 概括人体生命活动的外在表现

"两精相搏谓之神"，说明生命活动产生于精，"神"指生命活动开始，"神"的发展消亡与人的生长壮老已是同步的。也是生命活动的总称。

4. 概括人的思维活动

"心藏神，脉舍神"。《素问·宣明五气》载："心藏神。"本条文所谓的神意义相同，包括魂、魄、意、志、思、虑及喜、怒、忧、悲、惊、恐等。

总之，《黄帝内经》中关于"形神统一"的内容，是其重要的核心思想之一。"上守神，粗守形""上工不治已病治未病""得神者昌，失神者亡"等理论，不仅提倡医学上要促进患者"形神统一"以便更好地治疗疾病，也提示我们，在体育上如果可以促进球员们的"形神统一"以及团队的"形神统一"，那将对促进中国足球的发展，让中国足球走出国门有重要意义。

（2022 年 5 月 27 日下午星期五）

第十二节　"辨肝脏病证文并方"读后感

河北省广宗县名老中医陈志欣先生（老中医张大昌的弟子）是我的好友，他欲将自己多年来研究《辅行诀脏腑用药法要》的经验和成果汇编成书，故将"辨肝脏病证文并方"（《辅行诀五脏用药法要化生》）初稿发给我，让我提点建议。阅读稿件之后，我产生了一些思考，以下是我的读后感。

一、图文并茂

"辨肝脏病证文并方"从"肝虚则恐，实则怒""肝病者……少阳血者""邪在肝……取耳间青脉以去其瘈"等方面进行注释和解读，同时以小、大泻肝汤相关条文和化生图的形式进行了理论阐述，对中医药的发展及临床实践都具有重要的理论价值和应用价值。

二、理论指导方药

该篇文章不仅有理论条文，同时还有理论指导下的方药推荐——大、小泻肝汤。该文的诊治思路是基于中医五行生克制化理论产生的，是对传统治疗思路的扩展。其扩展形式在于五行生克制化与药物性味（辛甘化阳、酸甘化阴）与脏腑（五脏体用）等有机结合。如：本文小泻肝汤组方为两酸一辛，辛与酸化生甘，甘适肝性，以缓其急；甘在土为用，补脾以防木相乘，治在未病。甘在水为体，泻母以虚其子；酸在金为用，金盛以抑木。这是对五脏生克、五脏体用、五脏五味的进一步细化，是比较好的科学理论假说。

三、"气味化生"的影响

正如文章中所说，气化是指五脏体用五味之气的交互变化状态形式，而非药物的寒、热、温、凉四气。如辛气、酸气，是中医哲学的范畴，也具有哲学的科学性。但就中药作用于人体治疗疾病而言，应属于自然哲学范畴，是狭义的"气味化生"。这样的化生受到了多方面的影响，如环境、地域、条件、性别、人的个体差异，以及药物产地、质量、剂量、药物进入体内的吸收度等。上述因素都有可能导致文章中提到的药物五味化生图的量化结果与作用于人体后产生的量化结果不一致，甚至可能出现严重的偏差。中药作用于人体到产生疗效的过程十分复杂。药物进入人体后专走自己的路，而不是以人的意志为转移。因此，要想彻底揭示中药的作用原理，还有待于现代科学技术手段的进一步发展，以及寻找到合适的科学技术手段对其进行研究、求证。所谓中医药现代化研究有多种方式，如黑箱实验等。

四、从五行、气化学说的理论，说明人体内"孤脏"是不存在的

以小泻肝汤的相关内容为例。文中讲，五脏中每一脏都是一个"阴阳平衡体"，阴缺多少，阳相对就升高多少，如肝酸不足，必会出现辛相对增多，酸行其收敛之力以纠辛散之过，使脏体与脏用相等，人体自然承平。

这段讲得好，但问题是为什么肝酸不足了，是什么原因导致的肝酸不足？如果从五脏生克理论去分析，是否有肾的问题？是否有心的问题？因为肝肾同源，二者又是母子关系，有母病及子或子病犯母的可能；肝属木，木生火，火克金。那么是否会出现火影响木（即心影响肝）的情况？肝酸是局部表现，因此，运用上述理论在临床进行诊治时，不仅要考虑补肝的问题，还要考虑他脏与本脏的关系，根据君臣佐使的原则进行组方，以调平人体的整体平衡，透过肝酸现象看本质，达到标本兼治。

再补充几句话：五行学说指出的任何疾病（除外伤），都是脏腑失调导致全身受到影响，进而在某些组织和器官表现出特殊症状。疾病的产生受心理因素、自然环境和社会环境的影响。心理因素可以引起生理变化，如果脏腑功能失调，超出机体的代偿能力，就会产生病理变化。根据中医学五行生克的理论，某一脏有病，在以本脏治疗为主的同时，还要考虑辅以他脏治疗。因此，治病不仅要着眼于患者本脏，还需考量脏腑间五行生克协调状态及其与该病的关系。总之，无论是在理论探讨中，还是在临床治疗上，"五行学说"和"气味化生"观点均应被考虑到。

在阅读过"辨肝脏病证文并方"后，我产生了以上几点思考，特以此回复志欣兄，鉴于本人的认识有限，以上观点不一定正确，载于此，目的在于通过交流，开阔中医发展的新空间，不求共识，但求发展。

（2021 年 1 月 11 日星期一作于邢台医学高等专科学校第二附属医院）

第五章
中医、中西医结合医学未来发展方向

本章选取近年来李瑞玉教授在《人民日报海外版》发表的相关文章，阐述作者对"中医和中西医结合对未来医学发展"的看法和思考。

中医属于我国的传统医学，善于以形象思维研究阴阳、五行、藏象、气血、经络等人体内环境的变化，注重对人体健康之道的探索；而西医属于近代西方医学，善于以逻辑思维研究解剖、生理、病理等组织结构的形态、功能变化，注重对人体健康之"形"的探索；而中西医结合是取二者之所长而去其所短的，具有中国特色的新医学，其以中医整体观、系统观为指导，结合现代科学技术手段和方法，共同防治人类疾病，维护人类健康。

第一节　中医药在我国未来医学发展的方向和作用

中医药经过几千年的发展，已经形成了比较完整的理论体系，是一门较为成熟的学科，为中华民族的繁荣昌盛作出了巨大贡献。2020年，新冠感染疫情在全球范围内蔓延，对人类健康造成巨大威胁，中医药以其独特优势和良好的疗效在抗击新冠感染疫情中发挥了重要作用，作出了重要贡献。中医药的价值受到国际社会的广泛关注和积极评价。这体现了在中国共产党的领导下，中国特色社会主义新时代精神、物质、制度综合平衡的优势，是政令德化、全民响应、合力抗疫的人民战争的伟大胜利，具有重大历史意义，必将永载史册。同时它也带给了人们思考——中医药对引领未来医学发展具有怎样的作用？未来医学向何处去？

本节从我国目前存在的"三个医学"（中医学、西医学、中西医结合医学）入手，通过分析其特点，探索中医药发展之路，探讨如何遵循中医药传统文化自身规律发展，传承精华、守正创新，运用中医药原创思维推动多学科的进步。

一、我国目前存在"三个医学"

（一）中医学

中医学属于传统医学，世界卫生组织关于传统医学的定义：它是在现代医学传播和发展以前就已存在几百年的有生命力的医疗实践，而且至今还在应用，这些实践由于各国的社会传统和文化不同而存在很大差异（《WHO第八次工作会议纲要》）。在我国，中医学是以中国传统文化为母体，将人体与自然和社会相联系，研究人体生理机制、病理变化，以及疾病、治疗、预防和康复的整体医学。中医学遵循天人合一理念，注重人的整体性、心理和个体差异等。

（二）西医学

西医学是随着近代实验科学的兴起而发展起来的一门实验医学，它是用现代科学技术手段和方法研究人体的结构、功能、病理变化，以及疾病诊断、治疗的现代医学。其特点是重视局部和微观。

（三）中西医结合医学

中西医结合医学是一门研究中医和西医在形成和发展过程中的思维方式、对象内容、观察方法，比较二者的异同点，吸取二者之长，融会贯通，创建新的医学思想体系、理论体系和技术体系，服务于人类健康和疾病防治的学科，简称为中西医结合医学。其特点是注重整体与微观相结合。

二、中医药未来的发展方向及作用

（一）遵循中医药传统技术与文化自身规律发展

如何遵循中医药传统文化自身规律发展？这个问题也是中医继承和守正的问题，它包括中医药是什么，解决什么问题，中医药主要思想是什么，中医药的教育方向是什么等。中医临床依靠望、闻、问、切四种诊断方法诊断疾病。《黄帝内经》《伤寒杂病论》《温病条辨》《神农本草经》等经典著作总结出的整体观念、阴阳五行学说、脏腑经络学说等理论，共同构成了中医辨证施治的基本理论体系。中医药能够延续，很大程度上得益于其疗效，在中医学理论体系指导下的中医诊治思维为疗效提供了保障。这些思维是中医文化悠久历史的重要体现，凝聚着深邃的中国哲学智慧。

人是一个开放的复杂巨系统，它遵循物理宇宙能量作用和生命世界的达尔文进化论原理，它是生命本性作为本体一元，以形体二面作为表现形式的复杂系统，其运动形式具有复杂、多维、多层次等特征。中医药学是传统医学，也是系统整体医学。人体可与开放的外部复杂巨系统相互影响，而系统整体观正是中医辨证论治的重点。目前，我国存在中医药学、西医学和中西医结合医学。其中，中医学由于产生的时代、思维方式、医学模式、研究内容、研究方法及本身的特点和特色与西医学不同，而有着自身独特的发展规律。

新冠感染期间，中医药疗法在控制疫情的发展和减轻新冠感染后遗症等方面都发挥了重要的作用，这彰显了中医药疗法的独特优势。中医药的发展，不仅是医疗技术的发展，也是中华民族文化复兴的表现。这一伟大事业，是以继承为基础的，在经历了一系列突破、创新、变革的发展过程后，其发展的迅猛之势目前已逐渐显现出来，一个全面复兴的时代正在到来。继《中共中央、国务院关于促进中医药传承创新发展的意见》之后，国家又出台了《关于加快中医药特色发展的若干政策措施》《中华人民共和国中医药法》和

《中医药发展战略规划纲要（2016—2030年）》等文件，这体现了党中央加快发展中医药的决心和信心，也是推动中医药事业、中医药文化复兴的强有力的支持。

遵循中医药发展的自身规律，需要关注中医药人才的成长规律，不断提高其核心竞争力。在过去的几千年里，中医药已经为社会和人类健康作出了重大贡献，因此，立足当下，我们应该对中医药理论的科学性、有效性保持信心和尊重，努力促进中医药独特优势的发挥，并尽可能地通过现代科学技术去探索和揭示其有效机制，而不是一味地认为"未知即错误"。医学只有在疗效佳和预后良好的基础上，才可以精益求精、不断发展，为人类健康提供源源不断的支持。在人才队伍建设中，努力促进院校培养与师承培养相结合，鼓励和发展师承教育，是中医药教育的发展方向。将师承培养纳入中医药高层次人才培养体系，有利于提高中医人才的积极性和参与度，为推动中医事业发展提供源源不断的人才支持。在医疗系统改革中，鼓励政府主体办医，鼓励符合条件的中医诊所纳入医联体建设，有利于中医特色诊疗机制优势的发挥。同时在科研、政策保障等方面指明方向，为中医药发展迈向新高度，在国家层面上提供了有力保障。

（二）传承精华，守正创新

"求木之长者，必固其根本；欲流之远者，必浚其泉源。"在任何学科都在寻求不断发展的当今社会，中医药学的发展也不例外。守住中医药的核心价值，传承创新发展中医药，是新时代中国特色社会主义事业的重要内容，也是打造中、西医药互补和协调发展的中国特色卫生健康发展模式的必然要求。

中医学在特定的历史条件下形成了许多独特的思维方式，而内求体悟是中医认识人体生命现象的重要认知方法之一。其独特性蕴含着许多原创思维。丹麦著名物理学家、诺贝尔物理学奖获得者阿格·尼尔斯·玻尔（AageNiels Bohr），是20世纪伟大的科学家之一，他惊奇地发现他提出的"互补原理"，在中国的古代文明中早有体现，并认为"阴阳图"是体现互补原理的一个最好标志，将人体与宇宙运转、阴阳五行高度关联。他还把太极图选为自己的"族徽"。中医药未来发展中要传承其中精华，并有所创新，"思求经旨，演其所知"。《内经》云："法于往古，验于来今；观于窈冥，通于无穷。"中医药治疗疑难病症，尤其是肿瘤，遵循祛邪而不伤正、扶正而不留邪的原则，具有减毒增效特色。临床研究不仅要注重常见病，还应在疑难病上争取获得更好的疗效和更大突破。疗效评价既要以客观数据为证，又要通过科学术语去阐释。基础研究应着眼于临床上的重大发现，因为许多重大发现往往源于非预设的客观现象。从临床上发现问题，并通过合理的科研设计去揭示问题的起源并探寻解决方法，这样的研究更易取得颠覆性的成果，对学科的发展以及人类生命健康也具有重大意义。因此，中医药基础研究要注重原创，关注临床上意外发现的"点"与"面"，争取为全人类健康作出更大贡献。

现代中医药研究要遵循中医药发展规律，传承精华，守正创新，加快推进中医药现代化、产业化，坚持中西医并重，推动中医药和西医药相互补充、协调发展，推动中医药事业和产业高质量发展，推动中医药走向世界，充分发挥中医药防病治病的独特优势和作用，为建设健康中国、实现中华民族伟大复兴的中国梦贡献力量。中医药学是中华民族的伟大创造。在推进建设健康中国的进程中，要坚持以习近平新时代中国特色社会主义思想为指导，深入贯彻党中央、国务院决策部署，大力推动中医药人才培养、科技创新和药品研发，充分发挥中医药在疾病预防、治疗、康复中的独特优势，坚持中西医并重，推动中医药在传承创新中高质量发展，让这一中华文明瑰宝焕发新的光彩，为增进人民健康福祉作出新贡献！

（三）中医药现代化

中医药现代化，并不是中医药西化。所谓中医药现代化，是指在中医学思维方式指导下，以中医学的理论体系为根基，运用现代科学技术，赋予传统中医药学以新内涵，进而促进其不断得到丰富和发展，最终把中医药理论体系、诊疗水平提高到现代化的新高度。

医学从实验医学时代进入到整体医学时代，为中医学理论的发展带来了历史机遇。中西医学科的汇聚，需要打破学科壁垒。屠呦呦女士因青蒿素研究而获得诺贝尔奖，这既是中国本土科研成果首次获得诺贝尔奖，也是中医药领域迄今为止获得的最高奖项，这可能是中医药被世界认可的一个"新起点"。中医药体系还有许多待解之谜，如经络、脏腑、证候、六经、方证、气等。中医药理念和技术起源于我国，这是我国的宝贵财富，这些本土的发现和发明，有必要用现代科技手段去验证和推广。现代中医科研人员，应该努力在临床上验证中医理论的有效性，明确其应用边界（有效的使用方法和范围），使更多的患者受益于中医，进而促进他们对中医的认可。此外，还要用疗效和现代机制研究揭示中医药理论的科学前瞻性，并推动中医系统观与多学科融合发展，以助力人类社会和文明的全方位发展。习近平总书记强调，要用科学的方法来阐述中医取得临床疗效的机制，这为中医科研人员提出了一个非常关键的命题，这也是我们今后科研工作的方向。

（四）中医药原创思维推动多学科发展

中医药是中华优秀传统文化的重要载体和典型代表。我们可用辩证唯物主义的观点看中医，用综合的、系统的中医思维提高国家整体利益，这是面向未来的战略。其优势在于，这不仅仅可促进中医药学科的发展，还可促进多领域的蓬勃发展，包括政治、经济、科技、教育、安全、文化、生态、航空航天医学等，从多角度、多层次、多领域共同促进"综合国力"提高。

在未来国家建设及人类文明的发展中，中医药可为国家和全球的医疗发展和各个领域的健康贡献中国智慧，提供中国方案。未来科学技术的发展，将是自然科学与社会科学、哲学相统一。中医药本身具有的原创思维，将在医疗事业的发展和科学技术进步中起到不可替代的作用。

中医药的复兴，也是中华文明的复兴，它是中华民族伟大复兴的核心内容之一，其蓬勃发展必将为中国人民和世界人民的发展作出前所未有的贡献。发挥中医药原创优势，也有助于推动我国生命科学与多学科、多领域结合并取得新突破。

（五）人才强国与中医文化创新

2021年9月27日至28日，中央人才工作会议在北京召开。习近平总书记在会上强调，要深入实施新时代人才强国战略，加快建设人才中心和创新高地，为2035年基本实

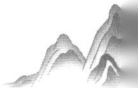

现社会主义现代化提供人才支撑，为 2050 年全面建成社会主义现代化强国打好人才基础。

济济多士，乃成大业；人才蔚起，国运方兴。"江山代有才人出，各领风骚数百年"。一个国家、一个民族，最宝贵的财富是创新精神，创新是民族的灵魂。拥有创新思维可以创造出无限的财富。一切成功者，无不与创新有关。医学上的突破和发展也充分证明了这一观点。

目前，医学上仍有许多未知数需要我们去揭秘，只有培养创新思维，和不断运用创新思维去解决实际问题，才能使医学理论得到发展，使医疗技术不断升级更新。中医药学蕴含着丰富、博大、系统的原创思维，这些原创思维很多都是中国古代的伟大医学先贤们耗尽毕生心血总结出来的，若能将其核心力量开发出来并加以利用，必将影响和推动医学和其他众多学科的发展。目前，系统科学越来越被世界科学界所重视，中医学的系统论有望从天、地、人的大系统为世界科学提供新的思路和启发。

正如国学大师季羡林所说："21 世纪是东方文化的世纪，东方文化将取代西方文化，在世界上占统治地位，而取代并不是消灭。全面一点的观点是：西方形而上学的分析方式已快走到尽头，而东方文化寻求综合的思维方式必将取而代之……以东方文化为主导，吸取西方文化的精华，把人类文化的发展推向一个更高阶段。"中国文化作为东方文化的主体，将发挥更大作用。中医药学作为中国文化的重要组成部分，也必然会随之而发展，并以系统思维引领未来发展，"譬大道之在天下，犹川谷之于江海"。中医药的蓬勃发展得益于其几千年积累下来的原创思维，可促进理论、临床、基础研究的发展，以及引领多学科的交叉和发展。

第二节 中西医结合应走怎样发展之路

2015 年 10 月 5 日瑞典斯德哥尔摩诺贝尔生理学或医学奖评委会在瑞典卡罗琳斯卡医学院宣布，当年的生理学或医学奖授予中国科学家中国中医科学院屠呦呦等三位科学家，以表彰她为"有关疟疾新疗法的发现"作出的贡献。这既是中国本土科研成果首次获得诺贝尔奖，也是中医药领域迄今为止获得的最高奖项，中国人民为之欢欣鼓舞。3 月 28 日，屠呦呦在"世界因你而美丽——影响世界华人盛典"活动中荣获"影响世界华人终身成就奖"。她的发现被认为是继承中医、发展中西医结合的典范。李克强同志在贺信中说："长期以来，我国广大科技工作者包括医学研究人员默默耕耘、无私奉献、团结协作、勇攀高峰，取得许多高水平成果。屠呦呦获得诺贝尔生理学或医学奖，是中国科技繁荣进步的体现，是中医药对人类健康事业作出巨大贡献的体现，充分展现了我国综合国力和国际影响力的不断提升。希望广大科研人员认真实施创新驱动发展战略，积极推进大众创业、万众创新，瞄准科技前沿，奋力攻克难题，为推动我国经济社会发展和加快创新型国家建设作出新的更大贡献。"

那么，何谓中西医结合？中西医结合是将传统的中医药的知识和方法与西医药的知识和方法结合起来，在提高临床疗效的基础上，阐明机制，进而获得新的医学认识的一门新学科。中西医结合是中西医学的交叉领域，它发端于临床实践，以后逐渐演变为有明确发展目标和独特方法论的学术体系。作为我国医学科技工作者，应从中有所思考，有所启发，如何向屠呦呦学习？学习什么？如何缩小东西方文化的差异？从继承中医、发展中西医结合，以及取得诺贝尔奖的角度给我们带来哪些思考？中西医结合应走怎样的发展之路？

一、学习屠呦呦热爱祖国、为科学献身的精神

爱国主义是民族的灵魂，科学是无国界的，而科学家是有国籍的，一个伟大的科学家一定是一个伟大的爱国主义和国际主义者。马克思曾说："科学绝不是一种自私自利的享受，有幸能够致力于科学研究的人，首先应该拿自己的学识为人民服务。"在屠呦呦团队研发青蒿素的时代，科研条件、设备、技术都比较落后，环境极其艰苦，但他们带着追求科学、为国家作贡献的信念，致力于对青蒿素（菊科艾属植物的提取物）的研究。在青蒿素对鼠疟原虫的抑制实验中，他们发现青蒿素对鼠疟原虫的抑制率不稳定，为解决这个问题，屠呦呦团队阅读了大量中医药的古代文献，搜集了包括青蒿在内的600多种可能对疟疾治疗有效果的中药方剂，屠呦呦终于在东晋名医葛洪所著《肘后备急方》记载的"青蒿一握，水一升渍，绞取汁，尽服之"中找到灵感。在以往的实验中，高温提取可能破坏了青蒿的有效成分。因此，以后改用低温乙醚提取。1971年他们最终成功得到了高活性的青蒿素，其对鼠疟原虫具有100%的有效抑制率。据团队成员回忆，在临床试验中，尽管"为了确保安全，大家都愿意试毒"，但屠呦呦首先在自己身上试验药的毒性，结果出现了肝脏损伤，后来又经过191次实验，才终于研发出抗疟新药——双氢青蒿素。这一研究成果在2011年获得拉斯科临床医学奖，并为后来于2015年10月5日获诺贝尔生理或医学奖埋下了伏笔。屠呦呦的经历启发我们要培养热爱祖国、勇于为科学献身的精神，努力为人类健康作出巨大贡献。

二、中医药学是民族的又是世界的，缩小东西方文化的差异，是中医药走向世界的桥梁

中医药学是民族的，也是世界的，因其凝聚着中华民族在健康与疾病斗争中的智慧结晶。作为承载着数千年实践经验的医学体系，中医药已在亿万民众的健康实践中得到历史性验证。"神农尝百草，一日而遇七十毒"，是中国医学史中常提到的一个上古神话，这揭示了医学源于实践的道理。实践是检验真理的唯一标准，这些实践和理论所形成的中医药文化体系，渗透进了中华民族的性格、思维方式和传统文化，呈现出鲜明的中华民族的特性。中医药文化之所以是世界的，是因为它同样是关于人的健康与疾病抗争过程中形成的智慧。疾病没有国界，科学没有国界，哪里有人类，哪里就有健康和疾病，中医药及其本性属于人类，中西方只是时代背景不同且存在文化差异。中西方文化差异是中医药走向世界的主要障碍，要让西方接受中医药理论，首先要让西方了解东方文化，解决文化差异是促进中医药走向世界的桥梁和纽带。作为根植于东方传统文化的中医药学，

也一定要"中医西渐",让西方了解和接受中医学,这也是中国文化软实力走向世界的重要组成部分。

三、中医药继承与发展,离不开中医药现代化,只有继承和中医药现代化才能促进中西医结合发展

19 世纪中叶,西方医学快速传入我国,对中国传统医学产生冲击。我国医学界自此出现了两种不同观点,两者之间甚至产生了矛盾,在经过 100 多年的碰撞与斗争后,先进知识分子们逐步形成对中西医关系的理性认知。1958 年 11 月 11 日,毛泽东主席作出了关于举办西医离职学习中医班的批示:"中国医药学是一个伟大宝库,应当努力发掘加以提高。"并指出:"我们中国如果说有东西贡献世界,我看中医是一项。"习近平总书记说:"中医药学凝聚着深邃的哲学智慧和中华民族几千年的健康养生理念及其实践经验,是中国古代科学的瑰宝,也是打开中华文明宝库的钥匙。深入研究和科学总结中医药学对丰富世界医学事业、推进生命科学研究具有积极意义。"中医药学的继承和发展,离不开现代科学技术,因此,中医药发展必须借助现代科学技术,以促进中医药现代化。屠呦呦因发现青蒿素,拯救了成千上万的生命,为人类健康作出了巨大贡献,也因此获得诺贝尔奖。青蒿素来自传统中药,这是运用现代科学技术研发传统中药的成功典范,也是中西医结合的优秀范例。中西医结合应当成为未来医学发展的方向。

医学从实验医学进入整体医学时代。西医学注重微观分子水平的发展,中医药学注重向宏观整体水平的发展,虽然发展各有侧重,但方向是一致的,目标是一致的,在中医系统论指导下,借鉴现代科学技术进行还原论分析,有助于中西医结合。取长补短、融会贯通、找准结合点,相信未来会有更多创新性成果为人类带去健康,到时候诺贝尔奖将会再次为我国科学家敞开大门。

四、屠呦呦获得诺贝尔奖给我们带来的思考

屠呦呦获得诺贝尔生理学或医学奖,全国人民为之振奋,同时也给我们带来一些思考。屠呦呦研发青蒿素的那个年代,工作环境、技术条件都十分艰苦,但却能从指导思想及研究方法上产生出"中西医结合奖"。而当今技术和当年相比可以说有了质的飞跃,为什么在很多领域都没能产出像青蒿素研究那样可以在国际上产生重大影响的发现、发明?或许精英们可以努力获得具有诺贝尔奖风向标的拉斯科奖,从而进一步获得诺贝尔奖。当然,获得诺贝尔奖不是目的,但诺贝尔奖是目前国际上最有影响力的科学领域奖项,代表全球公认的科学技术水平,应该得到重视。为此,本文认为:要走好中西医结合发展之路,需要在以下几方面多做工作。

(一)需要创新环境和创新沃土

实现创新型国家需要创新型人才,而创新型人才需要创新性的环境和沃土。如何通过系统论、方法论到体制改革,从而进一步提供良性发展政策,关乎实现创新型国家的重要途径。《黄帝内经》指出:"将升岱岳,非径奚为?欲诣扶桑,无舟莫适。"

（二）尊重科学，从意识形态做起

12月7日下午，2015年诺贝尔生理学或医学奖得主、中国科学家屠呦呦在瑞典卡罗林斯卡医学院用中文发表《青蒿素的发现：传统中医献给世界的礼物》的主题演讲。现场中的一幕或许很多人没有发现：当屠呦呦由于年老不能长时站立必须坐着演讲时，诺贝尔主题演讲会的主持人卡罗林斯卡学院传染病学教授在屠呦呦演讲全程30分钟内，一直跪在地上帮她扶话筒。他一只手从后面扶着屠呦呦，另一只手为屠呦呦拿着话筒。该教授与屠呦呦同属医药研究领域且学术地位相当，却能如此自然地放下身段，其尊贤重道、德馨行笃之风令我们肃然起敬。我认为这不仅是对屠呦呦的个人尊重，也是对科学的尊重，对中国科学家在中医药现代化研究中为人类作出巨大贡献的尊重。这种追求科学、尊重科学、实事求是的科学态度，以及客观理性、实证求真的精神，正是科学研究中真与美的体现。

（三）深化教育体制改革，鼓励科学家"异想天开"创新思想，大力发展中西医结合事业

教育与人才、创新与人才相互关系是永恒的主题。英国的剑桥大学，迄今为止已培养出90位诺贝尔奖得主。我国拥有2000多所大学和研究院，除屠呦呦获得诺贝尔奖外，尚未有其他本土科学家获此奖项。提示我国应从高等教育存在的问题抓起，深化体制改革。关于创新思维的培养，中国工程院院士钟南山说："因为科学技术首先需要有思想，敢想、敢异想天开，才有可能成为一个杰出的科学家。人文思想的传授有时比自然科学本身更重要。"爱因斯坦说："想象力比知识更重要。"青蒿素研究获得诺贝尔奖是中西医结合成功的典范，而中西医结合之路，不能仅仅走青蒿素之路，还需要更多中西医结合的路径。虽然任重而道远，但大力发展中西医结合事业已经证明前途是光明的。

（本文发表在 2016 年 4 月 1 日《人民日报》海外版）

附 录

一、历年来发表 SCI、EI、ISTP 论文题录

[1] Li R，Li M，Guo K，et al. Effect of hypoglycemic anti–deafness capsules in diabetic patients with deafness and toxicological assessment in rats [J]. Journal of Traditional Chinese Medicine，2013，33（5）：651–657.（第一作者、通讯作者）

[2] LiH，Li R，LiM. A review of maternally inherited diabetes and deafness [J]. Frontiers in Bioscience–Landmark，2014，19（5）：777–782.（通讯作者）

[3] GuoY，Li R. Neobavaisoflavone might prevent the glucuronidation of estradiol [J]. Latin American Journal of Pharmacy，2014，33（5）：864–866.（通讯作者）

[4] Liu Y，Li R. The Potential Influence of Psoralidin Towards the In Vivo Level of Estradiol [J]. Latin American Journal of Pharmacy，2014，33（1）：163–165.（通讯作者）

[5] Fu J，Fu J，Liu Y，et al. Modulatory effects of one polysaccharide from Acanthopanax senticosusin alloxan–induced diabetic mice [J]. Carbohydrate polymers，2012，87（3）：2327–2331.（第四作者）

[6] Hou J，Li R，Yang Y，et al. Effects of Jiang Tang Fang Long Formula on Insulin Production and Function in an Animal Model of Diabetic Hearing Loss [J]. Journal of Otology，2013,(2)：88–90.（通讯作者）

[7] Li R，Li W，Dang Y，et al. New technology in the treatment of maxillary sinus cysts [J]. Journal of Residuals Science & Technology，2017，14（3）.（通讯作者）

[8] Han W，Li R. Alogliptin showed influence towards the activity of drug–metabolizing enzymes（DMEs）[J]. Latin American Journal of Pharmacy，2018，37（3）：627–629.（通讯作者）

[9] Han WH，Li RR. Diabetes treatment herbs showed influence towards the activity of drug–metabolizing enzymes（DMEs）[J]. Latin American Journal of Pharmacy，2018，37（4）：671–674.（通讯作者）

[10] Wei SP，Li Y，Li RY，et al. Evaluation of the effect of insulin towards the activity of drug–metabolizing enzymes（DMEs）[J]. Latin American Journal of Pharmacy，2017，36（11）：2311–2314.（通讯作者）

[11] Cui J P，Li R Y，Li Y. Clinical ginkgolide a–ear–nose–throat（ENT）diseases treatment drugs interaction based on the inhibition of phase Ⅱ drug–metabolizing enzymes（DMEs）[J]. Latin American Journal of

Pharmacy，2018，37（3）：514–517.（通讯作者）

[12] Li H，Li M，Li R，et al. Effects of epimedium on osteogenic differentiation of bone marrow mesenchymal stem cells [J]. Chinese Journal of Tissue Engineering Research，2014，18（6）：979.（通讯作者）

[13] Wei SP，Li Y，Li RY，et al. In Vitro Evidence for the inhibition of diphenidol on carboxylesterases [J]. Latin American Journal of Pharmacy，2017，36（5）：1023–1025.（通讯作者）

[14] Guo W，Guo W，Li R. Curative effect of YiqiYangyinHuayuJiedu decoction combined with apatinib in treating patients with mid–Advanced non–small cell carcinoma [J]. Acta Microscopica，2020，29（1）：338–343.（通讯作者）

[15] Tang L，Li Y，Li M，et al. The effect of anti–deafness prescription on the level of 5–hydroxytryptamine in the animal model of "fear of kidney injury" [C]. Basic & Clinical Pharmacology & Toxicology，2021，128：17–18.（通讯作者）

[16] Li R，Guo K，Li M，et al. Effect of sinus Swelling of maxillary sinus cyst of nasal mucosa cilia [J]. BioTechnology：An Indian Journal，2014，10（3）：682–684.（第一作者、通讯作者）

[17] Guo WY，Zhao RY，Li RY，et al. The effect of sinus detumescence prescription on vasal mucosa eosinophilic granulocyte for the patients with maxilary sinus cyst and nasal polyps [J]. BioTechnology：An Indian Journal，2014，10（3）：691–694.（通讯作者）

[18] Bian X，Hou J，Li R，et al. Minimally invasive method with nasal endoscopic comparative method in the treatment of maxillary sinus cyst [J]. BioTechnology：An Indian Journal，2014，10：695–698.（通讯作者）

[19] Li RY，Hou YL，Liu YH，et al. Maxillary cyst pathological analysis and the ideas of nonsurgical drug treatment [J]. Journal of Chemical and Pharmaceutical Research，2014，6（4）：444–446.（第一作者、通讯作者）

[20] Bian XH，Li RY，Li M，et al. Clinical research of interventional treatment of maxillary sinus cyst [J]. BioTechnology：An Indian Journal，2014，10（4）：986–989.（通讯作者）

[21] Li R，Ma X，Li M，et al. The change ofcilium's function and the ostiomeatal complex mucosal [J]. BioTechnology：An Indian Journal，2013，8（11）：1490–1493.（第一作者、通讯作者）

[22] Guo F，Ma X，Hou J，et al. The influence of the Jiangtang Fang long prescriptions to nitric oxide synthase mrna expression of the diabetic animal model of deaf [J]. BioTechnology：An Indian Journal，2013，8（3）：357–362.（通讯作者）

[23] Wu L，Hu X，Li M，et al. Experimental study on synergism antibacterial action of Er Yanning in vitro [J]. BioTechnology：An Indian Journal，2013，8（7）：984–986.（通讯作者）

[24] Hou JJ，Qiao QZ，Gao DM，et al. The research hotspots analysis of diabetes mellitus and deafness by PubMed [J]. BioTechnology：An Indian Journal，2013，8（8）：1005–1008.（通讯作者）

[25] Hou JJ，Li CP，Li RY，et al. Primary designed database of atherosclerosis–related gene and protein [C]. Proceedings of 2012 International Symposium on Information Technologies in Medicine and Education（ITME2012）. Institute of Electrical and Electronics Engineers，2012，2：864–865.（通讯作者）

[26] Li R，Guo KS，Li M，et al. The intervention experiment study of diabetic deaf animal model by Jiang tang Fang long capsule [C]. 2012 International Symposium on Information Technologies in Medicine and Education. IEEE，2012，2：866–868.（第一作者、通讯作者）

[27] Li R，Guo K，Tang L，et al. Effect of Jiangtang Fang long capsule on expressions of insulin ofdeaf animal models of diabetes [M]. Frontier and Future Development of Information Technology in Medicine and Education. Springer，Dordrecht，2014：1539–1545.（第一作者）

[28] Wu LP，Hu XQ，Li M，et al. Chronic suppurative otitis media bacteriology culturing and drug sensitive experiment of er Yannig [C]. Frontier and Future Development of Information Technology in Medicine and Education. Springer，Dordrecht，2014：1615–1618.（第一作者）

[29] Li C，Zhang Q，Liu Y，et al. Research hotspotsanalysis of hypertension receptor by PubMed [C]. Frontier and Future Development of Information Technology in Medicine and Education. Springer，Dordrecht，2014，2：1619–1624.（通讯作者）

[30] Hou JJ，Chen LQ，Li RY. Research hotspots analysis of hypertension treatment by PubMed [C]. Frontier and Future Development of Information Technology in Medicine and Education. Springer，Dordrecht，2014，3：2067–2072.（通讯作者）

[31] H JJ，Li RY. Research hotspots analysis of hepatitis receptor by PubMed [C]. Frontier and Future Development of Information Technology in Medicine and Education. Springer，Dordrecht，2014，3：2073–2078.（通讯作者）

[32] Guo K，Li R，Li M，et al. A studies of the early intervention to the diabetic patients with hearing loss by hypoglycemic anti–deaf party [C]. Frontier and Future Development of Information Technology in Medicine and Education. Springer，Dordrecht，2014，3：2345–2352.（通讯作者）

[33] Zhang JH，Gao JF，Zhao XG，et al. Effect of T lymphocytes PD–1/B7–H1 path expression in patients with severe hepatitis depression from promoting liver cell growth hormone combinations from Gongying Yinchen soup [C]. Frontier and Future Development of Information Technology in Medicine and Education. Springer，Dordrecht，2014，3：2353–2360.（通讯作者）

[34] Wu L，Gao J，Zhao X，et al. The influence of hepatocyte growth–promoting factors combined with Gongying Yinchen soup for depression in patients with fulminant hepatitis peripheral blood T lymphocyte subsets and liver function [C]. Frontier and Future Development of Information Technology in Medicine and Education. Springer，Dordrecht，2014，3：2361–2366.（通讯作者）

[35] Guo KS，Hou SY，Gao JF，et al. Clinical research on using hepatocyte growth–promoting factors combined with Gongying Yinchen soup to cure depression in patients with fulminant hepatitis [C]. Frontier and Future Development of Information Technology in Medicine and Education. Springer，Dordrecht，2014，3：2381–2387.（通讯作者）

[36] Guo KS，Gao JF，Li JQ，et al. The Impact of hepatocyte growth–promoting factors combined with Gongying Yinchen soup on peripheral blood SIL–2R of depression in fulminant hepatitis patients [C]. Frontier and Future Development of Information Technology in Medicine and Education. Springer，

Dordrecht，2014：2367-2373.（通讯作者）

[37] Li R，Guo K，Li M，et al. The influence in bone mineral density of diabetes with deafness in different syndrome types by prescriptions of hypoglycemic preventing deafness [C]. Frontier and Future Development of Information Technology in Medicine and Education. Springer，Dordrecht，2014，2：1803-1811.（通讯作者）

[38] Li R，Ma X，Li M，et al. The effect of nasal septum deviation on the new technology of the treatment of maxillary sinus cyst [C]. 2015 7th International Conference on Information Technology in Medicine and Education（ITME）. IEEE，2015：282-285.（第一作者、通讯作者）

[39] Wang WJ，Li XX，Hui L，et al. Research hotspots analysis of ventricular remodeling by PubMed [C]. 2015 7th International Conference on Information Technology in Medicine and Education（ITME）. IEEE，2015：198-202.（通讯作者）

[40] Li RY，L Y，Ma XY，et al. Effect of Jiang Tang Fang Long prescription on Hs-CRP，ABI in patients with different syndrome types of diabetes deafness [C]. 2016 8th International Conference on Information Technology in Medicine and Education（ITME）. IEEE，2016：140-143.（第一作者、通讯作者）

[41] Li RY，L Y，Ma XY，et al. Maxillary sinus cyst drug combination in the treatment of maxillary bone cyst [C]. 2016 8th International Conference on Information Technology in Medicine and Education（ITME）. IEEE，2016：231-233.（第一作者、通讯作者）

[42] Li RY，L Y，Ma XY，et al. Differences in the nasal respiratory function after the treatment of maxillary cyst [C]. 2016 8th International Conference on Information Technology in Medicine and Education（ITME）. IEEE，2016：125-128.（第一作者、通讯作者）

[43] Li RY，Jiao AJ. The Influence of panax notoginseng saponins and tripterygium glycosides on the TNF-1，IL-6，PAI-1level in CIA rat peripheral blood and the MCP-1 expression in myocardium [C]. 2016 8th International Conference on Information Technology in Medicine and Education（ITME）. IEEE，2016：338-342.（通讯作者）

[44] Zhang JH，Lu LL，Kong SY，et al. The practice of anew Teaching mode in the teaching of pathology [C]. 2016 8th International Conference on Information Technology in Medicine and Education（ITME）. IEEE，2016：811-812.（通讯作者）

[45] Li RY，Li Y，Li M，et al. Comparison of innovative new technique and traditional endoscopic treatment of maxillary [C]. 2017 4th International Conference on Information Science and Control Engineering（ICISCE）. IEEE，2017：902-905.（第一作者、通讯作者）

[46] Zhao Z，Dai K，Du X，et al. Study on the treatment of complication of sepsis by traditional Chinese and western medicine [C]. 2018 9th International Conference on Information Technology in Medicine and Education（ITME）. IEEE，2018：1044-1046.（通讯作者）

[47] Zhao Z，Xiu C，Li J，et al. Study on the treatment of pelvic organ prolapse with combination of traditional Chinese and western medicine [C]. 2018 9th International Conference on Information Technology in Medicine and Education（ITME）. IEEE，2018：1047-1049.（通讯作者）

[48] Hou J, Li X, Ning J, et al. Research hotspots analysis of vectorcardiography by PubMed [C]. 2018 9th International Conference on Information Technology in Medicine and Education（ITME）. IEEE, 2018：939-942.（通讯作者）

[49] Li R, Li Y. The influence of Dunqiang Qigong onhearing and blood sugar lever of patients with diabetes deafness [C]. 2018 9th International Conference on Information Technology in Medicine and Education（ITME）. IEEE, 2018：1055-1058.（第一作者、通讯作者）

[50] Hou J, Wei S, Bai Z, et al. Research hotspots analysis of cardiovascular model by PubMed [C]. 2018 9th International Conference on Information Technology in Medicine and Education（ITME）. IEEE, 2018：931-934.（通讯作者）

[51] Li R, Li B, Lei Y, et al. iNOS via peroxynitrite overformationmediates aortic endothelial injury in diabetic rats [C]. 2018 9th International Conference on Information Technology in Medicine and Education（ITME）. IEEE, 2018：212-216.（第一作者、通讯作者）

[52] Zhao Z, Li R. Effects of Tongluo Huoxue recipe combined with nicorandil on cardiac function of stable angina pectoris [C]. 2018 9th International Conference on Information Technology in Medicine and Education（ITME）. IEEE, 2018：785-788.（通讯作者）

[53] Li R, Li Y. Clinical study on vocal nodule and vocal polyp treated by traditional Chinese medicine compound [C]. 2019 10th International Conference on Information Technology in Medicine and Education（ITME）. IEEE, 2019：75-78.（第一作者、通讯作者）

[54] Li Y, Li R. Effects of hypoglycemic anti-deafness prescription on insulin resistance in patients with diabetes mellitus and deafness [C]. 2019 10th International Conference on Information Technology in Medicine and Education（ITME）. IEEE, 2019：661-665.（第一作者、通讯作者）

[55] Zhao Z, Xiu C, Li J, et al. Clinical effect observation of new transvaginal pelvic organ prolapse operation [C]. 2019 10th International Conference on Information Technology in Medicine and Education（ITME）. IEEE, 2019：63-65.（通讯作者）

[56] Zhang C, Xie S, Li H, et al. Research on effect of domestic dioscorea pills on body immunity over the last ten years [C]. 2019 10th International Conference on Information Technology in Medicine and Education（ITME）. IEEE, 2019：173-176.（通讯作者）

[57] Li R, Li Y, Zhang C. The effect of reducing blood sugar and preventing deafness prescription on the level of sex hormone in the model mice of "Fear of kidney damage" [C]. 2020 7th International Conference on Information Science and Control Engineering（ICISCE）. IEEE, 2020：538-542.（第一作者、通讯作者）

[58] Li Y, Li R. The effect of reducing blood sugar and preventing deafness prescription on the level of sex hormone in the model mice of "fear of kidney damage" [C]. 2020 7th International Conference on Information Science and Control Engineering（ICISCE）. IEEE, 2020：1429-1432.（第一作者、通讯作者）

[59] Li H, Tian D, Chen L, et al. Analysis of the influence factors of online teaching on the psychological status of the students in vocational colleges during the epidemic of COVID-19 [C]. 2020 7th International

Conference on Information Science and Control Engineering（ICISCE）. IEEE，2020：316-322.（第二作者）

[60] Li RY，Li Y，Li X，et al. Effect of "Yingwei Fang" on lower extremity vascular lesions in patients with different syndromic type 2 diabetes [C]. 2021 International Conference on Computer Engineering and Artificial Intelligence（ICCEAI）. IEEE，2021：494-497.（第一作者、通讯作者）

[61] Li RY，Li Y，Li X，et al. Effect of hypoglycemic anti-deafness prescription on blood glucose in animal model of diabetic deafness [C]. 2021 International Conference on Computer Engineering and Artificial Intelligence（ICCEAI）. IEEE，2021：498-501.（第一作者、通讯作者）

[62] Li RY，Li Y，Li X，et al. Effect of "Ying Wei Fang" on vascular endothelial function in patients with different syndromes of type 2 diabetes mellitus [C]. 2021 International Conference on Computer Engineering and Artificial Intelligence（ICCEAI）. IEEE，2021：490-493.（第一作者、通讯作者）

[63] Li RY，Li Y，Li X，et al. Changes of parathyroid hormone and osteocalcin in diabetic patients with different syndromes of deafness [C]. 2021 International Conference on Computer Engineering and Artificial Intelligence（ICCEAI）. IEEE，2021：486-489.（第一作者、通讯作者）

[64] Li RY，Li Y，Li X，et al. Changes of tongue color parameters with different syndromes in diabetic patients with deafness [C]. 2021 International Conference on Information Technology and Biomedical Engineering（ICITBE）. IEEE，2021：283-286.（第一作者、通讯作者）

[65] Li RY，Li Y，Li X，et al. Effect of "Ying Wei Fang Plus or Minus" on patients with type 2 diabetes complicated with depression [C]. 2021 International Conference on Information Technology and Biomedical Engineering（ICITBE）. IEEE，2021：339-343.（第一作者、通讯作者）

[66] Li RY，Pan RF. 2016-2021 domestic and foreign research progress in the treatment of cervical cancer with traditional Chinese medicine [C]. 2021 11th International Conference on Information Technology in Medicine and Education（ITME）. IEEE，2021：425-431.（第一作者、通讯作者）

[67] Lu S，Liu X，Li R，et al. Traditional Chinese medicine characteristic therapy treats obstinate hiccup [C]. 2021 11th International Conference on Information Technology in Medicine and Education（ITME）. IEEE，2021：446-449.（通讯作者）

[68] Li R，et al. To explore the prevention and treatment of diabetic vascular diseases based on "Yingwei Theory" [C]. 2022 12th International Conference on Information Technology in Medicine and Education（ITME）. IEEE，2022.（通讯作者）

[69] Li X，Li R，et al. Efficacy and safety of acupuncture for cervicogenic insomnia：a protocol for a systematic review and meta-analysis [C]. 2022 12th International Conference on Information Technology in Medicine and Education（ITME）. IEEE，2022.（通讯作者）

[70] Ma XY，Zhang HZ，Wang LX，et al. How to play the role of network service in ideological and political education under the new situation [C]. Proceedings of 2015 International Conference on Education Technology，Management and Humanities Science（ETMHS 2015），2015：556-559.（通讯作者）

[71] Li RY，Ma XY，Hou SY. Preliminary understanding of clinical major and basic medicine major's

education and innovation of their combination [C]. Proceedings of 2015 International Conference on Education Technology，Management and Humanities Science（ETMHS 2015），2015：551–555.（第一作者）

[72] Li RY，Ma XY，Wu MS，et al. The philosophical thinking on the combination between traditional Chinese and western medicine to the hearing loss relating to diabetes [C]. Advances in Social Science，Education and Humanities Research（Volume 70），2016：215–219.（第一作者）

[73] Han WH，Li RY，Wu MS，et al. Primary summary and exploration on innovation and curiosity [C]. Advances in Social Science，Education and Humanities Research（Volume 70），2016：220–223.（通讯作者）

[74] Ma XY，Zhang HZ，Wang LX，et al. How to play the role of network service in ideological and political education under the new situation [C]. Proceedings of the 2015 International Conference on Education Technology，Management and Humanities Science，2015.（通讯作者）

[75] Dang Y，Li RY，Guo Q. Vocational college computer teaching problems and countermeasures [C]. Proceedings of 2016 3rd International Conference on Education，Management and Computing Technology（ICEMCT 2016），2016：773–776.（通讯作者）

[76] Dang Y，LI RY. Multi–Media technology applied in the hematology test teaching and discussion [J]. Proceedings of 2016 2nd International Conference on Modern Education and Social Science（MESS 2016），2016：271–274.（通讯作者）

[77] Dang Y，Zhang JX，Li RY，et al. The research on the privacy protection of hospital patient in the age of internet plus [C]. Advances in Social Science，Education and Humanities Research（Volume 70），2016：319–322.（通讯作者）

[78] Dang Y，Zhang JX，Dang W，et al. Privacy protection system of EMR based on hash chain [C]. Proceedings of 2017 3rd International Conference on Education Technology，Management and Humanities Science（ETMHS 2017），2017：15–18.（通讯作者）

[79] Guo Y L，Li R Y，Li M，et al. Effect of Jiang Tang Fang Long prescription on thyroid hormone in patients with different syndrome types of diabetes deafness [C]. Medicine and Biopharmaceutical：Proceedings of the 2015 International Conference. 2016：372–378.（通讯作者）

[80] Li Y，Ma X，Li R，et al. Relevance between "psychology–physiology–pathology" viewed from integrative medicine [C]. 2017 3rd International Conference on Humanities and Social Science Research（ICHSSR 2017）. Atlantis Press，2017：292–297.（通讯作者）

[81] Jia Y，L Y，Li R. Cultural differences compared with the fusion of Chinese and western medicine development [C]. 2017 3rd International Conference on Humanities and Social Science Research（ICHSSR 2017）. Atlantis Press，2017：415–419.（通讯作者）

[82] Li Y，Li RY，Li M. Preliminary understanding of "Static" and the homeostasis [C]. Advances in Social Science，Education and Humanities Research，2018，176：528–531.（通讯作者）

[83] Li J，Li Y，Li RY. PBL learning method，existing problems and suggestions for medical postgraduates

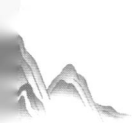

in China [C]. Proceedings of 2019 International Conference on Education, E-Learning and Economic Research（ICEER 2019）. Francis Academic Press, 2019：152-156.

[84] Li R, Guo K, Li M, et al. Effects of Jiangtang Fanglong Wan on hearing in an animal model of diabetes [J]. Journal of Otology, 2011, 6（01）：41-43.（第一作者）

[85] Bian XH, Li RY. Progress in research on correlation among STAT3, CyclinD1, P21 genes and tumors [J]. Journal of Otology, 2012, 7（01）：19-24.（通讯作者）

[86] Xipeng L, Ruiyu L, Meng L, et al. Effects of diabetes on hearing and cochlear structures [J]. Journal of Otology, 2013, 8（02）：82-87.（第二作者）

[87] Yunxia Y, Ruiyu L, Jianmei J, et al. Effects of jiang tang fang long formula on insulin production and function in an animal model of diabetic hearing loss [J]. Journal of Otology, 2013, 8（02）：88-90.（通讯作者）

[88] Li X, Li Y, Li M, et al. Based on the idea of treating liver cancer with the method of "Warm Tong introduction". 2024 14th International Conference on Information Technology in Medicine and Education（ITME）. IEEE, 2024：191-195.（通讯作者）

[89] Chen J, Zhang J, Shang RX, et al. The effect of Dongshi Qixue combined with Ding Chen Fu Zheng Tang on gastric cancer patients with postoperative gastrointestinal dysfunction. 2024 14th International Conference on Information Technology in Medicine and Education（ITME）. IEEE, 2024：196-200.（通讯作者）

[90] Gao XR, Li HX, Li RY, et al. Clinical study on modified Huagai powder in the treatment of pediatric bronchopneumonia with wind cold closed lung syndrome. 2024 14th International Conference on Information Technology in Medicine and Education（ITME）. IEEE, 2024：205-208.（通讯作者）

[91] Diao RR, Wang X, Li XL, et al.Acupuncture for acute attack stage of bronchial asthma: A protocol for a systematic review and meta-analysis. 2024 14th International Conference on Information Technology in Medicine and Education（ITME）. IEEE, 2024：209-213.（通讯作者）

[92] Diao RR, Wang X, Li XL, et al. Retrospective analysis of clinical efficacy of Zhisou San combined with acupoint application in the treatment of bronchial asthma. 2024 14th International Conference on Information Technology in Medicine and Education（ITME）. IEEE, 2024：214-217.（通讯作者）

[93] Wang X, Diao RR, Gao XR, et al. Clinical efficacy of Zhenai needling method in the treatment of acute exacerbation of bronchial asthma. 2024 14th International Conference on Information Technology in Medicine and Education（ITME）. IEEE, 2024：218-222.（通讯作者）

[94] Jiang PS, Wu MC, Shi Y, et al. Observation on the clinical efficacy of plum blossom needle assisted treatment for male androgenic alopecia. 2024 14th International Conference on Information Technology in Medicine and Education（ITME）. IEEE, 2024：223-227.（通讯作者）

[95] Tian XL, Zhao T, Gao XR, et al. Clinical observation of acupoint application therapy combined with Jinzhen oral liquid in the treatment of pediatric bronchopneumonia. 2024 14th International Conference on Information Technology in Medicine and Education（ITME）. IEEE, 2024：228-232.（通讯作者）

[96] Su YH，Zhao T，Gao XR，et al. Exploring the application of family centered comprehensive nursing in the treatment of pediatric bronchopneumonia. 2024 14th International Conference on Information Technology in Medicine and Education（ITME）. IEEE，2024：233-237.（通讯作者）

[97] Wu MC，Shi Y，Jiang PS，et al. A clinical study on the combination of Hebai formula granule wash and minoxidil tincture for external use in the treatment of androgenic alopecia. 2024 14th International Conference on Information Technology in Medicine and Education（ITME）. IEEE，2024：238-242.（通讯作者）

[98] Zhao T，Li HX，Li RY，et al. Observation on the therapeutic effect of acupoint application therapy combined with Western medicine in the treatment of pediatric bronchopneumonia. 2024 14th International Conference on Information Technology in Medicine and Education（ITME）. IEEE，2024：243-247.（通讯作者）

[99] Gao XR，Wu MC，Shi Y，et al. Observation on clinical effect of Liangxue Zhituo prescription on androgen alopecia. 2024 14th International Conference on Information Technology in Medicine and Education（ITME）. IEEE，2024：359-362.（通讯作者）

[100] Guo WY，Qi RZ，Li RY，et al. Observation on the clinical efficacy of Dapagliflozin combined with Qiliqiangxin capsules in the treatment of chronic heart failure. 2024 14th International Conference on Information Technology in Medicine and Education（ITME）. IEEE，2024：382-386.（通讯作者）

[101] Li XL，Gao XR，Li RY，et al. Research progress on traditional Chinese medicine prediction for lung cancer. 2024 14th International Conference on Information Technology in Medicine and Education（ITME）. IEEE，2024：938-942.（通讯作者）

[102] Wang X，Diao RR，Gao XR，et al. Observation of the Clinical Efficacy of Dingchuan Decoction in the Treatment of Bronchial Asthma. 2024 14th International Conference on Information Technology in Medicine and Education（ITME）. IEEE，2024：1175-1179.（通讯作者）

[103] Lu SD，Liu SN，Chen KJ，et al. Analysis of Chinese medicine treatment pattern of gastricprecancerous lesions based on data mining. 2024 14th International Conference on Information Technology in Medicine and Education（ITME）. IEEE，2024：260-264.（通讯作者）

[104] Li Y，Li X，Li M，et al. A preliminary study on the correlation between lung cancer and psychology. 2024 14th International Conference on Information Technology in Medicine and Education（ITME）. IEEE，2024：677-681.（通讯作者）

二、历年来获河北省人民政府科技进步奖及
国家发明专利情况

时间	获奖及发明专利名称	等级及发证单位	名次
1994	中药耳炎宁滴耳液的临床试验研究	河北省人民政府科技进步奖三等奖	第一名
2006	中西医结合治疗糖尿病伴耳聋的临床试验研究	河北省人民政府科技进步奖三等奖	第一名
2012	降糖防聋方干预糖尿病听力下降的临床试验研究	河北省人民政府科技进步奖三等奖	第一名
2015	补肾法与"肾－骨－糖尿病－耳"一体论研究	河北省人民政府科技进步奖三等奖	第一名
2018	创新技术及"肺主气、开窍于鼻"理论应用于上颌窦囊肿的研究	河北省人民政府科技进步奖三等奖	第一名
1998	中药咽炎宁注射液的临床试验研究	河北省科委等五部门青年科技成果奖二等奖	第一名
2014	治疗上颌窦囊肿的药物组合物 发明专利号：ZL201210187668.2	中华人民共和国国家知识产权局发明人	第一专利权人
2019	淫羊藿对骨髓间充质干细胞成骨分化的影响	中国精品科技期刊顶尖学术论文 中国科学技术信息研究所	通讯作者

三、历年来获市、厅级科技奖励情况

时间	获奖名称	等级及发证单位	名次
1989	穴位注药治疗支气管哮喘临床研究	邢台地区科技进步奖三等奖（邢台地区科学技术委员会）	第一名
1989	中药冲洗联合窦内充氧治疗慢性上颌窦炎的临床研究	邢台地区青年科技奖一等奖（邢台地区科学技术协会）	第一名
1991	慢性咽炎患者不同中医辨证舌尖微循环研究	邢台地区优秀论文奖特等奖（邢台地区科学技术协会）	第一名
1991	中药咽炎宁注射液对慢性咽炎细胞学影响	邢台地区优秀论文奖一等奖（邢台地区科学技术协会）	第一名
1991	中药咽炎宁的配制及应用	邢台地区优秀论文奖一等奖（邢台地区科学技术协会）	第一名
1991	慢性咽炎与舌下静脉形态变化的关系初步探讨	邢台地区优秀论文奖一等奖（邢台地区科学技术协会）	第一名

时间	获奖名称	等级及发证单位	名次
1991	咽炎宁注射液对慢性咽炎患者血液流变学影响	邢台地区优秀论文奖一等奖（邢台地区科学技术协会）	第一名
1991	咽炎宁注射液治疗慢性咽炎 308 例疗效观察	邢台地区优秀论文奖一等奖（邢台地区科学技术协会）	第一名
1991	耳炎宁配伍体外协同抗菌作用的实验研究	邢台地区优秀论文奖一等奖（邢台地区科学技术协会）	第一名
1992	中药咽炎宁注射液的临床试验研究	邢台地区科技进步奖二等奖（邢台地区科学技术委员会）	第一名
1992	水煎大黄治疗急性扁桃体炎的临床研究	河北省卫生厅最佳论文奖（河北省卫生厅）	第一名
1994	中药耳炎宁滴耳液的临床试验研究	邢台地区科技进步奖一等奖（邢台地区科学技术委员会）	第一名
2006	中西医结合治疗糖尿病伴耳聋的临床试验研究	河北省中医药科技进步奖一等奖（河北省中医药学会）	第一名
2008	降糖防聋方干预糖尿病听力下降的临床试验研究	河北省中医药科技进步奖一等奖（河北省中医药学会）	第一名
2015	补肾法与"肾－骨－糖尿病－耳"一体论研究	河北省中医药科技进步奖一等奖（河北省中医药学会）	第一名
2015	补肾中药成分配伍对大鼠成骨细胞生物学活性研究	河北省中医药科技进步奖一等奖（河北省中医药学会）	第二名
2018	创新技术及"肺主气、开窍于鼻"理论应用于上颌窦囊肿的研究	邢台市科技进步奖一等奖（邢台市科学技术评奖委员会）	第一名